関節・軟骨の再生医療

Regenerative Medicine
for Joints and Cartilaginous Tissue

監修：佐藤正人
Supervisor：Masato Sato

シーエムシー出版

はじめに

　シーエムシー出版様から本の監修を依頼された。関節・軟骨の再生医療に関するものだという。安請け合いしてしまったが，関節軟骨ではなく「関節・軟骨」であった。関節内の軟骨や半月板の他にも広く人体の軟骨組織も含むという意味らしい。そこで椎間板も組み入れることにした。さらに iPS 細胞を用いた先端的な研究や自己細胞を用いるもの，そして細胞を使用しないものなども広く取り上げて，それぞれの立場が明確になるように心掛けた。まずは冒頭で基礎的なことを review して知識の整理と共通基盤を構築できるように努めた。そのため，「第Ⅰ編　関節・軟骨破壊と再生の基礎研究」では，基礎も実臨床も熟知されている先生方を敢えてご指名しご執筆頂いた。その後にメインの「第Ⅱ編　関節・軟骨の再生医療技術」に移行するような形とした。本編には，様々な原料で，そして多様なアプローチで再生医療に取り組む第一線で活躍する先生方からご執筆頂いた。一方，開発担当者の立場から，あるいは規制側の立場から再生医療等製品の開発に必要不可欠な留意事項を網羅するために，「第Ⅲ編　関節・軟骨再生医療等製品の管理・評価」を取り上げたが，全うできたと自負している。これも極めて多忙の中，本企画にご賛同いただき玉稿をご寄稿賜わることのできた諸先生方のお陰である。

　2019 年 11 月現在，医薬品医療機器等法の下，再生医療等製品で保険適用となっているものは7 品目だけである。しかしながら，昨年の厚生労働省のデータでは再生医療を受けた患者数は77,230 件にも上る。この数字は，再生医療等安全性確保法の下で実施された定期報告から導き出された数字であり，いわれる民間の自由診療による再生医療である。運動器領域においてもトップアスリートが昔から多血小板血漿（PRP）療法を利用している。これは低侵襲で傷害の治癒を速め，しかもドーピング検査にも抵触しないからであろう。過去には外来の片隅に遠心機を設置して，そのまま分離して投与していたとも伝え聞く。現在では，血液も身体の構造または機能の再建，修復または形成を目的として使用する場合は，再生医療として扱われ再生医療等安全性確保法の下，（特定）認定再生医療等委員会で審査を受けて，受理されたのちに地方厚生局へ届け出なければ実施できない。PRP 療法をはじめとする再生医療の自由診療での実態も，法律ができて各提供施設の定期報告から数値化，可視化され，先の数字が出てきたのだ。身近になってきた再生医療だが，最近では細胞を使用しない，培養上清や凍結乾燥させたもの，生体親和性のあるスキャフォールド等のセルフリーのものも登場し，カテゴリーが難しくなってきたのだ。セルフリーのものは再生医療等安全性確保法の規制外なのである。医療材料扱いであれば医薬品医療機器等法の規制となるが，両法の規制外となる製品もあるのだ。本企画の中にもこれらの法律の

規制外のものも含まれている。再生医療を取り巻く環境で起こっている現状を正しく把握することが，今後の発展につながると信じている。患者さんに寄り添う「関節・軟骨の再生医療」の実現を目指す関係者にとって，本書が少しでも役に立つこと祈念している。

2019 年 12 月

東海大学医学部医学科外科学系整形外科学

佐藤正人

執筆者一覧 （執筆順）

佐 藤 正 人	東海大学　医学部　医学科　外科学系　整形外科学　教授
波 多 賢 二	大阪大学大学院　歯学研究科　生化学教室　准教授
渡 辺 秀 人	愛知医科大学　分子医科学研究所　教授
目 良　　恒	新潟大学地域医療教育センター　魚沼基幹病院　整形外科　特任講師
脇 谷 滋 之	医療法人高遼会病院　院長
妻 木 範 行	京都大学　iPS細胞研究所（CiRA）　臨床応用研究部門 細胞誘導制御学分野　教授
高 橋　　匠	東海大学　医学部　医学科　外科学系　整形外科学　奨励研究員
堀 江 尚 弘	東北大学大学院　歯学研究科　分子・再生歯科補綴学分野　医員
近 藤　　威	東北大学大学院　歯学研究科　分子・再生歯科補綴学分野
江 草　　宏	東北大学病院　副病院長；東北大学大学院　歯学研究科 歯学イノベーションリエゾンセンター長／分子・再生歯科補綴学分野 教授
石 黒 博 之	国立病院機構大阪医療センター　整形外科
小 玉　　城	大阪大学大学院　医学系研究科　器官制御外科学（整形外科）
釜 谷 崇 志	大阪大学大学院　医学系研究科　器官制御外科学（整形外科）； 京都大学　iPS細胞研究所（CiRA）　臨床応用研究部門 細胞誘導制御学分野
海 渡 貴 司	大阪大学大学院　医学系研究科　器官制御外科学（整形外科）　講師
関 矢 一 郎	東京医科歯科大学　再生医療研究センター　センター長／教授
下 村 和 範	大阪大学大学院　医学系研究科　器官制御外科学（整形外科）　助教
安 藤　　渉	大阪大学大学院　医学系研究科　運動器医工学治療学　講師
中 村 憲 正	大阪保健医療大学　スポーツ医科学研究所　教授； 大阪大学　臨床医工学融合研究教育センター　招聘教授

東 藤		貢	九州大学　応用力学研究所　自然エネルギー総合利用センター　准教授
中牟田	侑	昌	崇城大学　工学部　機械工学科　助教
荒 平	高	章	九州情報大学　経営情報学部　情報ネットワーク学科　講師
亀 井	直	輔	広島大学病院　整形外科　准教授
越 智	光	夫	広島大学　学長
安 達	伸	生	広島大学大学院　医系科学研究科　整形外科学　教授
齋 田	良	知	順天堂大学　整形外科・スポーツ診療科　准教授
小 林	洋	平	順天堂大学　整形外科・スポーツ診療科　助教
若 山	貴	則	順天堂大学　整形外科・スポーツ診療科　医員
西 尾	啓	史	順天堂大学　整形外科・スポーツ診療科　助手
明 田	浩	司	三重大学医学部附属病院　整形外科　講師
竹 上	徳	彦	三重大学大学院　医学系研究科　運動器外科学　整形外科　助教
山 田	淳	一	三重大学大学院　医学系研究科　運動器外科学　整形外科　助教
大 石	晃	嗣	三重大学医学部附属病院　輸血・細胞治療部　准教授
舛 田	浩	一	University of California, San Diego, Department of Orthopaedic Surgery School of Medicine
須 藤	啓	広	三重大学大学院　医学系研究科　運動器外科学　整形外科　教授
林	克	洋	金沢大学大学院　医薬保健学総合研究科　地域未来医療整形外科学講座　特任教授
小野寺	智	洋	北海道大学病院　整形外科　講師
安 田	和	則	医療法人八木整形外科病院　名誉院長；北海道大学名誉教授
田 邉	芳	恵	北海道文教大学大学院　リハビリテーション科学研究科　教授
龔	剣	萍	北海道大学大学院　先端生命科学研究院　教授

川 添 直 輝　(国研)物質・材料研究機構　機能性材料研究拠点
生体組織再生材料グループ　主席研究員

陳　　国 平　(国研)物質・材料研究機構　機能性材料研究拠点
生体組織再生材料グループ　グループリーダー

河 合 宏 美　ロート製薬㈱　基礎研究開発部　細胞技術グループ

黒 木　　輝　ロート製薬㈱　再生医療研究企画部

湯 本 真 代　ロート製薬㈱　再生医療研究企画部　基礎研究グループ
グループリーダー

須 田 一 真　ロート製薬㈱　基礎研究開発部　細胞技術グループ
グループリーダー

石 井　　強　ロート製薬㈱　基礎研究開発部　部長

早 川 宗一郎　セルソース㈱　CPC事業部　CPC事業部長

普天間 寛 子　セルソース㈱　経営管理本部　管理部

片 川 統 博　セルソース㈱　再生医療事業本部　メディカルデータ室

秋 枝 静 香　㈱サイフューズ

國 富 芳 博　㈱サイフューズ

渡 辺 淳 也　千葉大学大学院　医学研究院　総合医科学講座　特任教授

橋 本 せつ子　㈱セルシード　代表取締役社長

佐 藤 千香子　㈱セルシード　開発部門　細胞シートCMC開発部　マネージャー

菅 原　　桂　㈱ジャパン・ティッシュ・エンジニアリング
再生医療事業（軟骨領域）　首席

畠　　賢一郎　㈱ジャパン・ティッシュ・エンジニアリング　代表取締役
会長執行役員

澤 田 留 美　国立医薬品食品衛生研究所　再生・細胞医療製品部　室長

嶽 北 和 宏　大阪大学大学院　医学系研究科　重症下肢虚血治療学共同研究講座
特任准教授

目　　　次

【第Ⅱ編　関節・軟骨の再生医療技術】

第4章　iPS細胞利用

第5章　自家細胞利用

第 6 章　細胞未使用技術

第7章　関節・軟骨再生用細胞培養技術

【第Ⅲ編　関節・軟骨再生医療等製品の管理・評価】

第 8 章　修復軟骨の MRI 評価法　　渡辺淳也

第 12 章　再生医療等製品の規制と開発の留意点　　嶽北和宏

第Ⅰ編

関節・軟骨破壊と再生の基礎研究

第1章　軟骨発生・代謝の分子メカニズムに関する研究

波多賢二[*]

1　はじめに

「軟骨」はII型コラーゲンやプロテオグリカンを多く含む結合組織の一つである。骨とは異なり細胞外基質と水分を多く含み弾力性に富むのが特徴である。軟骨組織は基質に含まれる繊維の量と種類によって硝子軟骨，弾性軟骨および線維軟骨の三種類に分類され，関節軟骨には硝子軟骨が多く存在する。関節軟骨は荷重時の応力や運動時の剪断力を吸収するという重要な役割を担っているため，加齢や運動による関節軟骨の摩耗は膝の痛みや歩行障害の原因となり患者のQOLを著しく低下させる。超高齢化社会に突入した我が国では変形性膝関節症の患者数が増大しており，軟骨再生医療は社会的にも重要な問題となっている。

一方，骨の発生および成長過程においては，成長板軟骨が主体となる内軟骨性骨化と呼ばれる骨化様式が遂行される。内軟骨性骨化は，まず初めに軟骨原基が形成されたのちに骨へと置換される骨化様式で，関節軟骨が永久軟骨として残存し続けるのに対し，成長板軟骨は将来的に骨へと置換される一次性軟骨として機能する。そのため，遺伝的要因により軟骨細胞の機能不全をきたす軟骨無形成症は，四肢短縮型の低身長を特徴とする成長障害を示す。この内軟骨性骨化による骨組織の形成は，骨折の修復過程においても必須であり，骨癒合における仮骨は内軟骨性骨化を経て形成される。

軟骨組織は生物学的に非常にユニークな組織であり，その発生・代謝機構も複雑である。様々な成長因子や転写因子が複雑に相互作用しながら緻密な遺伝子ネットワークを構築し，軟骨細胞の分化や増殖を制御する。そして，近年の分子生物学およびマウスジェネティクスの進歩により，軟骨の発生や代謝の分子メカニズムの理解が急速に進展し，基礎的研究により得られた知見を基盤とした軟骨再生療法への展開も進んでいる。

第1章では，骨格形成や骨折の修復において必須的役割を担う内軟骨性骨化を中心に，軟骨再生医療への応用や骨格系疾患への関与も関連させながら解説する。

2　軟骨組織の構造と発生

軟骨組織の構造的特徴の一つとして，様々な形態を示す軟骨細胞が連続的に移行しながら層構

＊　Kenji Hata　大阪大学大学院　歯学研究科　生化学教室　准教授

造を形成していることがあげられる。成長板軟骨では軟骨細胞が柱状に規則正しく配列しているのに対し（図1），関節軟骨では，表層では小さな細胞が密に整列する一方で，深層部では大きな卵型の細胞が不規則に配置されている（後述）。また，軟骨組織には血管，リンパ管および神経が存在しないことも重要な特徴であり，酸素や栄養物は周囲組織の血管や関節腔内の滑液から基質を通して浸透・拡散されることによって供給されている。これらの特徴は，軟骨組織が再生能力に乏しく，また軟骨組織の複雑な構造の再現を可能にする軟骨再生医療が困難であることの一因となっていると考えられる。

2.1 成長板軟骨の構造と発生

　骨端に存在する成長板軟骨の形成は，間葉系幹細胞が凝集した軟骨原基を造るところから開始される。この細胞凝集塊の内部からⅡ型コラーゲン（Col2a1）やアグリカンをなどの軟骨細胞特異的な細胞外マトリックスを産生する未熟な軟骨細胞への分化が誘導される（図1A）。軟骨原基の骨端部では，未分化な間葉系幹細胞が軟骨細胞へと分化する付加成長が起こり，骨端部に付加された軟骨細胞は静止軟骨細胞と呼ばれる。その後，静止軟骨細胞は増殖軟骨細胞へと分化し，多量の基質を産生しつつ柱状に配列しながら骨幹部に向かって分裂・増殖を繰り返し，長軸方向に軟骨原基を成長させていく（図1B）[1,2]。

　骨幹部へと分裂・増殖してきた増殖軟骨細胞はその増殖を停止した後，細胞を肥大化させ肥大化軟骨細胞へと分化する（図1C）。肥大化軟骨細胞は増殖軟骨細胞に比較して約10倍から15倍

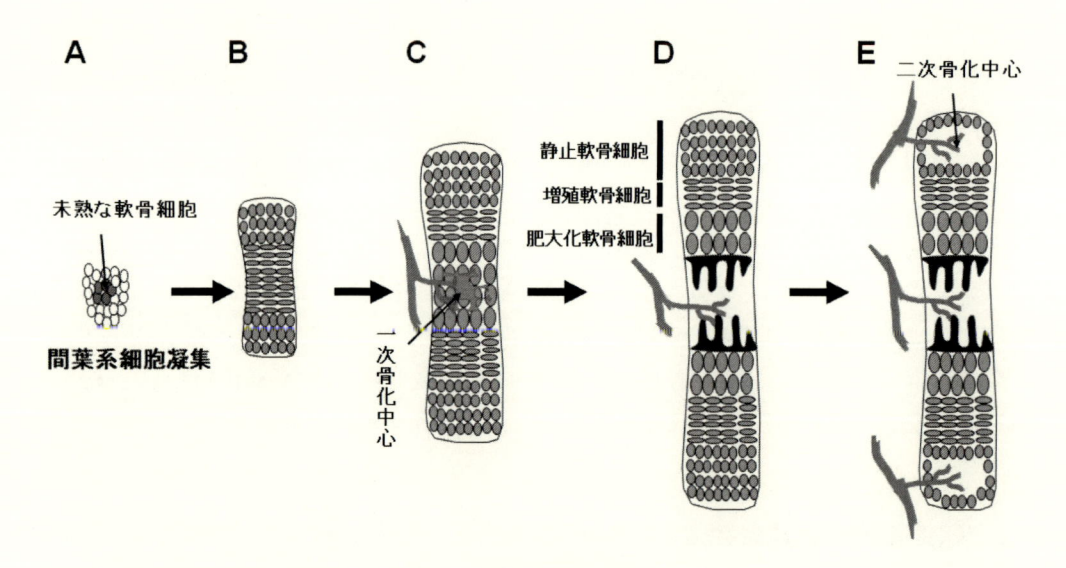

図1　内軟骨性骨化の模式図

　内軟骨性骨化は(A)間葉系細胞の凝集に始まり，(B)軟骨細胞の増殖，(C)軟骨細胞の肥大化と血管侵入，(D)一次海綿骨の形成による骨組織への置換により遂行される。生後は(E)骨端部に二次骨化中心が形成され，長管骨の両端には硝子様軟骨が関節軟骨として残存する。

にそのサイズが増大し，X 型コラーゲン（Col10a1）を産生・分泌するようになる。肥大化軟骨細胞を電子顕微鏡で観察すると多数の基質小胞の存在と基質小胞に付随した無機質の沈着，すなわち石灰化が認められるようになる。そして軟骨細胞マトリックスの石灰化が開始するのと同時期に肥大化軟骨層の中心部で軟骨基質の分解と断裂が形成され，幼若な血管が侵入してくる（図1C）。この血管侵入には肥大化軟骨細胞から産生・分泌される VEGF が重要になる。軟骨原基への血管侵入は軟骨原基への未分化間葉系細胞のリクルートも誘導し，未分化間葉系細胞は骨芽細胞へと分化し一次海綿骨を形成する。この骨幹部における骨組織形成の起点を一次骨化中心と呼ぶ（図1C）。肥大化軟骨細胞へと最終分化した軟骨細胞は最終的にはアポトーシスを介した細胞死により消失し骨組織へと置換される（図1D）。

　肥大化軟骨細胞における軟骨基質の分解には，肥大化軟骨細胞が分泌する MMP13（マトリックスメタロプロテアーゼ 13）および MMP9（マトリックスメタロプロテアーゼ 9）が重要な役割を担う。*Mmp13* 遺伝子欠損マウスは，肥大化軟骨層の長さが増加しており血管侵入とそれに引き続く海綿骨の形成が遅延していた[3]。そして，*Mmp9* 遺伝子および *Mmp13* 遺伝子のダブルノックアウトマウスは，それぞれのシングルノックアウトマウスに比較して肥大化軟骨層の長さがさらに増大し，血管侵入や海綿骨の形成，軟骨細胞のアポトーシスも顕著に抑制されており，重篤な骨格形成障害を示すことが報告されている[3]。骨格形成期における生理学的な役割とは異なり，MMP13 による軟骨基質の分解は変形性関節症の発症に寄与する。

　上記の連続的な軟骨細胞分化により，成長板軟骨細胞は骨端部から一次海綿骨に向かって静止軟骨細胞，増殖軟骨細胞および肥大化軟骨細胞が柱状に配列した層構造を形成し，それぞれの軟骨細胞層が特異的マーカー遺伝子を発現する（図2）。最近，蛍光タンパク質を静止軟骨細胞に恒常的に発現させることで静止軟骨細胞の運命を追跡する細胞系譜解析が報告され，一つの静止軟骨細胞は成長板軟骨を 1 方向に骨幹部に向かって伸長していき，一次海綿骨に面した肥大化軟骨細胞まで 1 本の柱状の軟骨層を形成することがマウスで証明されている[4]。

2.2　関節軟骨の構造と発生

　骨幹部の一次骨化中心における血管侵入と骨化が進行するにしたがって，骨端部でも二次骨化中心が形成され血管侵入と骨組織の形成が遂行される（図1E）。そして長管骨の骨端部に永久軟骨として残存する関節軟骨が形成される。関節軟骨は成長板軟骨を基盤として形成されるが，その構造は成長板軟骨とは異なり表層，中間層，深層，石灰化層の連続的な四層の軟骨から構成される（図3）。そして，これらの軟骨層は異なる物性を発揮することで関節軟骨の作用を維持する。例えば，コラーゲン繊維の配向は表層では関節表面に平行に，深層では関節表面に直行する方向で配向している。最表層に存在する関節軟骨細胞はムチン様構造を多く含むプロテオグリカンであるルブリシリン /Prg4 やヒアルロン酸を大量に産生・分泌し，関節軟骨の潤滑性を維持している[5]。関節軟骨の 40％〜 60％を占める中間層には不規則に並ぶ球形の軟骨細胞が 2 〜 3 個の細胞群を形成し軟骨基質に埋もれて散在している。関節軟骨の深層では，肥大化軟骨細胞様

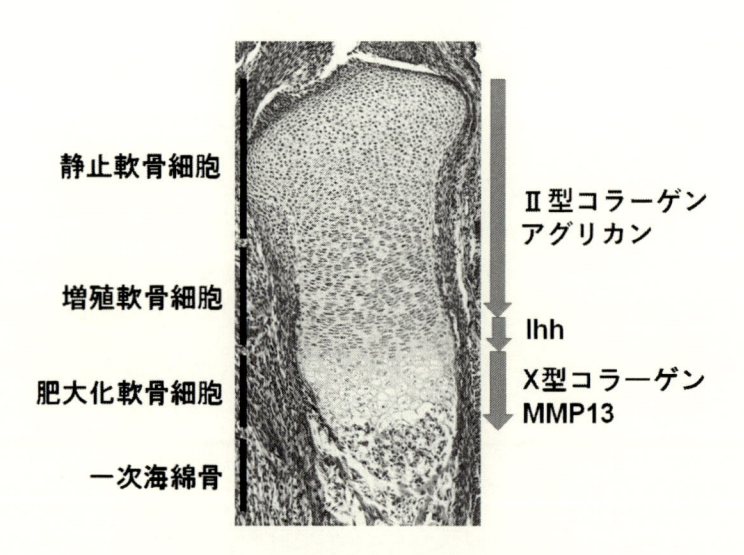

図2　マウス脛骨の成長板軟骨の組織像
連続的な軟骨細胞分化により，骨端部から静止軟骨細胞，増殖軟骨細胞
および肥大化軟骨細胞が柱状に配列した層構造を形成し，それぞれの軟
骨細胞層が特異的マーカー遺伝子を発現する。

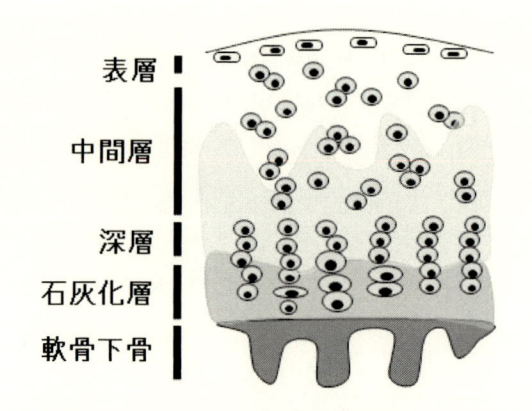

図3　関節軟骨の模式図
関節軟骨は表層，中間層，深層，石灰化層の
連続的な四層の軟骨から構成される。

の軟骨細胞が柱状の層構造を示すが成長板軟骨の柱状構造に比較すると疎である。深層の関節軟
骨はアグリカンを最も多く含んでおり，圧縮荷重の分散や衝撃緩和作用において重要であるとさ
れている。深層の下部には石灰化層が存在し，軟骨下骨と呼ばれる骨組織へと連続している。

3　軟骨細胞の分化・増殖メカニズム

内軟骨性骨化は未分化間葉系幹細胞から未熟な軟骨細胞への分化，軟骨細胞の増殖，肥大化，石灰化およびアポトーシスという複数のステップにより遂行される。それぞれの過程においては様々な成長因子やサイトカインが複雑かつ緻密な軟骨細胞分化過程を制御していることが明らかとなっている。

3.1　PTHrP（副甲状腺関連ペプチド）

PTHrP は悪性腫瘍から産生される oncoprotein として同定されたが，その後の研究で胎生期における様々な正常組織でも発現し個体発生や器官形成に重要であることが明らかとなった。組織学的には骨端部の表面部に存在する静止軟骨細胞に強い発現がみられることから，分化初期の未熟な軟骨細胞が主に産生・分泌していると考えられる。

内軟骨性骨化における PTHrP の主な作用は軟骨細胞の増殖を促進し肥大化を抑制することである。*PTHrP* 遺伝子欠損マウスは四肢の短縮や下顎骨の低形成を伴う骨格異常を示し生後数時間で死亡するが，その成長板軟骨では静止軟骨細胞層および増殖軟骨層の軟骨細胞数が著しく減少しており，また細胞増殖能も低下していた[6]。また，PTHrP 受容体の発現は増殖能を示す静止軟骨細胞および増殖軟骨細胞に局在していることから，分化初期段階の軟骨細胞が分泌する PTHrP はパラクライン・オートクライン的に軟骨細胞の増殖を促進すると考えられる。*PTHrP* 遺伝子欠損マウスでは増殖軟骨細胞が早期から肥大化を始めるため非常に未成熟な肥大化軟骨細胞が出現する[7]。一方，静止軟骨細胞および増殖軟骨細胞の両方に PTHrP を強制発現させると軟骨細胞の肥大化が遅延する[8]。また，最新の研究では PTHrP を発現する静止軟骨細胞には自己複製能を持つ骨格系幹細胞存在し，骨格系幹細胞の供給源として重要であることも明らかとなっている[4]。

3.2　Ihh（インディアンヘッジホッグ）

Ihh はヘッジホッグファミリーに属するタンパク質で，肥大化軟骨細胞の初期段階である前肥大化軟骨細胞に特異的に発現している。前肥大化軟骨細胞より産生・分泌された Ihh はその受容体である Ptc（Patched）と Smo（Smoothened）の複合体に結合した後，シグナル伝達物質 Gli を介して遺伝子発現を調節する。

軟骨細胞における Ihh の主な作用は軟骨細胞の増殖と軟骨細胞の肥大化の制御である。*Ihh* 遺伝子欠損マウスは軟骨細胞増殖の顕著な低下と早期の軟骨細胞肥大化を示すが，この作用には PTHrP を介した経路と Ihh による直接的な経路が存在する[9]。前肥大化軟骨細胞に発現する Ihh が骨端部の静止軟骨細胞に作用して PTHrP の発現を促進することにより軟骨細胞の細胞増殖の促進し肥大化を抑制するという，Ihh-PTHrP のフィードバックループが提唱されている[1]。その一方で，Ihh は PTHrP 非依存的に軟骨細胞の肥大化と石灰化を促進することも報告してお

り[10]．Ihh は様々な作用経路を介して内軟骨性骨化を制御していると考えられる。

3.3 FGF（線維芽細胞増殖因子：Fibroblast growth factor）

FGF は現在まで 25 種類のファミリーメンバーと 4 種類の受容体が同定されており，軟骨細胞においてはすべての分化段階において複数の FGF ファミリーメンバーの発現が認められるが，FGF 受容体（FGFR）はその発現部位に特異性がみられる[11]。分化段階初期の間葉系細胞凝集および軟骨膜では FGFR2 が，静止軟骨および増殖軟骨細胞では FGFR3 が，肥大化軟骨細胞では FGFR1 が発現している。したがって，内軟骨性骨化の分化過程における FGF の多彩な作用は，分化段階で異なった発現を示す FGFR を介して制御されていると考えられる。これら FGFR の中でその役割や作用機序について最も解明が進んでいるのが FGFR3 である。*Fgfr3* 遺伝子欠損マウスは細胞増殖が促進していること，一方，FGFR3 の活性型変異を導入したマウスでは軟骨細胞の増殖が低下し四肢の長さの短縮を示したことから，FGFR3 を介した FGF シグナルは軟骨細胞の増殖を抑制することが明らかとなっている[12]。重要な点はヒトにおける *FGFR3* 遺伝子の変異が低身長を特徴とする軟骨無形成症（ACH）の原因となることである[12]。ACH で見られる *FGFR3* 遺伝子の変異の多くは膜貫通領域のチロシンキナーゼ領域に起こる機能獲得型の変異で，FGFR3 シグナルが恒常的に活性化されることにより軟骨細胞の増殖が抑制され長管骨の成長障害が引き起こされる。

内軟骨性骨化および ACH における FGFR3 の分子作用メカニズム解明は，ACH の治療法開発に多大な貢献をしている。京都大学 iPS 研究所の妻木教授らのグループは，*FGFR3* 遺伝子変異が原因の ACH 患者さんから採取した皮膚線維芽細胞を用いて ACH 疾患モデルを作製し，軟骨細胞の増殖を回復させる薬剤のスクリーニングを行った。その結果，興味深いことにスタチンが ACH 疾患モデルの軟骨細胞の細胞増殖能を回復すること，さらに ACH モデルマウスにスタチンを投与すると骨の身長が回復することを見出している[13]。

3.4 BMP（Bone Morphogenetic Protein）

強力な骨形成促進作用を有する生理活性物質である BMP は，BMP スーパーファミリーに属する成長因子であり現在まで約 20 種類のファミリー遺伝子が存在する。BMP は骨形成のみならず軟骨形成においてもその重要性が報告されている。BMP は軟骨細胞分化，基質産生，細胞増殖，肥大化といったのすべての局面で重要であり，軟骨細胞特異的な BMP 受容体遺伝子のノックアウトマウスや BMP の細胞内シグナル伝達因子である *Smad1/5* 遺伝子ノックアウトマスはいずれも重篤な骨格形成障害を示す[14]。iPS 細胞から軟骨細胞へと分化誘導する際にも BMP は有効であり，Yamashita らは BMP2,TGF β 1 および GDF5 を組み合わせることでヒト iPS 細胞から効率的に硝子軟骨組織を作製することに成功している[15]。

3.5　GDF5

GDF5 は BMP ファミリーに属する成長因子で，関節の形成において重要であることが明らかとなっている。GDF5 は軟骨細胞ではなく将来的に関節が形成される領域である interzone に特異的に発現する遺伝子で，胎生期の関節形成の初期に強く発現した後，減弱していく。興味深いことに，GDF5 自身は軟骨細胞誘導作用を有するが，interzone に存在する GDF5 陽性細胞は軟骨細胞のマーカー遺伝子である *Col2a1* は発現しておらず，また軟骨細胞特異的に GDF5 を過剰発現させたマウスでは関節の著しい癒合が認められる[16]。一方，*GDF5* 遺伝子を発現する細胞の系譜解析では，関節形成に関与する細胞は胎生期の interzone に存在する GDF5 発現細胞だけでなく，生後に GDF5 発現陽性となる周囲組織からの細胞によっても構成されることも明らかとなっている[17]。ヒトにおける *GDF5* 遺伝子近傍の SNP が変形性関節症の発生に関与すること，iPS 細胞を硝子軟骨に分化誘導させるためには GDF5 が重要であるなど[15]，GDF5 が関節の形成や維持に重要であることは明白である。これらの報告は関節形成においては GDF5 の発現部位とその量が厳密にコントロールされる必要を示しているが，現在のところその詳細な分子メカニズムは不明である。今後は *GDF5* 遺伝子の発現や機能を調節する分子メカニズムを解明することで，関節軟骨の遺伝子レベルでの理解が進み，効率的な関節軟骨再生療法の実現へと発展することが望まれる。

3.6　Wnt

Wnt はショウジョウバエからからヒトまで保存された分泌タンパク質であり，個体発生のみならず骨粗しょう症やがんなどの疾患にも関与する。Wnt シグナルは β カテニンを介する古典的経路と β カテニンを介さない非古典的経路に分類されるが，軟骨形成においてはいずれの経路も重要であることが明らかとなっている。軟骨細胞特異的に活性型 β カテニンを強制発現させ Wnt シグナルが活性したマウスでは軟骨基質産生の低下，成長板軟骨の層構造の乱れや形成障害が観察され，重篤な骨格形成不全を示す[18]。一方，軟骨細胞特異的に β カテニン遺伝子を欠損させ Wnt シグナルが不活化したマウスでは，軟骨細胞の肥大化が阻害されており四肢の短縮が認められる[19]。これらの結果は，内軟骨性骨化においては古典的 Wnt シグナルの活性化が厳密に制御される必要があることを示す。その一つのメカニズムとして β カテニンの発現および活性は Sox9 によって制御されていることが明らかになっている。すなわち β カテニンは Sox9 と結合することにより Sox9 をタンパク質レベルで分解する。一方，Sox9 は β カテニンのタンパク質分解を促進することも報告されており，Sox9 と β カテニンの相互作用が内軟骨性骨化に重要であることが報告されている[18]。

非古典的経路については Wnt5a の重要性が明らかとなっている。Wnt5a は成長板軟骨に広く発現しており，*Wnt5a* 遺伝子の欠損マウスは軟骨細胞肥大化の遅延と四肢の短縮を示す[20]。興味深いことに Wnt5a は平面内細胞極性（planar cell polarity）に重要であることが明らかとなっている。Wnt5a による細胞極性の制御は細胞がどのように整列しまたどのような形態をとるか

を決定する大事な因子の一つであり，成長板軟骨の整然とした層構造は Wnt5a が関与していると推察されている。

4 軟骨細胞分化を制御する転写因子

上記の成長因子に加えて，核内で軟骨細胞遺伝子の発現を直接制御する転写因子についても研究が進んでいる。成長因子は細胞膜に存在する受容体を介して軟骨細胞分化に重要な転写因子群の機能や発現を制御し，標的遺伝子の発現を誘導することで軟骨細胞分化を制御している。また，転写因子を iPS 細胞に直接遺伝子導入することにより軟骨細胞へと直接分化誘導することも可能である。軟骨細胞の分化を調節する転写因子は多数報告されているが，本章では特に重要な役割を演じる Sox9 および Runx2 について概説する。

4.1 Sox9

転写因子 Sox9（Sex determining region Y-type high mobility group box protein 9）は Sox ファミリーに属する転写因子である。骨格形成におけるその重要性は大腿骨の弯曲や四肢の短縮などの骨格形成異常を特徴とするカンポメリック症候群の原因遺伝子として報告された[21]。そして Crombrugghe らのグループによる精力的な研究により，軟骨細胞分化の初期段階で必須的役割を担うことが明らかとなった。すなわち，Sox9 は間葉系幹細胞の凝集期から増殖軟骨細胞まで発現し，Ⅱ型コラーゲン遺伝子やアグリカン遺伝子のエンハンサー領域と呼ばれるゲノム領域に直接結合しその発現を制御する。軟骨細胞特異的 Sox9 遺伝子欠損マウスでは，軟骨組織が欠失し，内軟骨性骨化がほぼ完全に障害され，重篤な骨格形成の異常を示すことが明らかとなっている[22]。

Sox9 を含む転写因子は単独で遺伝子発現を促進するのではなく，転写共役因子と呼ばれるタンパク質と巨大な転写複合体を構築する。例えば Sox9 は Sox ファミリーに属する Sox5 および Sox6 の発現を誘導し，Sox5，Sox6 と転写複合体を形成することで，協調的に作用する（図4）。転写複合体は DNA を取り巻くヒストンの化学的修飾やクロマチン構造の変化など転写に必須の生物学的作用も制御しており，現在まで様々な Sox9 の転写パートナーの解明が進んでいる。

Sox9 は軟骨細胞分化の初期マーカー遺伝子 Col2a1 を直接制御する転写因子としてクローニングされたことから，軟骨細胞分化の初期でのみ機能し，軟骨細胞の肥大化に対しては抑制的に作用すると考えられてきた。しかし，最近，2つの研究グループから Sox9 タンパク質が肥大化軟骨細胞に発現し肥大化を促進することが報告された。Dy らは Sox9 が転写因子 Mef2c と協調的に作用することにより肥大化軟骨特異的遺伝子である Col10a1 遺伝子の発現を直接制御することを報告している[23]。一方，He らは Sox9 抗体を用いた ChIP-seq 解析により，AP-1 ファミリー転写因子の Jun と Fosl2 が Sox9 と協調して Col10a1 遺伝子の発現を促進することを報告している[24]。これらの結果は Sox9 が転写パートナーを使い分けながら分化段階特異的な標的遺伝

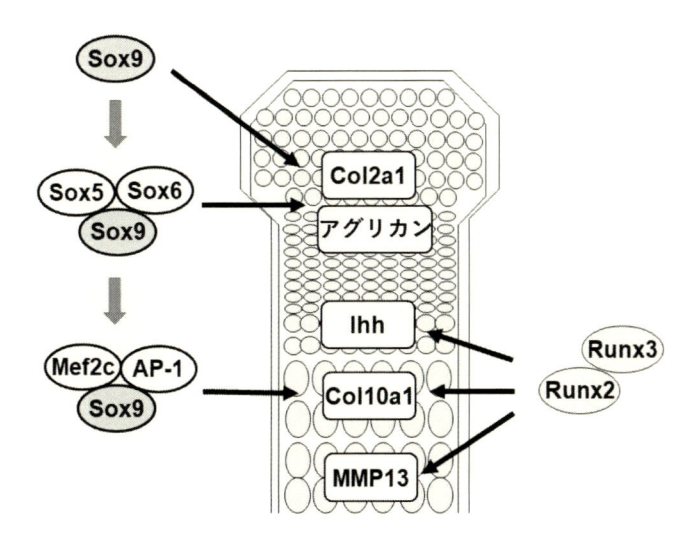

図4　Sox9 および Runx2 による軟骨細胞分化の制御
Sox9 は分化段階で転写コファクターを使い分けることにより異なる
遺伝子発現を調節し，軟骨細胞分化を総合的に制御する。一方，
Runx2 および Runx3 は Ihh, Col10a1 および MMP13 の発現制御を
介して軟骨細胞の肥大化を促進する。

子を調節し，軟骨細胞分化を巧みに制御している可能性を示唆している（図4）。しかし，
Col10a1 遺伝子プロモーターを用いて肥大化軟骨細胞特異的に Sox9 を過剰発現させたトランス
ジェニックマウスでは，*Col10a1* 遺伝子発現が抑制されることも報告されており，肥大化軟骨細
胞における Sox9 の機能についてはさらなる検討が必要であろう。

4.2　Runx2

　Runx2（Runt-related transcription factor 2）は Runx ファミリーに属する転写因子で，
Runx2 遺伝子欠損マウスでは骨形成が全く見られないことから骨芽細胞分化のマスター遺伝子
として同定された。しかし，その後の研究で Runx2 は前肥大化軟骨細胞および肥大化軟骨細胞
にも発現しており，*Runx2* 遺伝子欠損マウスでは軟骨細胞の肥大化が阻害されていることが明
らかとなった。Runx2 の機能の一部は Runx3 と重複しており，Runx2 と Runx3 のダブルノッ
クアウトマウスでは軟骨細胞の肥大化が全く起こらないことも明らかとなっている[25]。軟骨細胞
における Runx2 の標的遺伝子は *Ihh, Col10a1* および *Mmp13* であり，これらの遺伝子発現を促
進することにより肥大化軟骨細胞の分化や機能を制御している（図4）。軟骨細胞の肥大化は内
軟骨性骨化の重要なステップであり，Runx2 は軟骨細胞および骨芽細胞の両方で重要な役割を
担うことで骨格形成を制御している。

　骨格形成における生理的な Runx2 の役割に加えて，変形性関節症における Runx2 の病的な役
割についても明らかとなっている。*Runx2* 遺伝子のヘテロ欠損マウスでは軟骨基質の分化に関

与する MMP13 の発現が減少しており，変形性関節症モデルによる軟骨変性の進行も抑制される[26]。MMP13 は Runx2 の標的遺伝子であること，また関節辺縁で観察される骨棘の形成は軟骨細胞の肥大化の関与が推察されていることを考慮すると興味深い。

5 肥大化軟骨細胞から骨芽細胞への細胞転換

これまでの研究により，軟骨細胞が最終的にアポトーシスにより消失した後に骨芽細胞が流入し骨形成が行われる，という概念が確立している。しかし，近年の細胞系譜解析の結果，一部の肥大化軟骨細胞はアポトーシスを引き起こすことなく生存し骨芽細胞へと直接細胞転換し一次海綿骨を形成するという新たな骨化の経路が提唱されている。

細胞系譜解析（Genetic Lineage Tracing）とは，特定の細胞集団を遺伝的に蛍光タンパク質でマーキングすることで，細胞分裂を繰り返しても，またどのような細胞に分化しても，その細胞を追跡することが可能となる手法である。Yang らは X 型コラーゲン遺伝子を発現する細胞集団，すなわち肥大化軟骨細胞を蛍光タンパク質でラベルし，肥大化軟骨細胞がどのように分化していくかを追跡した結果，海綿骨に蛍光タンパク質でラベルされた骨芽細胞が存在することを見出した[27]。驚くことに胎生期の海綿骨では約 80％の骨芽細胞が，生後の骨芽細胞では約 20％の骨芽細胞が X 型コラーゲンを発現する肥大化軟骨細胞を起源としていることが明らかとなった。さらに，骨折の修復過程においても X 型コラーゲン陽性の軟骨細胞が骨芽細胞へと変換することも報告されている[27]。しかしながら，細胞増殖周期から逸脱し細胞体積が 10 倍にも増加した肥大化軟骨細胞が，どのようなメカニズムで骨芽細胞へと転換するのかは不明であり，今後はシングルセル RNA-seq などの 1 細胞レベルでの詳細な検討が必要になるであろう。

6 おわりに

軟骨の発生や維持を分子レベルで明らかにする基礎的研究は，効率的な軟骨再生医療を確立するための重要な研究課題であると考えられる。ACH における FGFR3 の分子メカニズムの解明とその阻害剤の応用，さらには iPS 細胞を用いた軟骨組織再生や軟骨疾患モデルの確立に関する研究は，軟骨細胞の基礎的研究が多大な貢献をしていると言っても過言ではない。しかし，変形性関節症の発症メカニズム，また関節軟骨が肥大化やアポトーシスを起こさずに永久軟骨として残存する分子メカニズムなど，軟骨組織の発生や疾患には未だ不明な点も多く残されている。軟骨組織の発生や代謝に関する研究がさらに発展し，軟骨疾患の病態解明や治療法の確立に貢献することに期待したい。

文　　献

1) Kronenberg HM. Developmental regulation of the growth plate. *Nature*, **423**, 332-6 (2003)

2) Long F, Ornitz DM. Development of the endochondral skeleton. *Cold Spring Harbor Perspectives in Biology*, **5**, a008334 (2013)

3) Stickens D, Behonick DJ, Ortega N, *et al.*, Altered endochondral bone development in matrix metalloproteinase 13-deficient mice. *Development*, **131**, 5883-95 (2004)

4) Mizuhashi K, Ono W, Matsushita Y, *et al.*, Resting zone of the growth plate houses a unique class of skeletal stem cells. *Nature*, **563**, 254-8 (2018)

5) Rhee DK, Marcelino J, Baker M, *et al.*, The secreted glycoprotein lubricin protects cartilage surfaces and inhibits synovial cell overgrowth. *the Journal of Clinical Investigation*, **115**, 622-31 (2005)

6) Amizuka N, Warshawsky H, Henderson JE, Goltzman D, Karaplis AC. Parathyroid hormone-related peptide-depleted mice show abnormal epiphyseal cartilage development and altered endochondral bone formation. *the Journal of Cell Biology*, **126**, 1611-23 (1994)

7) Lanske B, Karaplis AC, Lee K, *et al.*, PTH/PTHrP receptor in early development and Indian hedgehog-regulated bone growth. *Science* (New York, NY), **273**, 663-6 (1996)

8) Weir EC, Philbrick WM, Amling M, Neff LA, Baron R, Broadus AE. Targeted overexpression of parathyroid hormone-related peptide in chondrocytes causes chondrodysplasia and delayed endochondral bone formation. *Proceedings of the National Academy of Sciences of the United States of America*, **93**, 10240-5 (1996)

9) St-Jacques B, Hammerschmidt M, McMahon AP. Indian hedgehog signaling regulates proliferation and differentiation of chondrocytes and is essential for bone formation. *Genes & Development*, **13**, 2072-86 (1999)

10) Mak KK, Kronenberg HM, Chuang PT, Mackem S, Yang Y. Indian hedgehog signals independently of PTHrP to promote chondrocyte hypertrophy. *Development*, **135**, 1947-56 (2008)

11) Ornitz DM. FGF signaling in the developing endochondral skeleton. *Cytokine Growth Factor Rev*, **16**, 205-13 (2005)

12) Ornitz DM, Legeai-Mallet L. Achondroplasia, Development, pathogenesis, and therapy. *Developmental Dynamics, an Official Publication of the American Association of Anatomists*, **246**, 291-309 (2017)

13) Yamashita A, Morioka M, Kishi H, *et al.*, Statin treatment rescues FGFR3 skeletal dysplasia phenotypes. *Nature*, **513**, 507-11 (2014)

14) Wu M, Chen G, Li YP. TGF-beta and BMP signaling in osteoblast, skeletal development, and bone formation, homeostasis and disease. *Bone Research*, **4**, 16009 (2016)

15) Yamashita A, Morioka M, Yahara Y, *et al.*, Generation of scaffoldless hyaline cartilaginous tissue from human iPSCs. *Stem Cell Reports*, **4**, 404-18 (2015)

16) Tsumaki N, Nakase T, Miyaji T, *et al.*, Bone morphogenetic protein signals are required for cartilage formation and differently regulate joint development during skeletogenesis.

Journal of bone and mineral research, the official journal of the American Society for Bone and Mineral Research, **17**, 898-906 (2002)

17) Shwartz Y, Viukov S, Krief S, Zelzer E. Joint Development Involves a Continuous Influx of Gdf5-Positive Cells. *Cell Reports*, **15**, 2577-87 (2016)

18) Akiyama H, Lyons JP, Mori-Akiyama Y, *et al.*, Interactions between Sox9 and beta-catenin control chondrocyte differentiation. *Genes & Development*, **18**, 1072-87 (2004)

19) Day TF, Yang Y. Wnt and hedgehog signaling pathways in bone development. *J Bone Joint Surg Am*, **90** (1), 19-24 (2008)

20) Yang Y, Topol L, Lee H, Wu J. Wnt5a and Wnt5b exhibit distinct activities in coordinating chondrocyte proliferation and differentiation. *Development*, **130**, 1003-15 (2003)

21) Foster JW, Dominguez-Steglich MA, Guioli S, *et al.*, Campomelic dysplasia and autosomal sex reversal caused by mutations in an SRY-related gene. *Nature*, **372**, 525-30 (1994)

22) Akiyama H, Chaboissier MC, Martin JF, Schedl A, de Crombrugghe B. The transcription factor Sox9 has essential roles in successive steps of the chondrocyte differentiation pathway and is required for expression of Sox5 and Sox6. *Genes & Development*, **16**, 2813-28 (2002)

23) Dy P, Wang W, Bhattaram P, *et al.*, Sox9 directs hypertrophic maturation and blocks osteoblast differentiation of growth plate chondrocytes. *Dev Cell*, **22**, 597-609 (2012)

24) He X, Ohba S, Hojo H, McMahon AP. AP-1 family members act with Sox9 to promote chondrocyte hypertrophy. *Development*, **143**, 3012-23 (2016)

25) Yoshida CA, Yamamoto H, Fujita T, *et al.*, Runx2 and Runx3 are essential for chondrocyte maturation, and Runx2 regulates limb growth through induction of Indian hedgehog. *Genes & Development*, **18**, 952-63 (2004)

26) Kamekura S, Kawasaki Y, Hoshi K, *et al.*, Contribution of runt-related transcription factor 2 to the pathogenesis of osteoarthritis in mice after induction of knee joint instability. *Arthritis Rheum*, **54**, 2462-70 (2006)

27) Yang L, Tsang KY, Tang HC, Chan D, Cheah KS. Hypertrophic chondrocytes can become osteoblasts and osteocytes in endochondral bone formation. *Proceedings of the National Academy of Sciences of the United States of America*, **111**, 12097-102 (2014)

第2章 軟骨の細胞外マトリックス分子群の構造と機能

渡辺秀人*

1 はじめに

軟骨には他の組織と異なる三つの大きな特徴がある。第一に血管と神経支配がない。第二に各分化段階があるとはいえその細胞成分は1種類の細胞すなわち軟骨細胞のみから成る。第三に特徴的な細胞外マトリックス（extracellular matrix：ECM）を有する。すなわち軟骨は特異的に分化した細胞と特徴的な ECM からなる「閉じられた世界」と言える。

軟骨組織は成体においては関節表面，耳介，肋骨などに限局し，主として運動機能を助けているが，一方で発生期においてほとんどの骨の原基となるため骨格形成に必要不可欠な組織である。ひとくちで軟骨と言っても，成体における運動機能に直結する関節軟骨と骨格形成に重要な役割を果たす成長板は構造も機能も異なる。さらに関節の硝子軟骨，半月板や鼻梁の線維軟骨，耳介の弾性軟骨は ECM の構成分子群や成分比が各々異なっておりそれぞれの目的に合った成分で構成されている。

2 機能的軟骨の ECM

この数十年間の軟骨再生医療において当初の課題は「どのようにして一定数の軟骨細胞を獲得するか」であったが，近年の課題は「機能性軟骨組織をどのようにして人為的に作出するか」となりつつある。

関節軟骨は superficial/tangential zone, middle/transitional zone, deep/radial zone の三層からなる[1]。コラーゲン線維は superficial zone では水平方向に緻密に存在し，middle zone では斜めに，deep zone では縦に配向している。一方アグリカン（aggrecan, Acan）は主として deep zone に豊富に存在し，superficial zone では微量である。

関節軟骨のような硝子軟骨に限らず，線維軟骨や弾性軟骨に関しても再生医療は重要である。たとえば半月板は線維軟骨で，内部はⅡ型コラーゲンと Acan が豊富に存在するが外部はⅠ型コラーゲンを主体とする線維から形成されている。この構造を人為的に作出するのは難しい。耳介は弾性軟骨で，弾性線維束の間隙に Acan が沈着している。このように ECM の構成分子群と成分比は軟骨組織によって大きく異なる。

---

* Hideto Watanabe 愛知医科大学 分子医科学研究所 教授

本稿では各軟骨組織に共通して存在する ECM 分子に関して概説する。

3 軟骨のコラーゲン

軟骨の ECM には主たる構成成分が 2 種類存在する。一つは主としてコラーゲンよりなる線維成分で軟骨に剛直性を与えている。軟骨 ECM の代表的なコラーゲンとしてはⅡ，ⅨおよびⅪ型がある。

コラーゲン線維はいくつかの段階を経て形成される[2,3]。コラーゲンは（Gly-X-Y）n を含むポリペプチドの α 鎖が三本鎖を形成している分子と定義される。細胞内の粗面小胞体-ゴルジ装置内で α 鎖が 3 本鎖螺旋を形成することによってプロコラーゲン 1 分子が形成される。プロコラーゲンの N-および C-末端が細胞膜近傍で切断され，完成されたコラーゲン分子が細胞外へ分泌される。コラーゲン分子は縦方向と横方向に会合してコラーゲン細線維（collagen fibrils）が形成され，これらの細線維が束ねられてコラーゲン線維（collagen fibers あるいは collagen fiber bundles）が形成される。コラーゲン細線維は電子顕微鏡レベルでのみ観察される大きさであり，光学顕微鏡下にて観察できるのはコラーゲン線維である。

一般にコラーゲン線維（膠原線維）は複数の線維形成性のコラーゲン分子（fibrillar collagens）が細線維本体を形成し，この細線維を Fibril-Associated Collagens with Interrupted Triple Helix（FACIT）と呼ばれるコラーゲンが線維に寄り添うように修飾している。例えば真皮ではⅠ型コラーゲンより成る細線維の中央にⅤ型コラーゲンが存在して細線維を形成し，FACIT のⅫ型コラーゲンが細線維を修飾している。軟骨においては主たるコラーゲンはⅡ型で，細線維の中央には部位によってⅪ型コラーゲンが存在し，FACIT のⅨ型コラーゲンはコラーゲン線維を修飾している（図1）[4]。

皮膚や真皮に大量に存在するⅠ型コラーゲンが $\alpha 1$(Ⅰ)2 本，$\alpha 2$(Ⅰ)1 本の 2 種類の α 鎖の三本鎖螺旋構造を取るのに対し，Ⅱ型コラーゲンは $\alpha 1$(Ⅱ)1 種類の α 鎖の 3 本鎖からなる[5]。$\alpha 1$(Ⅴ)，$\alpha 2$(Ⅴ)，$\alpha 3$(Ⅴ)の 3 種類の α 鎖からなるⅤ型コラーゲンと同様に，Ⅺ型コラーゲンも $\alpha 1$(Ⅺ)，$\alpha 2$(Ⅺ)，$\alpha 3$(Ⅺ)の 3 種類の α 鎖からなる。なお $\alpha 3$(Ⅺ)遺伝子は $\alpha 1$(Ⅱ)と同じ遺伝子産物で翻訳後修飾が異なる。

Ⅱ型コラーゲンは眼の硝子体等にも存在し厳密には軟骨に特異的とは言えない。さらにⅡ型コラーゲンの転写を見ると 2 つのタイプがありⅡa 型の発現は間葉系細胞の行周期にすでに見られるので成熟軟骨のマーカーとしてはⅡb 型を検討する必要がある。

上記 ECM 構成コラーゲン群とは別に，軟骨にはⅩ型という重要なコラーゲン分子が存在する。Ⅹ型コラーゲン[6]は $\alpha 1$(Ⅹ)という 1 種類の鎖のホモトリマーで，三十鎖らせん部分は比較的短く，N-および C-末端測に各々 NC1，NC2 という非らせん状のドメインが存在する。Ⅹ型コラーゲンは NC1 部位同士の結合により 6 量体を形成している。Ⅹ型コラーゲンは肥大軟骨細胞が発現し，軟骨の石灰化に寄与すると考えられている。Ⅹ型コラーゲンは変形性関節症の比較的

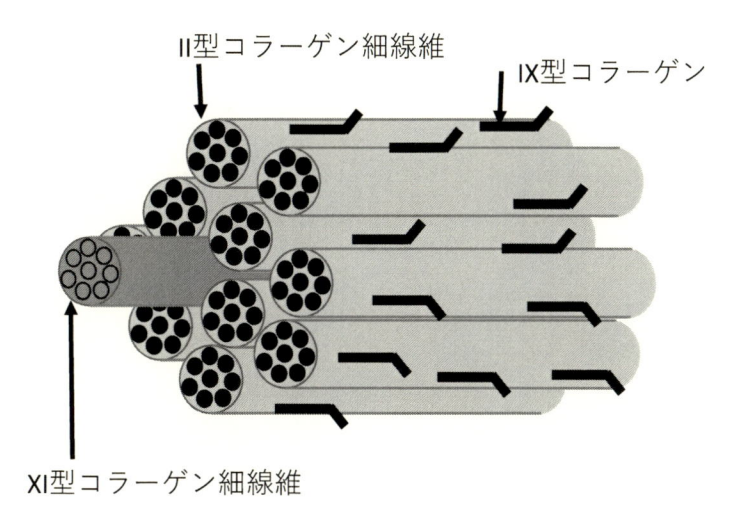

図 1　軟骨のコラーゲン線維

初期に関節軟骨の深層に発現する。また間葉系幹細胞の軟骨分化過程の初期に一過性に発現する。これらの観察結果より，軟骨細胞が初期分化段階に導入された際に X 型コラーゲンが発現すると推測されるが，その機能の解明は今後の課題である。

4　プロテオグリカン会合体

軟骨のもう 1 つの主要構成成分はプロテオグリカン会合体[7]で，軟骨に弾力性を与えている（図 2）。同会合体はヒアルロン酸（hyaluronan，以下 HA），Acan，リンクタンパク質（cartilage link protein 1，以下 Crtl1）より成る。一般に軟骨組織はアルシャンブルーやサフラニン O の染色態度によって評価されるが，これらの染色の陽性所見は主として Acan の持つ多数のコンドロイチン硫酸鎖の存在を示している。換言すれば，軟骨の再生医療の成否は大量のコンドロイチン硫酸（chondroitin sulfate：CS）鎖を付加する Acan の沈着に依存するといえる。

Acan は骨格形成にも重要な役割を果たしている。軟骨細胞系に導入された細胞は増殖期，前肥大期，肥大期へと分化していく。この分化には成長板における軟骨細胞の柱状配列が必須であり，Acan が欠失したり沈着量が減少するとこの柱状配列が乱れるため正常の内軟骨骨化が起こらない。

4.1　軟骨機能の中心的役割を担う Acan

Acan は軟骨に大量に存在する巨大プロテオグリカンで分子量約 22 万のコアタンパク質に数多くの CS 鎖が結合し分子量は 220 万以上に及ぶ。Acan のコアタンパク質は三つの球状ドメインと CS 結合ドメイン及び球状間ドメイン（interglobular domain：IGD）より成る。

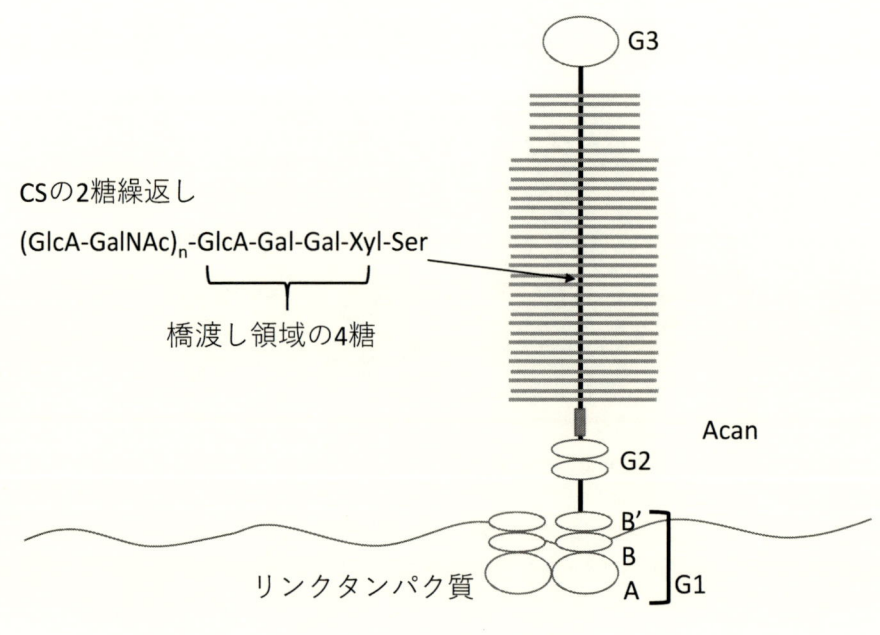

CSの2糖繰返し

(GlcA-GalNAc)n-GlcA-Gal-Gal-Xyl-Ser

橋渡し領域の4糖

図2　プロテオグリカン会合体

4. 1. 1　N-末端側の G1 ドメイン

　Acan の G1 ドメインは HA ならびに Crtl1 と結合する。G1 ドメインは A，B，B' の 3 つのサブドメインから成る。A サブドメインはイミュノグロブリン様（Ig-Like）の構造を形成し，一方 B と B' サブドメインは各々 Link Module という HA 結合構造を形成している。この Link Module は別の HA 結合分子にも存在しているが，Link Module2 つが並列に並んでいるのが Acan やそのファミリーメンバーの特徴である。生化学的結合解析から G1 の B-B' 部分が HA と，A サブドメインが Crtl1 の A サブドメインと結合することがわかっている[8]。

　Acan の安定的な沈着に HA が重要なのか HA の安定的な沈着に Acan が重要なのかは長らく疑問であった。Acan の自然発症ノックアウトマウス *cmd/cmd* の軟骨では，Acan が存在しなくても HA の量は変わらないがその分布は不均等になることが観察されている[9]。また Crtl1 がない場合 Crtl1 欠損マウスの軟骨では Acan の軟骨への沈着は約 25% にまで低下することがわかっている[10]。その際の HA の分布も一様ではなくなっている。このことからおそらく Acan，Crtl1 は HA の均等な分布に必要なのではないかと考えられる。Acan と Crtl1 はゴルジ装置内を通過する際にすでに複合体を形成しており，この複合体が細胞表面で HA 鎖と結合して Acan 細胞外へ放出されると考えられる。

4. 1. 2　CS ドメインと CS 鎖

　CS ドメインに関してはヒトにおいて縦列反復配列多型（VNTR）が報告されている[11]。これによると Acan のコアタンパク質 1 分子に結合し得る CS 鎖は 132 から 172 までと推定されている。

最大40本のCS鎖の差異が生じうる。CSの量としては約30％の差になりうる。このVNTRはヒトのBilateral Hand Arthritisと相関があることが報告されている[12]。

　軟骨の保水性はHAとAcanに付加する大量のCSが担っている。今世紀に入ってCS鎖の糖鎖骨格を合成する糖転移酵素の遺伝子クローニングが次々と行われ，現在6種類の糖転移酵素がCSの合成を司ることがわかっている[13]。CS鎖はプロテオグリカンのコアタンパク質のセリン残基に橋渡し領域の4糖を介して結合するが，この4糖橋渡し領域の非還元末端のグルクロン酸残基にGalNAcを付加する反応を合成開始反応（initiation），糖鎖を伸長する反応を伸展・重合反応（elongation/polymerization）とすると，前者は主としてCSGalNAcT1, 2が担当し，後者はchondroitin synthase（ChSy）-1/Chondroitin sulfate synthetase（CSS）-1, chondroitin polymerizing factor（ChPF）/CSS-2, ChSy-2/CSS-3, ChSy-3/Chondroitin sulfate glucuronyltransferase（CSGlcAT）の4種類が担当していると考えられている。

　マウス軟骨細胞を用いたCS合成の研究では，軟骨細胞にCSGalNAcT1を強制発現させるとCS量は〜2.2倍になる。このことは軟骨細胞におけるCS合成酵素の発現が飽和していないことを示している。同酵素の強制発現ではCS鎖長に変化はなかった。このことはCSGalNAcT1の発現によってCSの本数が2.2倍に増えたことを示唆している。言い換えれば，仮にAcanのコアタンパク質に130箇所のCS結合部位が存在していても実際には60箇所にしかCSは付加していないと推測される[14]。

4.1.3　様々な細胞外マトリックス分子と結合するG3ドメイン

　G3ドメインに関してはテネイシンC，フィブリリン，フィブリンなどが結合することが明らかとなっている[15]。軟骨にもフィブリリンは存在することがわかっており，恐らくG3ドメインとこれらの細胞外マトリックス分子との結合によってAcanは軟骨基質に安定に沈着していると推測される。従来，軟骨のプロテオグリカン会合体は4Mグアニジン硫酸を用いて抽出していたが，近年上市されているサケ軟骨プロテオグリカンの調製方法を見ると同会合体は酢酸によって簡単に抽出されている。酢酸によって抽出されたAcanにはG3のドメインの欠損したものが多いことからも[16]，G3は軟骨のAcanの沈着に重要な役割を果たすと推測できる。

4.1.4　アグリカナーゼとAcanの代謝

　変形性関節症滑液中にAcanの球状ドメイン間ドメイン（interglubular domain：IGD）にて切断されたフラグメントが検出されることがわかっていた。その断片は従来のマトリックスプロテアーゼ群（matrix proteinases：MMPs）が切断する部位ではなかったことから，別のタンパク質分解酵素が変形性関節症におけるAcanの分解を担っていると推測され，同酵素を「アグリカナーゼ」と呼んでいた。1999年に同酵素がA Distintegrin and Metalloproteinase with Thrombospondin Motifs（ADAMTS）4として同定され，ADAMTS群がAcan代謝の中心的役割を担うと考えられるようになった[17]。その後のノックアウトマウスの関節炎モデルの病態解析から，マウスではADAMTS4ではなくADAMTS5が軟骨破壊の重要な酵素であることが判明した[18]。現在，ヒトではADAMTS4が，マウスではADAMTS5が軟骨破壊の重要な酵素と

考えられている。ADAMTS5 遺伝子欠損マウスが正常に発育することは，ADAMTS 関節群は生理的な Acan の代謝には関与しないことを示している[19]。関節破壊性疾患における ADAMTS 群の重要性は認知されたが，生理的条件下での Acan 代謝を司る酵素の同定を含め，Acan 代謝機構の解明が待たれる。

4.2 ヒアルロン酸

HA[20,21]は他のグリコサミノグリカンやムチンと比較して圧倒的な保水力を有しており関節の運動機能に必須の分子である。グルクロン酸と *N*-アセチルグルコサミンの二糖の繰り返し構造からなり，他のグリコサミノグリカンと異なり硫酸基修飾されない。HA はほぼ全身に分布しており軟骨に特異的ではないが，Acan や Crtl1 との会合体形成による軟骨細胞外マトリックスへの安定な沈着が硝子軟骨のスリガラス様の形態と機能に必須である。

HA は脊椎動物と一部の細菌のみが合成する。ショウジョウバエや線虫には存在しない。HA 合成酵素 Hyaluronan Synthase（HAS）は 3 種類が知られており，各々の遺伝子欠損マウスの表現型から主役は HAS2 と考えられている。HASs は 7 回膜貫通型の分子で細胞膜上に存在し，HA は細胞質内の糖ヌクレオチドである UDP-グルクロン酸と UDP-*N*-アセチルグルコサミンを原料として膜上で HASs によって合成され細胞外へ分泌される。軟骨細胞ではゴルジ体-分泌小胞にて形成された Acan-Crtl1 の複合体が細胞表面にて合成された HA 鎖と結合し分泌されると推測されている。

HA の分解についてはヒアルロン酸分解酵素群の HYALs が司っていると長らく考えられていた。HYAL2 は CD44 と結合し，HA を細胞表面上でオリゴ糖にまで分解し，形成された HA のオリゴ糖鎖が細胞内に取り込まれリソソーム，エンドソーム内に移行し，これらの小胞内に存在する HYAL1 がオリゴ糖鎖を単糖にまで分解するという仮説が広く信じられていた。

近年新たに 2 つの HA 分解酵素が日本人によって同定され，HA の分解に新たな展開がもたらされた。1 つめは聴覚障害関連遺伝子として報告されていた KIAA1199[22]で，現在は Cell-Migration inducing and hyaluronan-binding protein（CEMIP），Hyaluronan binding protein involved in hyaluronan depolymerization（HYBID）との呼称も用いられている[23]。変形性関節症の軟骨細胞において KIAA1199/CEMIP/IIYBID は高発現しており，その遺伝子発現抑制実験から同分子が HA の分解を担っていることが報告されているが，生理的代謝における同酵素の役割は未だ明らかにされていない。2 つ目の HA 分解酵素は Transmembrane Protein 2（TMEM2）[24]で，KIAA1199/CEMIP/HYBID のホモログ検索でみつかった。KIAA1199/CEMIP/HYBID と TMEM2 の生理的機能に関しては今後の研究成果が待たれる。

4.3 リンクタンパク質

リンクタンパク質（cartilage link protein-1：Crtl1，別名 HAPLN1）は Acan の G1 ドメインと相同のタンパク質で Acan 同様 A，B，B' の 3 つのドメインからなる。A ドメインが Acan の

A サブドメインと結合し，B-B' 部位が HA と結合する[8]。Acan と HA との結合強度はリンクタンパク質によって大幅に亢進することが生化学的解析から明らかとなっており，同分子の遺伝子欠損マウスの胎生期軟骨では Acan の沈着は対照群の約 25 ％にまで低下することが報告されている[10]。したがって同分子はアグリカン会合体の軟骨組織への安定な沈着に必要不可欠といえる。リンクタンパク質には 4 つのファミリーメンバーがある[25]。軟骨のリンクタンパク質は Crtl1/Hyaluronan and proteoglycan link protein（HAPLN）1 で，軟骨のみならず心臓や脳にも発現している。HAPLN2/Bral1，HAPLN4/Bral2 は脳神経系特異的に発現している。HAPLN3 はその mRNA が主として心臓で発現しており，心室中隔において Vcan と共発現し安定な Vcan 会合体を形成すると考えられてきた。しかし Crtl1/HAPLN1 遺伝子欠損に心室中隔欠損が観察されることから心臓においては HAPLN3 ではなく HAPLN1 が重要な役割を果たすと考えられている[26]。

4. 4　その他の細胞外マトリックス分子

4. 4. 1　バーシカン

　バーシカン（versican：Vcan）[27]はアグリカンファミリーに属する巨大な CS プロテオグリカンで，生体内において 2 つの大きな機能を有する。1 つ目の役割は成体の脳や血管において安定なプロテオグリカン会合体を形成し ECM の構成成分として働くことである。2 つ目の役割は provisional matrix（仮設マトリックス）の形成において中心的な役割を果たすことである。

　胎生期に Vcan は細胞の凝集部位等に一過性に高発現し，ECM の下地すなわち仮設マトリックス（Provisional Matrix）を形成する。細胞はこの暫定的な仮設マトリックス内で各分化系列へと誘導される。また成体の創傷治癒過程，炎症後の組織修復時にも Vcan は一過性に高発現し，同様に仮設マトリックスを形成する。この仮設されたマトリックスを置換するようにコラーゲン線維が沈着していき Vcan は消退していく。

　胎生期軟骨原基の間充織凝縮部位において Vcan は一過性に高発現するため，この一過性発現が軟骨細胞の分化初期に重要な働きをするのではないかと推測されていた[28]。しかし軟骨発生初期に Vcan 発現を欠失する *Prx1-cre*：*Vcan*flox/flox マウスは関節腔の異常と軟骨分化の遅延を呈するのみであり，軟骨組織自身はほぼ正常に形成されていた[29]。従って Vcan は軟骨の発生には不可欠ではない。軟骨の形成過程において一過性に発現した Vcan は，Acan による置換にしたがって消失していくが，関節表面，滑膜，靭帯等の関節関連組織（Joint-Associated Tissues）に Vcan 発現は残っている。事実関節表面の軟骨を抽出してみると Vcan-HA-Crtl1 の会合体が検出できる[30]。軟骨の深部では Acan 会合体が存在し，垂直方向の物理的負荷に対する弾力性を与える一方，軟骨表面の Vcan 会合体は横方向のずり応力への抵抗性に寄与していると推測される。

4. 4. 2　パールカン

　パールカン（Perlecan, Hspg2）は巨大なプロテオグリカで，N-末端側ドメインに 3 本のヘパ

ラン硫酸鎖を，C-末端側ドメインに1本のCSを付加すると考えられている。同分子は糸球体基底膜に局在し，同分子のヘパラン硫酸鎖が血中タンパク質の選択的濾過に寄与すると考えられていた。しかしヘパラン硫酸鎖を欠失したパールカンのノックインマウスにおいて蛋白尿は検出されないこと[31]，詳細な観察ではパールカンは基底膜よりむしろメサンギウム基質に多く存在すること等から，糸球体濾過に重要な役割を果たすのはアグリン等のヘパラン硫酸プロテオグリカンと推測されている。最近，腎糸球体上皮細胞特異的にヘパラン硫酸合成酵素Extl3の発現を欠失させるNephrin-Extl3マウスの解析から，糸球体のHSはタンパク質の電荷に基づく選択的な濾過作用に大きな貢献をしていないと推測されている[32]。

さて，パールカンのノックアウトマウスは意外なことに軟骨形成異常を呈する[33]。組織学的には成長板の軟骨細胞の柱状配列は完全に乱れている。またパールカンのヒト遺伝子疾患のSchwartz-Jampel Syndrome type 1とDyssegmantal Dysplasia, Silverman-Handmaker typeは共に小人症を呈する[34]。このことはパールカンが内軟骨骨化に必要な軟骨細胞の柱状配列の維持に必須であることを示している。

4. 4. 3 Lubricin/Prg4[35]

Lubricinは当初関節液中分子として発見された。同分子は関節表面の軟骨細胞と滑膜細胞，椎間板，顎関節，肺，肝臓，心外膜，角膜表面等の組織に発現し分泌されている。当初はプロテオグリカンと考えられていたがその本体はムチンであり，大量のO-グリカン鎖がコアタンパク質に結合している。近年，Lubricinは免疫細胞と結合することがわかっており免疫細胞へのシグナル伝達を介して細胞機能を制御していると推測されている。Lubricinが関節の潤滑剤として重要な働きをすることは明らかであり，軟骨の再生医療においても同分子の恒常的な発現を考慮すべきであろう。

4. 4. 4 Cartilage Oligomeric Matrix Protein（COMP）[36]

COMPは軟骨組織に最初に見出された5量体形成タンパク質で，Thrombospondin（TSP）ファミリーのTSP5と同一の分子である。COMPの遺伝子異常としてはpseudoachondroplasia（PSACH）とmultiple epiphyseal dysplasia（MED）が知られている。その後の研究で同分子は様々な組織において発現し重要な役割を果たすことがわかっており，COMPの機能異常に基づく疾患群はCOMPopathiesとして分類されている。またバイオマーカーとしての有用性も明らかにされており，特発性肺線維症や変形性関節症や関節リウマチの軟骨破壊のマーカーとして使用されている。

5 おわりに

軟骨の機能は細胞外マトリックスが担っているといってよく，軟骨の再生医療はマトリックスの理解なくしては成功しないと考えられる。これらの分子群の相互作用によって軟骨の細胞外マトリックスは機能を発揮するが，その相互作用の形成機構は未だに明らかにされたとはいえな

い。各分子の重要性は遺伝子欠損マウスの表現型から推測できる。これらの研究蓄積が軟骨の再生医療の発展に寄与することを期待したい。

文　　献

1) Newman, A. P., *Am J of Sports Med*, **26**, 309-324 (1998)
2) Kadler, K. E., *Int J Exp Pathol*, **98**, 4-16 (2017)
3) Holmes, D. F., *et al.*, *Curr Top Dev Biol* **130**, 107-142 (2018)
4) Holmes, D. F. & Kadler, K. E., *Proc Natl Acad Sci U S A*, **103**, 17249-17254 (2006)
5) Gudmann, N. S. & Karsdal, M. A. in *Biochemistry of collagens, laminins and elastin* (ed M. A. Karsdal), 13-20 (Academic Press, 2016)
6) Gudmann, N. S. & Karsdal, M. A. in *Biochemistry of collagens, laminins and elastin* (ed M. A. Karsdal), 73-76 (Academic Press, 2016)
7) Watanabe, H., *et al.*, *J Biochem*, **124**, 687-693 (1998)
8) Watanabe, H., *et al.*, *J Biol Chem*, **272**, 28057-28065 (1997)
9) Watanabe, H. *et al.*, *Nat Genet*, **7**, 154-157 (1994)
10) Watanabe, H. & Yamada, Y., *Nat Genet*, **21**, 225-229 (1999)
11) Doege, K. J., *et al.*, *J Biol Chem*, **272**, 13974-13979 (1997)
12) Horton, W. E., Jr. *et al.*, *Osteoarthritis Cartilage*, **6**, 245-251 (1998)
13) Mikami, T. & Kitagawa, H., *Biochim Biophys Acta* **1830**, 4719-4733 (2013)
14) Sakai, K. *et al.*, *J Biol Chem*, **282**, 4152-4161 (2007)
15) Aspberg, A., *J Histochem Cytochem*, **60**, 987-996 (2012)
16) Kakizaki, I. *et al.*, *Carbohydr Polym*, **103**, 538-549 (2014)
17) Fosang, A. J. & Rogerson, F. M., *Osteoarthritis Cartilage*, **18**, 1109-1116 (2010)
18) Fosang, A. J., *et al.*, *Eur Cell Mater*, **15**, 11-26 (2008)
19) Fosang, A. J. & Beier, F., *Best Pract Res Clin Rheumatol*, **25**, 751-766 (2011)
20) Fallacara, A., *et al.*, *Polymers* (Basel), **10** (2018)
21) Vigetti, D. *et al.*, *Biochim Biophys Acta*, **1840**, 2452-2459 (2014)
22) Yoshida, H. *et al.*, *Proc Natl Acad Sci U S A*, **110**, 5612-5617 (2013)
23) Yoshida, H. *et al.*, *Skin Res Technol*, **24**, 562-569 (2018)
24) Yamamoto, H. *et al.*, *J Biol Chem*, **292**, 7304-7313 (2017)
25) Spicer, A. P., *et al.*, *J Biol Chem*, **278**, 21083-21091 (2003)
26) Wirrig, E. E. *et al.*, *Dev Biol*, **310**, 291-303 (2007)
27) Wight, T. N., *et al.*, *Biochimica et biophysica acta*, **1840**, 2441-2451 (2014)
28) Kamiya, N. *et al.*, *J Biol Chem*, **281**, 2390-2400 (2006)
29) Choocheep, K. *et al.*, *J Biol Chem*, **285**, 21114-21125 (2010)
30) Matsumoto, K. *et al.*, *J Biol Chem*, **281**, 18257-18263 (2006)

31) Morita, H. *et al., J Am Soc Nephrol*, **16**, 1703-1710 (2005)

32) Aoki, S. *et al., Nephrol Dial Transplant*, **33**, 26-33 (2018)

33) Arikawa-Hirasawa, E. *et al., Nat Genet*, **23**, 354-358 (1999)

34) Hassell, J., *et al., Glycoconj J*, **19**, 263-267, doi: 10.1023/a:1025340215261 (2002)

35) Das, N., *et al., Bioessays*, **41**, e1800166 (2019)

36) Posey, K. L., *et al., Matrix Biol*, **71-72**, 161-173 (2018)

第3章　関節軟骨損傷および修復の評価方法

目良　恒[*1]，脇谷滋之[*2]

1　はじめに

　関節軟骨損傷には，外力のみによる外傷性の軟骨損傷や，変形性関節症・関節リウマチなどの組織の劣化を背景とするものも考えられる（図1）。外傷による靱帯損傷や脱臼・関節内骨折などに合併する場合や，X線で検出されるような進行した一部の離断性骨軟骨炎（OCD）・骨壊死などは比較的容易に診断可能であるが，関節軟骨損傷そのものだけを予想させる典型的な症状はないため[1]，必要に応じてCTやMRIによる積極的な検査で診断される場合も少なくない。

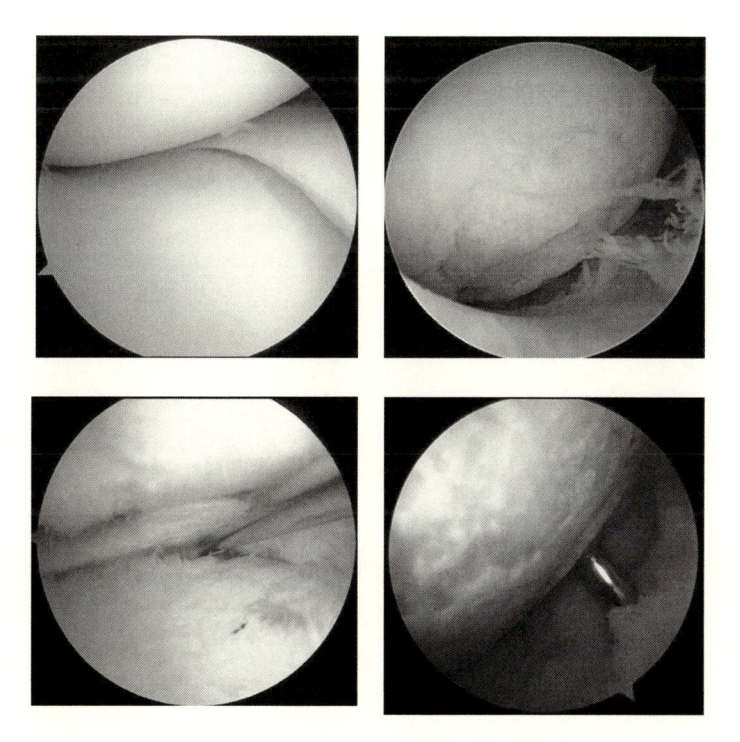

図1　関節鏡所見
A：正常関節軟骨，B：外傷性軟骨損傷，C：変形性関節症，D：関節リウマチ

＊1　Hisashi Mera　新潟大学地域医療教育センター　魚沼基幹病院　整形外科　特任講師

＊2　Shigeyuki Wakitani　医療法人高遼会病院　院長

　関節軟骨組織の自己修復能が低いことは古くから知られており[2]，関節軟骨損傷が生じた後の不十分な修復では将来的な変形性関節症への進行が懸念され，高度な関節破壊や関節拘縮などの機能障害に至る例もある。近年，再生医療に関する研究や技術の発展にともない，優れた関節軟骨治療が期待されるようになっている[3~6]。これらの関節軟骨損傷に対する修復促進および破壊抑制効果については，画像および関節鏡や組織学的に評価される，また各治療の妥当性や有効性については，関節機能の観点から様々な臨床評価法で検証される。

2　臨床評価法

　関節軟骨損傷には特徴的な症状がないため[1]，それのみに特化した臨床評価法はなく，痛みや，腫脹，引っ掛かりなど，関節の様々な症状を評価したうえで関節機能を総合的に評価するのが一般的である。膝関節でいえば Knee Society scoring system（KSS）や[7]，日本整形外科学会の変形性膝関節症評価（JOA スコア）[8]，最近では変形性膝関節症患者機能評価尺度（JKOM）[9, 10]などの，比較的簡便な評価法を用いることも可能かもしれないが，要求度の高い患者の差異を，より鋭敏に評価するためには，これらの評価法だけで十分かは疑問である。実際に関節軟骨損傷および修復で用いられる評価法は限られているようである。

　Lysholm knee scoring system（Lysholm score）は，①跛行　②立位補助の必要性，③ロッキング，④不安定性，⑤疼痛，⑥腫脹，⑦階段昇降能，⑧しゃがみ込み，の各項目につき，それぞれ段階的に点数化し，合計 100 点満点で評価する[11]（表 1）。

　また，International knee documentation committee（IKDC）knee examination score（IKDC score）は，自覚症状について 7 項目，スポーツ活動について 2 項目，日常生活機能について 1 項目の合計 10 項目を評価するが，質問の中には数値による 0 ～ 10 段階の評価が含まれていることや，動作についての詳細な質問が特徴である[12]。これら合計を満点 87 点で割って評価する。

　Tegner activity level scale はその時点での活動性レベルを 0 ～ 10 段階で評価する[11]。例えばトップレベルでのスポーツが可能であれば Level 10，週 5 回以上程度のジョギングやレクリエーションレベルのスポーツが可能であれば Level 6，膝の障害により仕事もできない状態であれば Level 0，のように評価する[11]（表 2）。

　Knee injury and osteoarthritis outcome score（KOOS）は患者立脚型の評価法で，日本語による検証も行われている[13, 14]。KOOS は 5 つのカテゴリーで構成され，それぞれ①症状 7 項目，②痛みについて 9 項目，③日常生活機能 17 項目，④スポーツ及びレクリエーション活動の機能 5 項目，⑤生活の質 4 項目の質問からなり，一つの質問につき 0 ～ 4 点の 5 段階で評価する。カテゴリー毎に満点を 100 点とするため，合計点数を「質問数×4 点」で除した値を 100 から引いた値で評価する[13]。

　また，MOS 36-Item Short-Form Health Survey（SF-36）のような，健康関連 QOL の評価法を用いた関節軟骨損傷の治療報告もある[15]。SF-36 は膝関節にすら特化していないが，この報

表 1　Lysholm Knee Scoring Scale[11]

Limp （跛行）		Pain （疼痛）	
None	5	None	25
Slight or periodical	3	Inconsistant and slight during severe exertion	20
Severe and constant	0	Marked during severe exertion	15
		Marked on or after walking more than 2km	10
		Marked on or after walkingless than 2km	0
Support （立位補助の必要性）		Swelling （腫脹）	
None	5	None	10
Stick or crutch	2	On severe exertion	6
Weight bearing impossible	0	On ordinary exertion	2
		Constant	0
Locking （ロッキング）		Stair-climbing	
No locking and no catching sensations	15		
Catching sensation but no locking	10	No problems	10
Locking		Slightly impaired	6
Occasionally	6	One step at time	2
Frequently	2	Impossible	0
Locking joint of examination	0		
Instability （不安定性）		Squatting （しゃがみ込み）	
Never giving way	25		
Rarely during athletics or other wevere exertion	20		
Frequently during athletics or other severe exertion(or		No problems	5
incapable of participation)	15	Slightly impaired	4
Occasionally in daily activities	10	Not beyond 90°	2
Often in daily activities	5	Impossible	0
Every step	0		
Score table: Excellent 95-100, Good 84-94, Fair 65-83, Poor <64			

告は単一の評価法だけでなく，様々な評価法を組み合わせることで，より詳細な病状や機能の全容を理解しようとする良い例と考えられる。したがって，他にも Western Ontario and McMaster Universities Osteoarthritis Index（WOMAC）[16]や，痛みや症状に対する心理・社会的な因子を検討する Pain Detect[17]や pain catastrophizing scale[18]，Hospital Anxiety and Depression Scale（HADS）[19]などを評価した報告が今後公表されるかもしれない。

　関節軟骨損傷および修復について，どの臨床評価を用いるかは，目的をもって十分に検討する必要がある。評価法によっては測定値が最大値に偏ってしまうといった天井効果やその逆の床効果についても注意を要する[20]。また，煩雑な日常診療で行うには，患者-医療者側ともに評価作業には手間がかかり，患者側の協力を要することや，医療者との関係により生じるバイアスなどにも注意が必要である。誰がどのように評価法や質問票に記載するか，さらに評価法によっては有償のものもあり，これらについても，あらかじめ十分な検討を要すると考えられる。

表 2　Tegner Activity Score[11]

Level 10	Competitive sports - soccer, football, rugby (national elite)
Level 9	Competitive sports - cocker, rugby (lower divisions), ice hockey, wrestling, gymnastics, baseball
Level 8	Competitive sports racquetball or bandy, squash or badminton, track and fiele athletics (jumping, etc.), down-hill skiing
Level 7	Competitive sports - tennis, running, motorcars, speedway, handball Recreational sports – soccer, football, rugby, bandy, ice hokey, baseball, squash, racquetball, running
Level 6	Recreational sports – tennis and badminton, handball, racquetball, down-hill skiing, jogging at least 5 times per week
Level 5	Work-heavy labor (construction, etc.) Competitive sports-cycling, cross-country skiing, Recreational sports-jogging on uneven ground at least twice weekly
Level 4	Work-moderately heavy labor (e.g. track driving, etc.)
Level 3	Work-light labor (nursing, etc.)
Level 2	Work-light labor Walking on uneven ground possible, but impossible to walk in forest or hike
Level 1	Work-sedentary (secretarial, etc.)
Level 0	Sick leave or disability pension because of knee problems

3　関節軟骨損傷の画像評価

　日常診療における画像診断は X 線を基本とするが，X 線による関節軟骨損傷および修復の評価が可能なのは病変部の軟骨下骨の変化が生じている場合である。その際も膝関節であれば顆間窩撮影やローゼンバーグ撮影など，特定の撮像方法でかろうじて検出される場合もある。当然ながら X 線では関節軟骨そのものの評価は不十分であり，関節軟骨損傷および修復を客観的かつ非侵襲的に評価するためには MRI を用い[21]，病変部の経時的な変化も追跡可能となる。磁場の強さにより，1.5 T（テスラ），3 T，7 T の MRI も存在するが，1.5 T か 3 T の MRI が一般的である。軟骨の評価には高速スピンエコー法を用いたプロトン強調像や T2 強調像（T2-FSE）やグラディエントエコー法を用いた脂肪抑制 T1 強調像が用いられる。

　関節軟骨損傷治療の MRI 評価のために 2004 年に Marlosits らは MOCART：Magnetic ResonanceObservation of Cartilage Repair Tissue を発表した[22]。MOCART は 9 つの項目からなり，① filling of the defect（軟骨欠損部位の充填度），② integration to border zone（欠損部境界の適合性・連続性），③ Surface of the repair tissue（修復組織の表面），④ Structure of the repair tissue（修復組織の構造），⑤ Signal intensity of the repair tissue（修復組織の信号強度），⑥ Subchondral lamina（軟骨下骨との境界），⑦ subchondral bone（軟骨下骨），⑧

Abrasions（癒着の有無），⑨ Synovitis（滑膜炎の有無）について，それぞれ段階的に点数化し，合計 100 点満点で評価する[22]（表 3，図 2）。MOCART は検者間相関もよく，再現性の高い評価法であることが証明されている[23]。

表 3　MOCART：Magnetic resonance Observation of Cartilage Repair Tissue[22, 23]

Variables (Score)
1. Degree of defect repair and filling of the defect 　Complete (20) 　Hypertrophy (15) 　Incomplete 　　>50% of the adjacent cartilage (10) 　　<50% of the adjacent cartilage (5) 　　subchondral bone exposed (0)
2. Integration to border zone 　Complete (15) 　Incomplete 　　Demarcating border visible (10) 　　Defect visible　<50% of the length of the repair tissue (5) 　　　　　　　　>50% of the length of the repair tissue (0)
3. Surface of the repair tissue 　Surface intact (10) 　Surface damaged　<50% of repair tissue depth or total degeneration (5) 　　　　　　　　>50% of repair tissue depth or total degeneration (0)
4. Structure of the repair tissue 　Homogenous (5) 　Inhomogeneous or cleft formation (0)
5. Signal intensity of the repair tissue 　Normal - identical to adjacent cartilage (30) 　Nearly normal - slight areas of signal alteration (15) 　Abnormal - large areas of signal alteration (0)
6. Subchondral lamina 　Intact (5) 　Not intact (0)
7. Subchondral bone 　Intact (5) 　Not intact (0)
8. Adhesions 　No (5) 　Yes (0)
9. Effusion 　No (5) 　Yes (0)

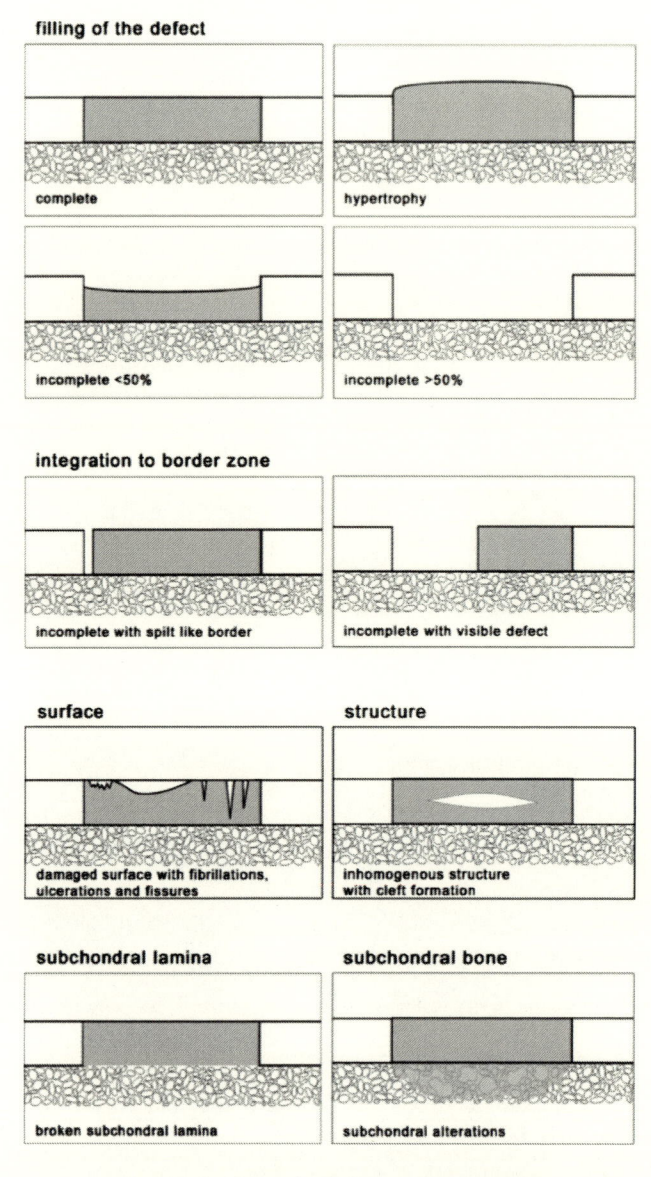

図2　MOCART　軟骨下骨を含む修復組織の概略
（文献 22）より転載）

　MOCART のオリジナルでは関節軟骨治療術後の修復度を評価するために開発されており，やや煩雑であるため，日常診療における外科的治療介入の意思決定に役立つ評価法も求められている。古くは Yulish らが 1987 年に関節軟骨損傷の術前評価のため，Stage1 〜 3 の 3 段階で分類する MR スコアリングシステムを発表しているが広く普及してはいないようである[24]。2017 年に Jungmann らは AMADEUS：Area Measurement And DEpth and Underlying Structure を

発表している[25]。AMADEUS スコアは，①cartilage defect size（軟骨欠損のサイズ），②depth（深さ），③subchondral bone（軟骨下骨）について，それぞれ評価し 3 〜 4 つのコードで表すことと，それら合計を 100 点満点で評価すること，さらにグレード分類も定義されている（図3）[25]。最低点は 0 点で，Grade I は 75 点〜 100 点，Grade II は 50 〜 75 点，Grade III は 25 〜 50 点，Grade IV は 25 点以下のように分類され，点数が低いもしくは Grade が高いほど，軟骨損傷の状態が悪いことを表している[25]。AMADEUS スコアは術前の臨床評価と比較的良い相関を示すという報告もあるが[26]，今後の研究の蓄積が必要と考えられる。MOCART と同時に AMADEUS

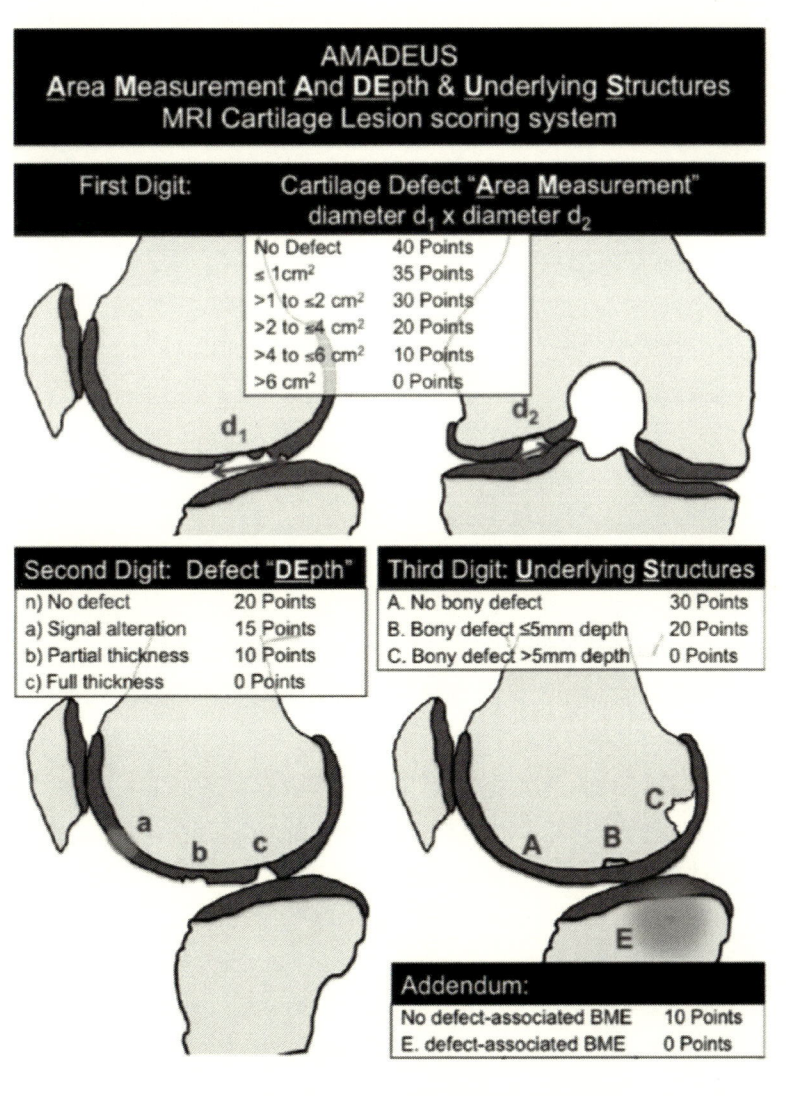

図3　AMADEUS：Area Measurement And DEpth and Underlying Structure
（文献 25）より転載）

スコアも関節軟骨損傷および修復の MRI 評価法として用いることが可能であるが[27]，両者の違いについては十分な注意が必要と考えられる。

また，膝関節全体の評価法として，同じ年の 2004 年に，Peterfy らは，WORMS：Whole-Organ Magnetic Resonance imaging Score を発表した[28]。WORMS は膝関節を内・外側，膝蓋大腿関節，脛骨顆間隆起部（Subspinous region：S region）の区画ごとに関節軟骨および軟骨下骨，骨棘，半月板，を半定量的に評価する[28]。また十字靱帯，滑膜炎などの評価基準も定義されている[28]。ほか，KOSS：Knee Osteoarthritis Scoring System[29] や BLOKS：Boston-Leeds Osteoarthritis Knee Score[30]，MOAKS：MRI Osteoarhthritis Knee Score[31] が発表されている。これらはもともと変形性膝関節症（OA）に用いられた評価法であり，関節軟骨損傷に特化し膝関節の他部位の評価を含めた，CROAKS：Cartilage Repair OsteoArthritis Knee Score も 2014 年に Roemer らにより発表されている[32]。これらの評価はやや煩雑だが，膝関節全体を経時的に評価可能なため，関節軟骨損傷から変形性膝関節症へ進行する経過を理解するのに有用と考えられる。

比較的最近，軽度の変形性膝関節症の軟骨病変を定量化することに特化した，CaLS：Cartilage Lesion Score が発表され，WORMS や BLOKS と比べて OA 進行の検出率は優れていると報告されている[33]。

また，関節軟骨の質的評価を行うため，遅延相軟骨造影 MRI（dGEMERIC：delayed gadolinium enhanced MRI of Cartilage）や T2 マッピング，T1ρ（ロー），拡散テンソル（DT：Diffusion Tensor）MRI といった方法もある。これらは関節軟骨の含水量やコラーゲン配列，グルコサミノグライカン（GAG）などを検出するが，詳細は他稿を参照いただきたい。

4 関節鏡評価

関節軟骨損傷の関節鏡所見の分類は，1961 年に Outerbridge らにより発表された分類法がある[34]。Outerbridge 分類は関節軟骨の鏡視所見を「正常：0」から，「軟骨下骨の露出：GradeⅣ」の 5 段階に分けて評価する[34]。この分類法から派生して，1994 年に Brittberg と Peterson らによって行われた自家培養軟骨細胞移植（ACI）[3] の治療効果判定のために，Peterson が Outerbridge 分類より詳細な関節鏡評価法を Brittberg scoring system として 2000 年に発表した[35]。この評価法は International cartilage repair society（ICRS）に採用され，現在，関節鏡による関節軟骨の評価法として一般的に用いられている。ICRS cartilage repair assessment（ICRS score）は，① Degree of cartilage defect repair（損傷部の修復状態），② Integration of border zone（欠損部境界の適合性・連続性），③ Macroscopic appearance（表面の性状）の 3 項目について，それぞれ 0〜4 点で採点し合計で評価し，満点は 12 点である（表 4）[36]。この点数化により全体のグレードを推定する。12 点は正常，11〜8 点はほぼ正常，7〜4 点は異常，3 点以下は重度異常，である（表 5）[36]。

表4　ICRS cartilage repair assessment（ICRS score）（文献37）より転載）

Criteria	Points	
Degree of Defect Repair **I Protocol A** [1]	* In level with surrounding cartilage * 75% repair of defect depth * 50% repair of defect depth * 25% repair of defect depth *　0% repair of defect depth	4 3 2 1 0
I Protocol B [2]	* 100% survival of initially grafted surface *　75% survival of initially grafted surface *　50% survival of initially grafted surface *　25% survival of initially grafted surface *　　0% (plugs are lost or broken)	4 3 2 1 0
II Integration to Border zone	* Complete integration with surrounding cartilage * Demarcating border < 1mm * 3/4 of graft integrated, 1/4 with a notable border 　>1mm width * 1/2 of graft integrated with surrounding cartilage, 　1/2 with a notable border > 1mm * From no contact to 1/4 of graft integrated with 　surrounding cartilage	4 3 2 1 0
III Macroscopic Appearance	* Intact smooth surface * Fibrillated surface * Small, scattered fissures or cracks * Several, small or few but large fissures * Total degeneration of grafted area	4 3 2 1 0
Overall Repair Assessment	**Grade I**　　　　　**normal** **Grade II**　　　　**nearly normal** **Grade III**　　　**abnormal** **Grade IV**　　　**severely abnormal**	**12　P** **11-8 P** **7-4　P** **3-1　P**

Cartilage Biopsy　・　　　　　　　　　　　　**Location** _____

(1) Protocol A:	(2) Protocol B:
autologous chondrocyte implantation (ACI); periosteal or perichondral transplantation; subchondral drilling; microfracturing; carbon fiber implants; others:	Mosaicplasty; OAT; osteochondral allografts; others:

　一方，英国の Oswestry に拠点を置く OsCell グループは 1996 年に彼らが行った ACI の治療を評価するために，独自の関節鏡スコアリングシステムである OAS：Oswestry Arthroscopy Score として開発している[37]。OAS は 5 項目，① Graft level with surrounding cartilage（周囲組織に対する移植部の凹凸），② Integration with surrounding cartilage（周囲組織との適合性・連続性），③ Appearance of surface（表面の性状），④ Color of graft（移植部の色調），⑤ Stiffness on probing（プロービングによる硬さ）をそれぞれ 0 〜 2 点の 3 段階で評価採点され，

表 5　OAS：Oswestry Arthroscopy Score（文献 37）より転載）

Graft level with surrounding cartilage	
Level	2
Raised	1
Below	0
Integration with surrounding cartilage	
complete	2
Minor disruption (<25% of area)	1
Major disruption (>25% of area)	0
Appearance of surface	
Smooth	2
Fine fronds	1
Severe fronds/ fibrillation	0
Color of graft	
Pearly, hyaline-like	2
White	1
Yellow bone	0
Stiffness on probing	
Normal compared to adjacent cartilage	2
Softer	1
Very soft/ hard	0
Total	

合計 10 点満点で評価する（表 5）[37]。ICRS score と OAS はともに高い信頼性と再現性が証明されており，両者とも同等の評価法であることが報告されている[37]。

5　組織学的評価法

5.1　変形性関節症の組織評価

　関節軟骨の評価は 1949 年の Collins と McElligott らによるヒト膝蓋骨変形性関節症の肉眼的分類が始まりとされる[38]。これらは Mankin らに受け継がれ 1971 年に組織学的評価法，いわゆる Histological-Histochemical grading system（HHGS）の開発に発展し[39]，現在用いられる変形性関節症の組織学的評価法（OARSI スコア）の基礎となっている[40]。OARSI スコアでは関節破壊の進行度（grading）を 0 ～ 6 点で評価したうえで，その範囲（staging）を 0 ～ 4 点で評価し，それらを掛け合わせた 0 ～ 24 点で評価する[40]。この評価法は変形性関節症が軟骨表層の lamina Splendens の粗造化から始まり深部の破壊に進むという発症・進行機序を想定した評価法であるが，近年 Mantripragada らは，これらの評価法では説明しきれない軽度から中等度の変形性膝関節症の病理組織像が高頻度に見られることを指摘している[41,42]。つまり，表層は良好な組織構造を維持しながら深部の異常がみられる病態があり，発症・進行機序については異なるサブグループを認識する必要性を指摘している[41,42]。

5. 2　関節軟骨欠損の組織評価

　関節軟骨を組織学的に評価する手法は損傷部位の修復像にも用いられ，O'Driscoll らによりウサギ関節軟骨損傷に対する骨膜移植の修復像を点数化した評価法が 1986 年に発表されている[43]。O'Driscoll スコアでは，① nature of the predominant tissue（修復組織の性質），② structural characteristics（構造的特徴），③ freedom from cellular changes of degeneration（修復組織の細胞の変化），④ freedom from degenerative changes in adjacent cartilage（修復部隣接軟骨の変性）の 4 大項目につき評価され[43]，高い再現性が報告されている[44]。その後の軟骨修復の組織評価法は O'Driscoll スコアと上記 HHGS を基礎にしている。

　1992 年に Pineda らはウサギ関節軟骨欠損モデルの組織修復像について，O'Drissoll スコアをより簡素化した評価法を用いた[45]。同じクリーブランドの Caplan グループから 1994 年に Wakitani らが Pineda スケールの改良版を発表している[46]。Pineda scale は欠損修復部の組織充填度や骨軟骨境界の再構築についての評価があるのに対して，初期の Wakitani スコアではそれらの代わりに修復部軟骨の表面，厚み，周囲正常組織との適合性・連続性（integration）について評価している[45,46]。Pineda と Wakitani の評価法は何度か改良され，現在我々は両者を取り入れた評価法を改変 Wakitani スコアとして動物実験の関節軟骨欠損修復モデルの評価に使用している（表 6）。

　ヒトの関節軟骨の組織評価法に関しては，2002 年に前述の英国・Oswestry のグループの Robert らが ACI の評価のため，修復組織を生検して半定量的に評価する方法を Os Score として発表している[47]。彼らは，骨髄穿刺針で移植部の中心から直径 1.8 mm の検体を採取し，凍結切片による組織評価を行った。7 項目 10 点満点で評価され高い再現性が報告されている（表 7）[47]。ほか，Knutsen らや Peterson らは修復組織の生検を行い，硝子軟骨と線維軟骨の比率のみによる比較的簡便な評価法で ACI などの治療効果を判定している[48,49]。

　OS Score 発表の 1 年後となる 2003 年に，International cartilage repair society（ICRS）の組織学評価委員会により，いわゆる ICRS I（Visual Histology Assessment Scale：VHS）が発表された[50]。ICRS I では言語記述による評価を避け，視覚的に軟骨修復を類型化し，各項目を個別に評価し，それらは**合計されない**（表 8）[50]。

　さらに，2009 年に ICRS のワーキンググループにより ICRS II が発表された[51]。ICRS II では 1 つの軟骨修復像に対して最大 14 項目を設定し，それぞれ 0 ～ 100 mm の Visual analogue scale（VAS）で評価する（表 9）[51]。特に inflammation の項目は Matrix-assistedchondrocyte implantation（MACI）などのスキャフォールドを用いた軟骨修復術の評価を行う場合に用いられる。しかしながら，生検で得られる大きさに限界があることから，周囲組織との適合性・連続性（integration）については評価できない[51]。VAS で評価することにより，点数化では分類が困難な微妙な違いを区別することが可能となっている。

　これらヒトの関節軟骨の組織評価は生検という侵襲操作が必要であり，倫理的問題や採取組織のサイズによる評価の限界もある。日常臨床では MRI による関節軟骨評価を行い，それらを関

表6　modified Wakitani score

				Points
Category Ⅰ				
	A.	Cell morphology	Hyaline cartilage	0
		and Matrix staining	Mostly hyaline cartilage	2
			Moderately hyaline cartilage	4
			Partly hyaline cartilage	6
			Fibrous	8
	B.	Surface regularity*	Smooth (>3/4)	0
			Moderate (>1/2-3/4)	1
			Irregular (>1/4-1/2)	2
			Severly irregular (<1/4)	3
	C.	Integration of donor with	Both edges integrated	0
			One edge integrated	1
			Neither edge integrated	2
Category Ⅱ				
	D.	Filling of defect	～100%	0
			～75%	1
			～50%	2
			～25%	3
			0%	4
	E.	Reconstitution of	Yes	0
		subchondral bone and	Almost	1
		osseous connection	Partly	2
			Not close	3
			Total maximam	20

* Total smooth area of the reparative cartilage compared with the entire area of the cartilage defect.

節鏡検査による関節軟骨表面の評価にとどめるのが一般的である。また近年 MRI の画像診断技術も向上し，より低侵襲な評価法が開発されているが，状況・目的を吟味したうえで，場合によっては生検による関節軟骨損傷・修復についての組織学的検証も必要と考えられる。

5.3　組織学的評価の実際

関節軟骨の組織評価には，①パラホルムアルデヒドやホルマリンによる組織固定，②キレート剤などによる脱灰操作，③パラフィン包埋・ブロックの作成を経て，2～5μm の薄切切片を Safranin O 染色にてグルコサミノグリカンを染色し，Fast-green FCF/ Hematoxylin の対比染色と組み合わせるのが一般的と考えられる[52]。Toluidine Blue 染色でもグルコサミノグリカンな

表7　Os Score[47]

Tissue morphology :	Hyaline = 3
	Hyaline/fibrocartilage =2
	Fibrocartilage =1
	Fibrous tissue =0
Matrix staining :	Near normal =1
	Abnormal =0
Surface architecture :	Near normal =2
	Moderately irregular =1
	Very irregular =0
Chondrocyte clusters :	None =1
	≤25% cells = 0.5
	>25% cells = 0
Mineral :	Absent =1
	Present = 0
Blood vessels :	Absent = 1
	Present = 0
Basal integration :	Good = 1
	Poor = 0
Maximum total possible	10

どの細胞外基質の染色は可能で，Picrosirius Red 染色による偏光顕微鏡観察との組み合わせでコラーゲン構造・配向性などの視覚化が可能となる。

　連続切片で免疫染色などを計画する場合は，過固定・過脱灰による抗原提示性の低下に注意する。また，動物実験など組織の小さいものを観察する場合は，薄切の際に関心領域が十分に露出されていることを確認する。

　いずれも実験ごとに染色性の再現には注意が必要で，あらかじめコントロールとなる検体を準備し，実験毎にそれらと比較することも推奨されている[52]。また，固定・脱灰過程で用いる試薬の pH の調整や温度・反応時間などをあわせることや，色素結晶物を除去するために，染色液の使用の前には適当なサイズのフィルターでろ過するなどの注意が必要である。

表8 ICRS I (VHS)（文献50）より転載）

Feature	Score
I. Surface	
Smooth/continuous	3
Discontinuities/irregularities	0
II. Matrix	
Hyaline	3
Mixture: hyaline/fibrocartilage	2
Fibrocartilage	1
Fibrous tissue	0
III. Cell distribution	
Columnar	3
Mixed/columnar-clusters	2
Clusters	1
Individual cells/disorganized	0
IV. Cell population viability	
Predominantly viable	3
Partially viable	1
<10% viable	0
V. Subchondral Bone	
Normal	3
Increased remodeling	2
Bone necrosis/granulation tissue	1
Detached/fracture/callus at base	0
VI. Cartilage mineralization (calcified cartilage)	
Normal	3
Abnormal/inappropriate location	0

*The observer attempts to evaluate one feature at a time. The most prominent feature on each specimen is matched to a graded panel of images that it most closely resembles. The highest score (3) is applied to the ideal repair result (i.e., truly regenerated tissue), and the lowest score (0) is applied to the poorest repair result. The scores should not be summed; rather, each score should be reported separately (i.e., I:3/II:3/III:2/IV:1/V:1/VI:3).

表9　ICRSⅡ（VAS）[51]

	Histological parameter	Score
1.	Tissue morphology (view under polarized light)	0%: Full-thickness collagen fibers 100%: normal cartilage birefringence
2.	Matrix staining (metachromasia)	0%: No staining 100%: Full metachromasia
3.	Cell morphology	0%: No round / oval cells 100%: mostly round / oval cells
4.	Chondrocyte clustering (4 or more grouped cells)	0%: Present 100%: Absent
5.	Surface architecture	0%: Delamination, or major irregularity 100%: Smooth surface
6.	Basal integration	0%: No integration 100%: Complete integration
7.	Formation of a tidemark	0%: No calcification front 100%: Tidemark
8.	Subchondral bone abnormalities / marrow fibrosis	0%: Abnormal 100%: Normal marrow
9.	Inflammation	0%: Present 100%: Absent
10.	Abnormal calcification / ossification	0%: Present 100%: Absent
11.	Vascularization (within the repaired tissue)	0%: Present 100%: Absent
12.	Surface / superficial assessment	0%: Total loss or complete disruption 100%: Resembles intact articular cartilage
13.	Mid / deep zone assessment	0%: Fibrous tissue 100%: Normal hyaline cartilage
14.	Overall assessment	0%: Bad (fibrous tissue) 100%: Good (hyaline cartilage)

6 おわりに

本稿では，関節軟骨損傷および修復に関する，臨床評価，MRI 評価法，関節鏡評価，組織学的評価について記述した。ほかにも，関節軟骨のコラーゲンや GAG の組成を生化学的に定量する方法も古くから行われている[53,54]。また，関節軟骨の本来の機能を考えると，最終的には衝撃吸収や摺動といった，素材としての関節軟骨の力学特性を低侵襲で評価する客観的定量評価法が求められる。

力学特性の評価法はいくつか報告があるが，比較的最近では 2014 年にカナダ・Quebec の Biomomentum 社から関節鏡支援で関節軟骨の力学特性を計測するプローブ，Arthro-BST が発表されている[55]。HHGS や軟骨の生化学的組成と高い相関が報告され，ヒトの変形性膝関節症の軟骨を評価した報告も見られるようになってきている[55]。

再生医療に関する研究・技術の発展にともない，関節軟骨損傷に対する様々な治療法が開発されている[5,6]。しかし，それら治療法が一時の期待感や満足感に終わるのではなく，長期的に有効であるか検証され，一般化されることが当面の目標と考えられる。そのためには上記評価法による多面的な評価を行い，さらには，より簡便で低侵襲な評価法の開発も同時に求められる。また，長期経過を追跡可能な縦断研究や患者登録制度の整備なども必要と考えられるが，これら煩雑な作業を実現可能にするには，治療に携わる人々の熱意と総力の結集が求められる。本邦における関節軟骨の再生医療・細胞治療の分野では，すでに様々な治療法の開発が進んでいるという現状を考えると，それら体制の整備を進めることが当面の目標到達には近いのかもしれない。

文　　献

1) J. Bruns *et al.*, *Cartilage*, **9** (4), 346-362 (2018)
2) W. Hunter, *Philosophical Transaction*, **42**, 514-521 (1743)
3) M. Brittberg *et al.*, *N. Engl. J. Med.*, **331**, 889-895 (1994)
4) S. Wakitani *et al.*, *Cell Transplant*, **13**, 595-600 (2004)
5) M. Ochi *et al.*, *J Bone Joint Surg. Br.*, **84**, 571-578 (2002)
6) Y. Hashimoto, *et al.*, *Regenerative Medicine*, **11**, 106-113 (2019)
7) R. Giles *et al.*, *Clin Orthop Relat Res*, **470**, 3-19 (2012)
8) 腰野富久ほか，日整会誌，**62**, 901-902 (1988)
9) M. Akai *et al.*, *J Rheumatol*, **32** (8), 1524-32 (2005)
10) T. Sugita *et al.*, *J Orthop Sci*, **20** (1), 137-42 (2015)
11) Y. Tegner *et al.*, *Clin Orthop Relat Res*, **198**, 43-9, (1985)
12) J. J. Irrgang *et al.*, *Am J Sports Med*, **29** (5), 600-13 (2001)

13)　N. Nakamura *et al.*, *J Orthop Sci*, **16** (5), 516-23 (2011)

14)　S. Lyman *et al.*, *J Orthop Sci*, **24** (3), 514-520 (2019)

15)　F. Zeifang *et al.*, *Am J Sports Med*, **38**, 924-33 (2010)

16)　E. M. Roos *et al.*, *Health Qual Life Outcome*, **I**, 17 (2003)

17)　A. Ramasamy *et al.*, *Pain Med*, **18** (6), 1098-1110 (2017)

18)　S. Kapoor *et al.*, *Eur J Pain*, **19** (3), 400-7 (2015)

19)　A. S. Zigmond and R. P. Snaith, *Acta Psychiatr Scand*, **67** (6), 361-70 (1983)

20)　K. Harris *et al.*, *Knee Surg Sports Traumatol Arthrosc*, **25** (9), 2736-2742 (2017)

21)　A. Guermazi *et al.*, *Radiology*, **277**, 23-43 (2015)

22)　S. Marlovits *et al.*, *Eur J Radiol*, **52**, 310-19 (2004)

23)　S. Marlovits *et al.*, *Eur J Radiol*, **57**, 16-23 (2006)

24)　B. S. Yulish *et al.*, *Radiology*, **164** (3), 763-6 (1987)

25)　P. M. Jungmann *et al.*, *Cartilage*, **8** (3), 272-282 (2017)

26)　A. Runer *et al.*, *J Orthop Surg Res*, **14** (1), 87. doi: 10.1186/s13018-019-1107-z (2019)

27)　F. K. Massen *et al.*, *Orthop J Sports Med*, **7** (6), 2325967119853773 DOI: 10.1177/2325967119853773
(2019)

28)　C. G. Peterfy *et al.*, *Osteoarthritis Cartilage*, **12**, 177-190 (2004)

29)　P. R. Kornaat *et al.*, *Skeletal Radiol.*, **34** (2), 95-102 (2005)

30)　D. J. Hunter *et al.*, *Ann Rherm Dis*, **67** (2), 206-11 (2008)

31)　D. J. Hunter *et al.*, *Osteoarthritis Cartilage*, **19** (8), 990-1002 (2011)

32)　F. W. Roemer *et al.*, *Osteoarthritis Cartilage*, **22** (6), 779-99 (2014)

33)　H. Alizai *et al.*, *Radiology*, **271** (2), 479-87 (2014)

34)　R. E. Outerbridge *et al.*, *J Bone Joint Surg Br*, **10**, 752-757 (1961)

35)　L. Peterson *et al.*, *Clin Orthop Relat Res*, **374**, 212-234 (2000)

36)　M. Brittberg *et al.*, *J Bone Joint Surg Am*, **85**, 58-69 (2003)

37)　G. D. Smith *et al.*, *Arthroscopy*, **21** (12), 1462-7 (2005)

38)　D. H. Collins T. F. McElligott, *Ann Rheum Dis*, **19**, 318-30 (1960)

39)　H. J. Mankin *et al.*, *J Bone Joint Surg Am*, **53**, 523-37 (1971)

40)　K. P. Pritzker *et al.*, *Osteoarthritis Cartilage*, **14**, 13-29 (2006)

41)　V. P. Mantripragada *et al.*, *Curr Res Transl Med*, **65** (4), 133-139 (2017)

42)　V. P. Mantripragada *et al.*, *Acta Orthop.*, **89** (2), 197-203 (2018)

43)　S. W. O'Driscoll *et al.*, *J Bone Joint Surg Am*, **68**, 1017-35 (1986)

44)　D. J. Moojen *et al.*, *Tissue Eng*, **8**, 627-34 (2002)

45)　S. Pineda *et al.*, *Acta Anat* (*Basel*), **143**, 335-40 (1992)

46)　S. Wakitani *et al.*, *J Bone Joint Surg Am*, **76**, 579-92 (1994)

47)　S. Roberts *et al.*, *Arthritis Res Ther.*, **5** (1), R60-73 (2002)

48)　G. Knutsen *et al.*, *J Bone Joint Surg Am*, **86-A**, 455-64 (2004)

49)　L. Peterson *et al.*, *Clin Orthop Relat Res*. **374**, 212-34 (2000)

50)　P. Mainil-Varlet *et al.*, *J Bone Joint Surg Am*, **85**-A, 45-57

51)　P. Mainil-Varlet *et al.*, *Am J Sports Med*, **38** (5), 600-13, (2010)

52) P. Mainil-Varlet *et al., Osteoarthritis Cartilage*, **14**, 13–39 (2006)

53) D. A. Carino *et al., Biochem Int.*, **24** (3), 485–95 (1991)

54) A. Neumann *et al., J Histochem Cytochem* **50** (8), 1049–58 (2002)

55) S. Sim *et al., Osteoarthritis Cartilage*, **22** (11), 1926–35 (2014)

第Ⅱ編

関節・軟骨の再生医療技術

第4章　iPS 細胞利用

1　同種 iPS 細胞由来軟骨を用いた関節軟骨損傷の再生治療法の開発

妻木範行[*]

1.1　関節軟骨の構造：軟骨細胞と軟骨細胞外マトリックス

　関節軟骨は各骨の端を覆って隣り合う骨の端と関節を構成し，滑らかな関節運動を担っている。外傷などで関節軟骨が損傷を受けると関節運動が障害され，関節可動域の低下・運動時関節痛の原因となる。さらに，軟骨は修復能に乏しいため，やがて損傷部分を起点として周辺部位に軟骨変性が起こり，二次性の変形性関節症（Osteoarthritis, OA）へと至りうる。軟骨の修復能が乏しい理由は，その構造に帰される。軟骨は軟骨細胞と軟骨細胞外マトリックス（Extracellular matrix, ECM）からなる組織であり，軟骨細胞が自ら作り出した軟骨 ECM に囲まれる構造を持つ組織である（図1）。健常な軟骨は硝子軟骨と呼ばれ，その軟骨 ECM はⅡ，Ⅸ，Ⅺ型コラーゲン分子からなるコラーゲン細線維とプロテオグリカンからなる。軟骨 ECM は

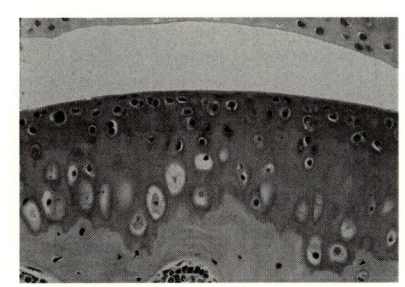
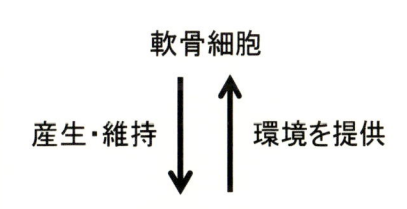

軟骨細胞

産生・維持　↓　↑　環境を提供

軟骨細胞外マトリックス
（コラーゲン　＋　プロテオグリカン）

● 軟骨細胞と軟骨細胞外マトリックスは相互に依存しており、
片方だけで存在できない。

図1　軟骨の構造

左：関節軟骨の組織像（マウス）。軟骨細胞は，サフラニン O 染色で赤く染まる軟骨細胞外マトリックスの中に散在している。右：軟骨細胞と軟骨細胞マトリックスの関係。軟骨の修復能が乏しい理由は，軟骨の解剖学的構造に帰される。外傷により軟骨が損傷を受けると損傷部は軟骨 ECM を喪失する。すると軟骨細胞が軟骨の性質を失うため軟骨 ECM が作られなくなる，という悪循環に陥るため損傷部はほとんど自然修復されない。

＊　Noriyuki Tsumaki　京都大学　iPS 細胞研究所（CiRA）　臨床応用研究部門
細胞誘導制御学分野　教授

荷重に抗し，潤滑な関節運動を担って軟骨のメカニカル機能を果たすとともに，軟骨細胞に環境を与えてその性質を維持している。外傷により軟骨が損傷を受けると損傷部は軟骨 ECM を喪失する。すると適切な環境を失った軟骨細胞は自らの性質を維持できないため軟骨 ECM が作られなくなる，という悪循環に陥るため損傷部はほとんど自然修復されない。損傷部に軟骨細胞だけを投与しても軟骨細胞外マトリックスが無い状況では細胞は変質してしまう。損傷部を正常に修復するためには，細胞だけでなく同時に軟骨 ECM も損傷部へ供給する，即ち軟骨細胞が軟骨細胞外マトリックスに囲まれた組織の状態で供給する必要がある。

1.2　関節軟骨損傷の再生治療における2つの修復機序

　自然治癒が見込めない関節軟骨損傷に対して，再生治療によって修復することが期待されている。体重があまりかからない関節面の辺縁部から採取した軟骨細胞や，骨髄や滑膜に存在する間葉系細胞を培養して増やした後に細胞移植することが行われ，良好な臨床成績が報告されている。しかし，軟骨 ECM を伴わない細胞は軟骨の性質を維持できず[1]，そのような細胞が移植部位に正常な軟骨組織を作ることはない。修復機序は移植した細胞が分泌する因子等がホストの細胞に働いて修復を誘導したり，炎症をコントールすることによるパラクライン効果であるとされている[2,3]（図2，上段）。パラクライン効果による修復機序は患者自身の限られた修復能に依存し，ある程度の大きさの欠損部に正常な軟骨を作り出すことは難しい。修復組織はI型コラーゲンからなる線維性組織を含むこととなり[4]，改善の余地がある。

　細胞だけ移植するのではなく，軟骨細胞と軟骨 ECM からなる軟骨組織である軟骨を移植することで，欠損部を軟骨組織で修復することが期待できる。この修復機序はパラクライン効果によ

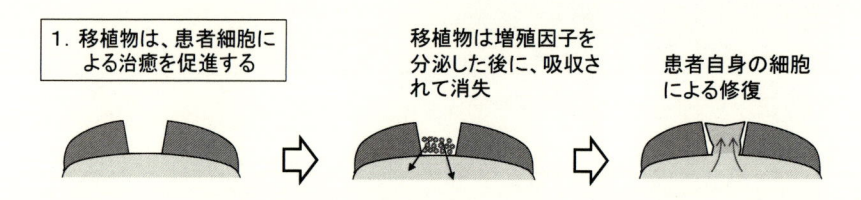

移植物 ░░░ は軟骨ではない。患者細胞が持つ修復能力に依存する。

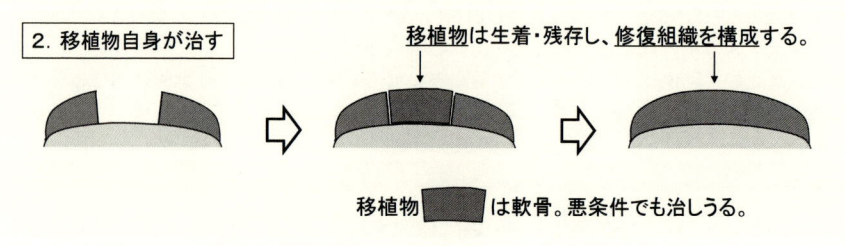

移植物 ▬ は軟骨。悪条件でも治しうる。

図2　関節軟骨欠損を再生する2つの修復機序

る修復機序とは異なり，移植した軟骨自身が修復組織を構成するものである（図 2，下段）。モ
ザイクプラスティーと同種軟骨移植はこのような修復機序を実現している。モザイクプラス
ティーは関節面の辺縁部から骨軟骨柱を採取し，欠損部に移植するものである。健常軟骨をその
まま移植するため，正常な軟骨による修復が期待できるが，採取できる軟骨の量に限りがあり，
大きな欠損は治せない。また，移植した面積と同じ面積の軟骨欠損を採取部に作ってしまい，治療
としては合理的とは言い難い。米国では同種若年者由来軟骨片（DeNovo NT）の移植が行われている
（http://www.zimmer.com/medical-professionals/products/biologics-sports-medicine/denovo-nt-
natural-tissue.html）。これは，亡くなった小児（平均 4 歳）の軟骨を採取して小片化し，必要量
を同種移植するものである[5]。小児の方が軟骨代謝が活発で高い治療効果が望めるため，ドナー
に大人でなく小児が選ばれている。軟骨は移植しても免疫拒絶を起こしにくいことが知られてお
り，この移植治療は HLA タイプを合わせず，免疫抑制剤を使用せずに行われている。2007 年以
来 6,000 件以上の手術が行われている。小児の健常の軟骨を移植するので，健常な軟骨で修復さ
れることが期待される。課題として，ドナー不足と，ドナー個体間差による軟骨の活性のばらつ
きによる成績の不安定さが挙げられている。

1.3　ヒト iPS 細胞から軟骨組織を誘導する方法の開発

　上述のように現状では，関節軟骨損傷部への移植物の供給は質・量ともに足りていない。我々
は，移植用の健常な軟骨組織が人工多能性幹細胞（induced pluripotent stem cells, iPS 細胞）か
ら作り出せるとの仮説を立て，移植用同種 iPS 細胞由来軟骨の開発を行っている。

　皮膚線維芽細胞などの体細胞に，c-Myc，Klf4，Oct3/4，Sox2 の 4 因子を導入すると細胞核
の初期化がおこり，あらゆる組織の細胞に分化出来る，即ち多能性を持つ細胞が誘導できること
を，2006 年にマウス細胞で，2007 年にヒト細胞で[6]山中教授らが報告した。この細胞は induced
pluripotent stem cells（iPS 細胞）と呼ばれる（図 3）。iPS 細胞は特殊な培地で維持することで，
多能性を保ったまま，細胞老化せずに無限に増殖させることができる（自己複製能）。iPS 細胞
は多能性と自己複製能を持つため，種々の組織／臓器疾患の再生医療において細胞の供給源とし
て応用が期待されている。我々は，iPS 細胞の培地に軟骨分化を誘導するような因子を加えて軟
骨細胞へと分化させる方法を開発した。iPS 細胞はほぼ無限に増やせるので，たくさんの iPS 細
胞を用意すれば，たくさんの軟骨細胞を作り出すことが可能である。

　iPS 細胞を各種の臓器・組織の細胞に分化誘導する時は，基本的には受精卵が内／中／外胚葉
を経て全身の体細胞に分化する発生過程を模倣するように培養する。軟骨細胞は中胚葉の間葉系
細胞を経て発生し，各分化段階で働く因子がこれまでの発生の研究によって同定されている。
iPS 細胞培養に軟骨への分化に必要な因子を培養液に順次加えていくことで iPS 細胞を軟骨細胞
へ変えることが出来る（図 4）。

　軟骨細胞がその性質を保つには，自らが産生した軟骨細胞外マトリックスに囲まれている必要
がある。よって，iPS 細胞から分化誘導した軟骨細胞を維持するためには，軟骨細胞に細胞外マ

皮膚線維芽細胞　　　　　　　　　　　　　iPS 細胞

c-Myc, Klf4,
Sox2, Oct3/4

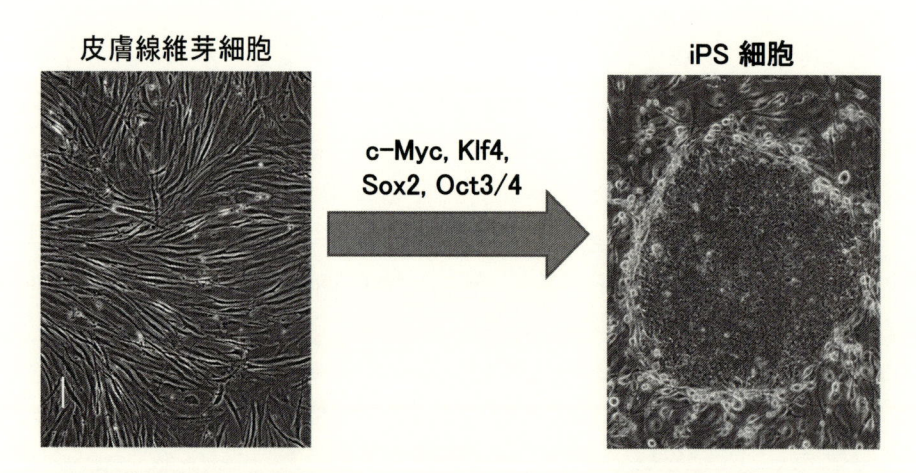

図3　皮膚線維芽細胞などの体細胞に，c-Myc，Klf4，Oct3/4，Sox2 の4因子を導入すると，
　　　細胞核の初期化（リプログラミング）がおこり，多能性と自己複製能を持つ細胞を作れ
　　　ることが，2006 年にマウス細胞で，2007 年にヒト細胞で報告された
　　　　この細胞を人工多能性幹細胞（induced pluripotent stem（iPS）cell）と呼ぶ。

4つのリプログラミング因子
c-Myc, Klf4, Sox2, Oct3/4

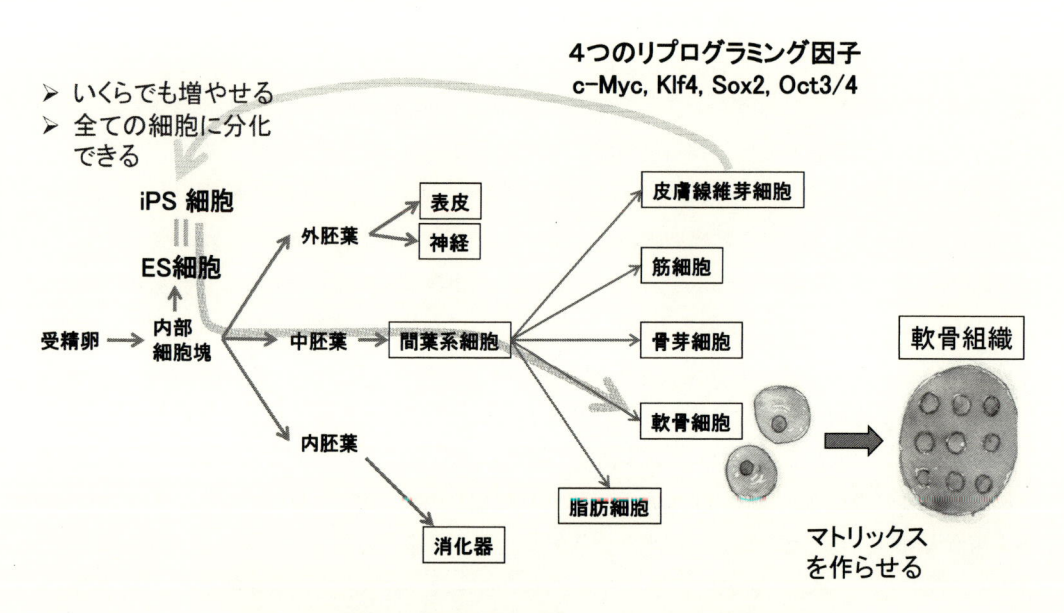

➤ いくらでも増やせる
➤ 全ての細胞に分化
　　できる

図4　iPS 細胞から軟骨細胞を誘導し，さらに軟骨組織を作る
　　発生過程が左から右に画かれている。
　　緑矢印：体細胞に4つのリプログラミング因子を導入することで
　　　　　　iPS 細胞を作ることが出来る。
　　赤矢印：iPS 細胞を軟骨細胞に分化誘導し，さらに軟骨細胞に軟
　　　　　　骨細胞外マトリックスを作らせることによって軟骨組織
　　　　　　を作り出す。

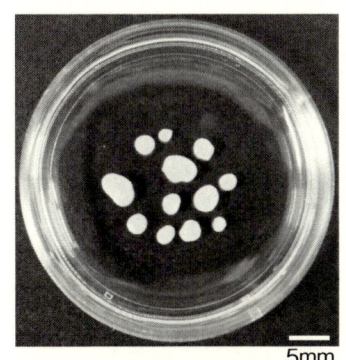

5mm

a. ヒト iPS 細胞由来硝子軟骨の外見

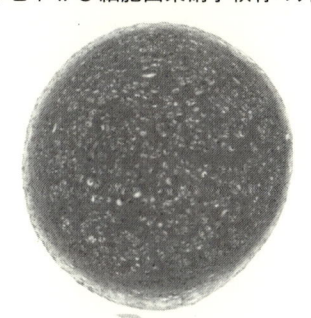 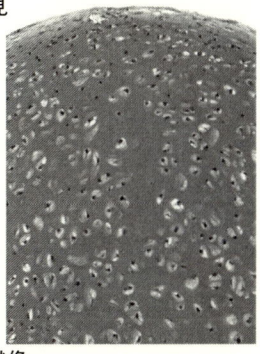

b. ヒト iPS 細胞由来硝子軟骨の組織像

図 5　ヒト iPS 細胞から作った硝子軟骨組織
ヒト iPS 細胞を軟骨細胞に分化誘導した後に 3 次元培養することによって，軟骨細胞に
細胞外マトリックスを作らせて硝子軟骨を作る。
　 a．ヒト iPS 細胞由来硝子軟骨の外見。直径 1 ～ 3 mm の軟骨片に見える。
　 b．ヒト iPS 細胞由来硝子軟骨の組織像（左）とその拡大像（右）。サフラニン O 染色
　　　で赤色に染まる軟骨マトリックス中に軟骨細胞が散在している。

トリックスまで作らせて軟骨組織にする必要がある。そこで，ヒト iPS 細胞から軟骨細胞を分化
誘導した後に，さらに 3 次元培養を組み合わせることで iPS 細胞由来軟骨細胞に細胞外マトリッ
クスを作らせて軟骨組織を作る方法を開発した軟骨組織は直径 1 ～ 3 mm の白色の球形で，硝子
軟骨に相当する組織であった（図 5）[7, 8]。

1.4　ヒト iPS 細胞由来軟骨を用いた関節軟骨損傷の再生治療法開発

　ヒト iPS 細胞由来軟骨を免疫不全マウスの皮下に移植したところ，発生過程で見られる内軟骨
性骨化を再現したことから，ヒト iPS 細胞由来軟骨は胎児期の軟骨に相当する性質を持つと考え
ている[9]。iPS 細胞は，発生過程初期の受精卵に近い状態に細胞をリプログラムするため，iPS 細
胞から分化誘導して作った組織は胎児期に相当する組織であることは妥当と言える。また，ヒト
iPS 細胞由来軟骨は接触させておくと合体する。ヒト iPS 細胞由来軟骨は胎児軟骨と同様に軟骨

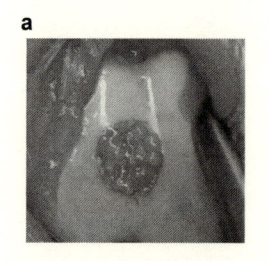

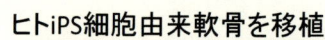

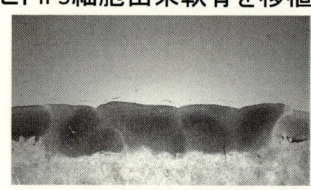

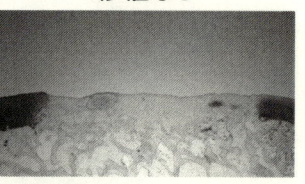

図6　ヒト iPSC 由来軟骨による関節軟骨損傷モデルの治療
a．ミニブタの大腿骨遠位関節面に軟骨欠損を作り，iPS 細胞由来軟骨を数個移植し，フィブリン糊で固定した。b．移植後1ヶ月後の組織切片。サフラニンO染色免疫抑制剤を使用。
A. Yamashita, M. Morioka, Y. Yahara, M. Okada, T. Kobayashi, S. Kuriyama, S. Matsuda, and N. Tsumaki. Generation of Scaffoldless Hyaline Cartilaginous Tissue from Human iPSCs. *Stem Cell Reports*, 4 (3), 404-418（2015）Fig. 7 を改変

膜に覆われており，軟骨膜からの FGF シグナルが合体に重要な働きをしていることが判明した[10]。そして，関節軟骨軟骨損傷に対する移植物として iPS 細胞由来軟骨の有効性を調べるために，ミニブタを使った動物モデルで移植実験を行った[7]。ヒト iPS 細胞から作った軟骨をミニブタ関節軟骨欠損に移植すると欠損を埋めて荷重を支えることが判明した（図6）。これらの非臨床試験の結果は，ヒト iPS 細胞由来軟骨が関節軟骨欠損部を軟骨組織で修復しうることを示唆する。

1.5　iPS 細胞由来軟骨の同種移植に関する検討

　iPS 細胞から分化誘導した細胞を移植する再生治療法の開発は，眼や神経や心臓の疾患に対しても行われている。患者自身の細胞を使って iPS 細胞を作ってそれを目的の細胞・組織に分化誘導すれば，自家の移植細胞を作ることが可能である。このような細胞・組織を移植する場合は自家移植となる。しかし，個々の患者それぞれの iPS 細胞を作って目的の組織細胞へ分化誘導するのは時間と費用がかかるので広く実現することは難しい。そこで，拒絶反応を起こしにくいHLA タイプを持つボランティアからあらかじめ iPS 細胞を作ってストックする iPS 細胞ストックプロジェクトが進められている。患者の HLA タイプに合う iPS 細胞を選び，その iPS 細胞を軟骨へと分化させて同種移植すれば，免疫反応があまり起こらないことが期待できる。一方，軟骨は免疫原性が低く，同種移植しても免疫拒絶を起こしにくいことが知られている。移植軟骨の免疫原性が低い理由として，軟骨組織は無血管で，かつ軟骨細胞は ECM に取り囲まれているため，ホストの免疫担当細胞であるリンパ球や樹状細胞が移植された軟骨の中の軟骨細胞に接触する状況に無いことが挙げられている。ヒト iPS 細胞由来軟骨も血管を欠き，細胞はマトリックスに取り囲まれており，これを同種移植しても，ホストのリンパ球や樹状細胞はヒト iPS 細胞由来軟骨内の細胞に接触しない。実際，ヒト iPS 細胞由来軟骨と他家由来リンパ球の混合刺激培養を

行ったところリンパ球の増殖は起こらず，ヒト iPS 由来軟骨の免疫原性は生体軟骨と同様に低いことが示唆された[11]。軟骨損傷の場合は 1 種類の iPS 細胞から軟骨を作り，それを全ての患者に同種移植する治療アプローチが考えられる。

　前述したように米国では，軟骨の同種移植が HLA のタイプを合わせずに行われている。ヒト iPS 細胞由来軟骨は，この同種若年者由来軟骨が持つ課題を補いうると考える。ドナー不足に対しては，iPS 細胞はいくらでも増やせるので軟骨を大量に製造・供給できる。ドナー個体間差に対しては，品質管理された 1 種類の iPS 細胞を用いることにより，均一な軟骨を作ることが出来る。一方，iPS 細胞由来軟骨の製造は，長期の培養を伴うため，細胞の品質を厳重に管理する必要がある。その臨床応用においては移植する細胞の安全性を確認しながら進める必要がある。

文　　献

1) K. von der Mark, V. Gauss *et al., Nature*, **267**, 531-532 (1977)
2) S. Ansboro, A. J. Roelofs *et al., Curr Opin Rheumatol*, **29** (2), 201-207 (2017)
3) A. I. Caplan, *Stem Cells Int*, **2015**, 628767 (2015)
4) A. J. Nixon, L. Begum *et al., Journal of orthopaedic research: official publication of the Orthopaedic Research Society*, **29**, 1121-1130 (2011)
5) J. Farr, S. K. Tabet *et al., Am J Sports Med* **42** (6), 1417-1425 (2014)
6) K. Takahashi, K. Tanabe *et al., Cell*, **131** (5), 861-872 (2007)
7) A. Yamashita, M. Morioka *et al., Stem Cell Reports*, **4** (3), 404-418 (2015)
8) A. Yamashita, M. Morioka *et al., Nature*, **513** (7519), 507-511 (2014)
9) T. Kimura, T. Ozaki *et al., Osteoarthritis Cartilage*, **26** (11), 1551-1561 (2018)
10) X. Chen, A. Yamashita *et al., Tissue Eng Part A* **25** (5-6), 437-445 (2019)
11) T. Kimura, A. Yamashita *et al., Tissue Eng Part A*, **22** (23-24), 1367-1375 (2016)

2 iPS 細胞由来軟骨細胞シートの開発

高橋　匠[*1]，佐藤正人[*2]

2.1　はじめに

　軟骨細胞シートの開発は，東京女子医科大学 岡野光夫 名誉教授が開発した温度応答性培養皿の技術を活かし，変形性膝関節症（osteoarthritis of the knee；膝 OA）の患者を対象とした再生医療の実現を目指す取り組みである。2011 年から 2013 年にかけてヒト幹細胞臨床研究として8 例の患者へ積層化軟骨細胞シートの自己移植をおこない，安全性を主要評価項目として確認した。5 年以上が経過した現在でも重篤な有害事象はなく，臨床症状の改善および硝子軟骨による修復再生が確認できている[1]。これらの結果を踏まえ，2019 年 1 月には厚生労働省先進医療会議で「適」の判定を受け，先進医療 B としての実施を近日中に予定している。

　また，自己移植の問題点を克服し，よりレディメイドな治療法の確立を目指すため，2017 年より多指症由来軟骨細胞シート（polydactyly-derived chondrocyte sheet；PD シート)[2]を用いた同種移植の臨床研究を，再生医療等安全性確保法下で第 1 種再生医療等提供計画に基づき実施している。生後 12 か月前後で行われる多指症（多趾症，合指症を含む）手術より得られる廃棄組織の軟骨組織を採取し，軟骨細胞シートの同種細胞ソースとして活用している。2019 年 10 月現在までに 8 例の膝 OA 患者への同種移植を終了しており，重篤な有害事象はなく経過良好である。合計 10 例の同種移植を臨床研究として完遂し，安全性の確認を経て企業治験へと開発を進める予定である。

　これらの取り組みと並行して，再生医療用 iPS 細胞ストックプロジェクトより創出されたヒト白血球型抗原（Human Leukocyte Antigen；HLA）ホモ接合体ドナー由来の iPS 細胞[3]より作製された軟骨様組織（induced pluripotent stem cell-derived hyaline cartilaginous tissue；iPS-Cart)[4]を軟骨細胞シートの新たな同種細胞ソースとしてこれまで検討してきた。本章では，PD シートの開発における課題および iPS 細胞由来軟骨細胞シート（induced pluripotent stem cell-derived chondrocyte sheet；iPSC シート）の開発における課題とアプローチを紹介する。本研究開発は，AMED の再生医療実現拠点ネットワークプログラム（技術開発個別課題）事業の支援を受け，研究開発課題名「関節軟骨再生治療の普及を加速する iPS 細胞由来軟骨細胞シートの研究開発」として非臨床 proof-of-concept（POC）の確立を目指している（図1）。

2.2　PD シートにおける研究開発課題

　PD シートの主な課題として，実用化に向けた安定供給とドナー差に起因する有効性の変動が挙げられる。現在東海大学で実施している同種移植の臨床研究は，厚生労働省医政局の指摘より

＊1　Takumi Takahashi　東海大学　医学部　医学科　外科学系　整形外科学　奨励研究員
＊2　Masato Sato　東海大学　医学部　医学科　外科学系　整形外科学　教授

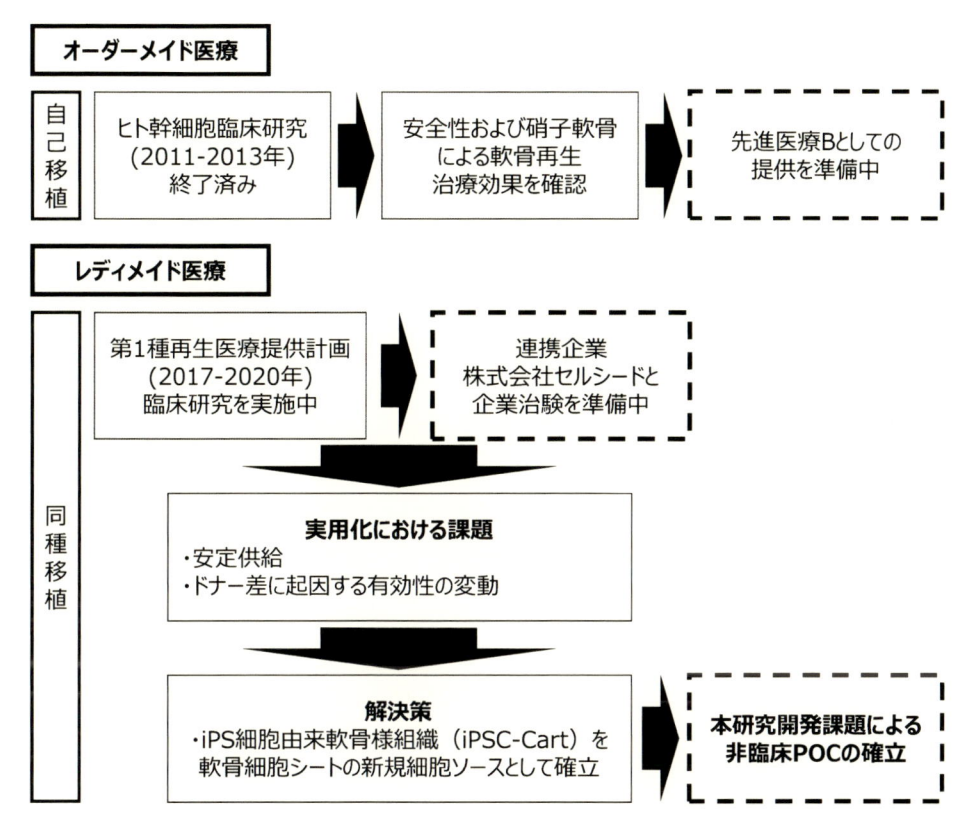

図 1　軟骨細胞シートの実用化に向けた取り組み

トレーサビリティの観点から，自施設内で完結するような形で実施してきた。10 例の膝 OA 患者への同種移植を目指すにあたり，これまでいくつかの課題が明らかとなってきている。将来的にこれらの課題を解決すべく，iPSC シートの開発を進めている。

2.2.1　実用化に向けた安定供給への課題

　実用化に向けた細胞ストックの作製には，安全性試験を実施するための細胞数の確保や，コストに見合った細胞数を確保する必要がある。これまで臨床研究用の細胞ストックは，東海大学付属病院でおこなわれる多指症手術の廃棄組織を直接本院の細胞加工施設（cell processing center；CPC）へ搬入し，組織分散，培養，凍結保存を経て作製してきた。多指症手術は国内で年間約 5,000 件，東海大学付属病院では年間約 15 ～ 20 件おこなわれている。しかしながら，熱発などによる手術の延期，採取時に皮膚の常在菌による無菌検査の不適合，さらに軟骨組織の大小により分散後の細胞数不足や作製可能な細胞ストック本数不足が課題となっている。CPC を稼働し受け入れ準備をおこなった回数に対して，臨床研究の移植用として適合するのは 4 割未満であった。

　また，実用化に向けた開発では限られた国内ドナーから商業利用としてのインフォームド・コンセントを取得する倫理的な配慮が必要である。さらに，十分な細胞ストック本数を確保するためには継代培養をおこない細胞数を確保する必要がある。しかしながら，軟骨細胞は継代培養時に性質が変化することから，硝子軟骨再生治療効果を維持したまま継代培養をおこなう技術開発が今後求められる。その一方で，再生医療用 iPS 細胞ストックプロジェクトにより創出される iPS 細胞は，安全性と品質が厳密に管理されている中，細胞数を確保することは比較的容易である。この iPS 細胞を細胞ソースとして作製される iPS-Cart を軟骨細胞シートの同種細胞ソースとして用いることで，安定供給につながる可能性がある。

2. 2. 2　ドナー差に起因する有効性の変動

　これまで臨床研究に先駆けて，PD シートの硝子軟骨再生治療効果を膝関節の局所で評価することが可能な家兎とラットの異種同所性移植モデルを開発してきた[5]。ヒト細胞由来の最終製品を，実際に移植する部位すなわち同所性移植により評価することが可能なモデルである。異なるドナーから作製した PD シートを異種同所性移植モデルで評価した結果，ドナーに応じて PD シートの硝子軟骨再生治療効果が変動し，ドナーによっては硝子軟骨再生治療効果が極めて低いことが示唆された。臨床研究では，in vivo 評価において硝子軟骨再生治療効果が高いドナーを選定し使用しているが，その変動の要因は明らかではない。また，ヒトと動物で得られる結果に相関があるかは今後の検討事項である。

　多指症は遺伝的背景を含め人種間による大きな差が報告されており[6]，多指症の病因となる遺伝子変異も多種多様で，99 個の個別の遺伝子（COL2A1，GDF5 などを含む）での変異により発症するとの報告もある[7]。ドナーの遺伝的背景が硝子軟骨再生治療効果にどのような影響を及ぼすのかは不明であるが，有効性に関わっている可能性は否定できない。少数のドナーに限定して収集をおこなうのか，あるいは継続的に複数のドナーから細胞を収集するにせよ，ドナー差による製品の不均一性やドナーの変更時のバリデーション等が生産コストに影響する可能性は高い。

2. 3　iPSC シート作製条件の最適化に向けた取り組み

　これまで従来の軟骨細胞シートの作製方法を用いて iPSC シートを作製し，iPS-Cart より軟骨細胞シートの作製が可能であることを確認した。しかしながら，異種同所性移植モデルを用いた in vivo 評価の結果，PD シートと比較して従来法で作製した iPSC シートは硝子軟骨再生治療効果で劣ることが示唆された。この結果を踏まえ，現在 PD シートと iPSC シートの差異を明らかにし，iPS-Cart より軟骨細胞シートを作製する最適な条件を模索している（図 2）。

2. 3. 1　iPS 細胞由来であるという点

　iPS 細胞由来組織は，少なからず生体由来組織との違いがある。iPS-Cart は 12 週間以上を経て iPS 細胞から分化誘導により中胚葉系および軟骨細胞へと誘導され作製される硝子軟骨様組織である。生体由来の多指症由来軟骨組織や成人膝関節由来軟骨組織とは発生過程が異なることから，酵素処理より得られる軟骨細胞の特性を十分に検討する必要がある。特に，エピゲノムレベ

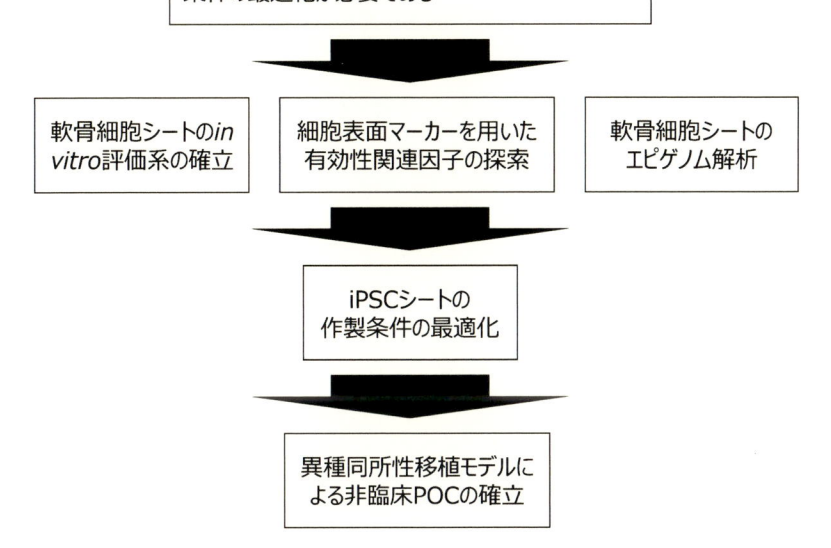

iPSCシートの開発における課題

・異種同所性移植モデルの評価により、硝子軟骨再生治療効果がPDシートに劣ることが示唆された

・iPS細胞由来であるという点から、生体由来の軟骨細胞シートとの差を明らかにする必要がある

・iPS-Cartを細胞ソースとしたiPSCシートの作製条件の最適化が必要である

軟骨細胞シートの*in vitro*評価系の確立

細胞表面マーカーを用いた有効性関連因子の探索

軟骨細胞シートのエピゲノム解析

iPSCシートの作製条件の最適化

異種同所性移植モデルによる非臨床POCの確立

図2　iPS 細胞由来軟骨細胞シート（iPSC シート）の最適化に向けた取り組み

ルでの違いに関しては，エピジェネティックメモリーとして DNA メチル化のパターンが異なることが明らかとなっており[8]，*in vivo* での硝子軟骨再生治療効果に影響していることが考えられる。多指症由来軟骨細胞と比較して，iPS-Cart 由来の軟骨細胞は凍結保存や継代培養に影響されやすく，早い段階で脱分化が進むことがこれまでの研究で示唆されている。これらの違いがエピゲノムレベルでの差異に起因するのかを明らかにするため，RNA-seq 解析と DNA メチル化解析により PD シートと iPSC シートの比較をおこなっている。

2.3.2　軟骨細胞シートの3次元培養による *in vitro* 評価系

　iPSC シートの最適化にあたり，様々な作製条件を異種同所性移植モデルの *in vivo* 評価で検討することは可能ではあるが，時間もコストもかかり過ぎる。そのため，簡易かつ低コストで条件検討が可能な *in vitro* 評価系が必須である。そこで，軟骨細胞へと分化誘導した間葉系幹細胞の評価などに用いられるペレットカルチャー法を改良して，軟骨細胞シートの3次元培養による *in vitro* 評価が可能な実験系の確立を試みた。軟骨細胞シートを軟骨分化誘導培地にて低接着性プレートで浮遊培養させることで自然と3次元組織を形成し，その結果，この3次元組織の組織

学的評価や遺伝子発現解析により硝子軟骨形成能を評価することが可能であった。特に，遺伝子発現解析による評価は再現性が高く，最短 72 時間程度の 3 次元培養で硝子軟骨形成能を評価することが可能であるため，有用性が示唆された。

　本 *in vitro* 評価系を用いることで PD シートのドナー差を評価することが可能であり，異種同所性移植モデルでの *in vivo* 評価との相関を示す。さらに，PD シートの培地組成を変更したときの硝子軟骨形成能を評価することも可能であることから，iPSC シートの作製条件を最適化するために本 *in vitro* 評価系を用いる利点は大きい。

2.3.3　細胞表面マーカーを用いた有効性関連因子の探索

　細胞表面マーカーは，間葉系幹細胞の分離や特性解析に用いられており，PD シートに含まれる多指症由来軟骨細胞も間葉系幹細胞が発現するとされる細胞表面マーカーを示すことが報告されている[9]。PD シートと iPSC シートの差異を明らかにするため，242 種の細胞表面マーカーを網羅的に解析することが可能な BD Lyoplate Screening Panels[10]を利用してきた。解析結果より絞り込んだ細胞表面マーカーに着目し，*in vivo* および *in vitro* 評価との相関解析をおこない有効性関連因子の探索をおこなっている。iPSC シートは PD シートと同様な細胞表面マーカーを発現している一方で，PD シートのみでの発現を認めている細胞表面マーカーも存在する。今後は，有効性に関連する細胞表面マーカーを一つの指標とし，iPSC シートの最適な作製条件の検討をおこなう。

2.3.4　iPSC シートの最適化および非臨床 POC の確立

　iPSC シートの最適化に向けた取り組みでは，培養時に軟骨特性が維持されることが報告されている条件を主に検討している。播種密度，酸素濃度，培地組成に加え，分散時の条件などを検討中である。これらの条件を組み合わせ作製した iPSC シートを *in vitro* 評価系により評価し，最適な条件の絞り込みをおこなっている。PD シートを比較対象の基準として設定することにより，いくつかの条件に絞り込み，次に家兎やラットの異種同所性移植モデルを用いた評価により，最適な条件を同定し非臨床 POC の確立を目指す。

2.4　今後の展望

　iPSC シートの最適な作製条件を同定し，異種同所性移植モデルへの移植により非臨床 POC の確立を目指す。最終製品の作製方法が確定できた時点で，非臨床安全性試験を実施する予定である。iPS 細胞由来であることから腫瘍化などが懸念される一方で，より均一な細胞ストックから安定的に再生医療に応用可能な細胞ソースの供給が実現可能となることは再生医療の普及を加速させ，より多くの人々への還元が期待できる。リスクを可能な限り最小に抑え，臨床研究による安全性と有効性の確認へと進み，iPS 細胞を用いた関節軟骨再生治療の可能性を広げていきたい。

文　　　献

1)　M. Sato *et al., NPJ Regen. Med.,* **4**, 4 (2019)

2)　M. Maehara *et al., Inflamm. Regen.,* **37**, 22 (2017)

3)　M. Umekage *et al., Inflamm. Regen.,* **39**, 17 (2019)

4)　A. Yamashita *et al., Stem Cell Reports,* **4**, 404 (2015)

5)　T. Takahashi *et al., J. Tissue Eng. Regen. Med.,* **12**, 2067 (2018)

6)　LB. Holmes *et al., Birth Defects Res.,* **110**, 134 (2018)

7)　LG. Biesecker, *Dev. Dyn.,* **240**, 931 (2011)

8)　K. Kim *et al., Nature,* **467**, 285 (2010)

9)　M. Nasu *et al., J. Cell. Physiol.,* **230**, 1376 (2015)

10)　V. Menon *et al., Stem Cells., Epub* (2019)

3　軟骨内骨化を利用した顎骨再生のアプローチ

堀江尚弘[*1]，近藤　威[*2]，江草　宏[*3]

3.1　はじめに

　外傷や腫瘍の摘出，歯周病によって顎骨に欠損が生じた場合，義歯やインプラントを用いた補綴歯科治療が困難となる。補綴装置によって十分な口腔機能および審美的な回復を達成するためには，補綴装置を支える顎骨を再生する『顎骨造成』の技術が必要となる（図1）。現在，顎骨造成には自家骨や骨補填材等を用いた様々な技術が利用されている。しかしながら，広範囲の顎骨欠損では既存の移植材料による骨誘導能が十分でないため，安定した顎骨造成は困難である。また，大きな自家骨ブロックや非吸収性骨補填材を用いた場合には，移植材内部への十分な血管新生や骨代謝が得られないなどの問題が残っており，新たな顎骨再生技術の開発が望まれている。そこで近年，幹細胞，足場（スキャフォールド），生理活性物質を組み合わせることで組織再生を目指す『生体組織工学（Tissue engineering）』のアプローチによる骨再生治療に注目が集まり，その顎骨の再生医療における有用性が示されている[1]。

　正常な骨化様式には"膜性骨化"と"軟骨内骨化"がある。膜性骨化は間葉系細胞が直接骨芽

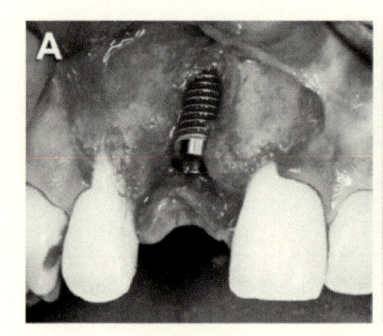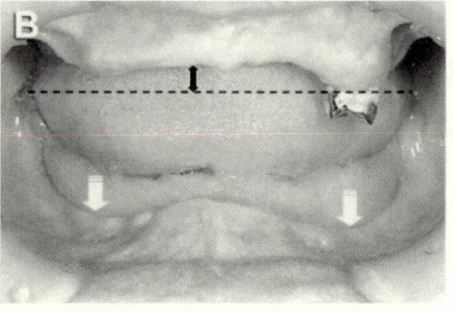

図1　顎骨の欠損
　(A)上顎前歯部のインプラント治療。顎骨欠損のため骨造成が必要となる。
　(B)歯の喪失が原因で生じた広範囲な顎骨吸収（黒矢印の幅）。下顎では高度な顎骨吸収によって顎堤が平坦になり（白矢印），義歯の安定を困難にする。機能的かつ審美的な補綴歯科治療を達成するための新たな顎骨再生技術の開発が期待される。
文献20）より転載

＊1　Naohiro Horie　東北大学大学院　歯学研究科　分子・再生歯科補綴学分野　医員

＊2　Takeru Kondo　東北大学大学院　歯学研究科　分子・再生歯科補綴学分野

＊3　Hiroshi Egusa　東北大学病院　副病院長；東北大学大学院　歯学研究科
　　　　歯学イノベーションリエゾンセンター長／分子・再生歯科補綴学分野
　　　　教授

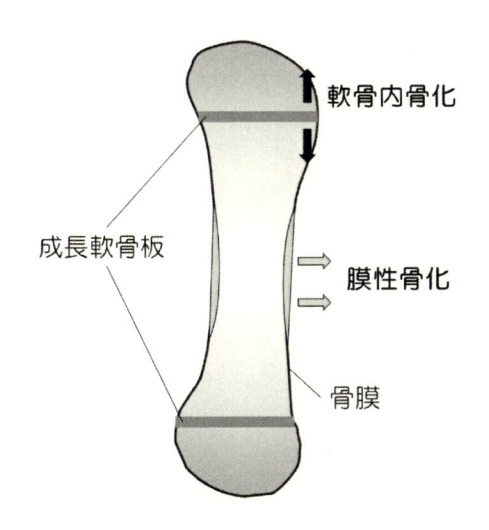

図2　膜性骨化と軟骨内骨化
膜性骨化では骨膜の内側の骨芽細胞が骨基質を
分泌し，骨を形成していく。軟骨内骨化では軟
骨組織が骨組織に置き換わることで成長軟骨板
を起点として長軸方向に骨が伸長していく。

細胞へと分化し，石灰化基質を分泌する骨化様式である。これに対し，軟骨内骨化は軟骨細胞が
成熟，石灰化し，やがて骨組織に置換する骨化様式である（図2）。これまで，発生や成長過程
における膜性骨化と軟骨内骨化の役割は明らかになってきたが，骨の再生過程においてこれら二
つの骨化様式がどのように働いているのかは未だ不明な点が多い。特に近年，様々な骨再生治療
が行われる中，長期に良好な予後を得るためには，骨欠損の大きさや再生治療の術式による骨化
様式の相違を理解することは重要であろう。

　本稿では，初めに既存の顎骨再生治療およびその課題を紹介し，近年の幹細胞を用いた顎骨再
生治療について述べる。次に，顎骨の発生様式ならびに欠損の大きさによる骨再生機序の特異性
に着目し，軟骨内骨化を模倣した顎骨再生治療アプローチの意義について考察する。

3.2　顎骨再生治療に用いる骨補填材料

3.2.1　自家骨移植

　これまで顎骨欠損に対する治療のゴールドスタンダードは自家骨移植とされてきた[2]。これ
は，患者自身から採取する自家骨が，Tissue engineering の要素である幹細胞，スキャフォール
ド，生理活性物質のすべてを含んでおり，骨誘導性の材料として移植部位における骨再生が期待
できるという考えに基づいている。

　移植骨の採取場所は口腔内と口腔外に分類される（表1）。口腔領域における骨採取場所には，
鼻棘や上顎結節，下顎枝，下顎角，オトガイ結節等が挙げられる[3]。一方，口腔外では腸骨が主

表1 骨造成に用いられる自家骨および骨補填材

自家骨	他家骨		人工代用骨
	同種骨	異種骨	
口腔内：鼻棘，上顎結節，下顎枝，下顎角，オトガイ結節　口腔外：腸骨	凍結乾燥同種骨（FDBA）脱灰凍結乾燥同種骨（DFDBA）	化学処理した牛骨（CD-BB）熱処理した牛骨（TD-BB）	ハイドロキシアパタイト（HA）β-リン酸三カルシウム（β-TCP）

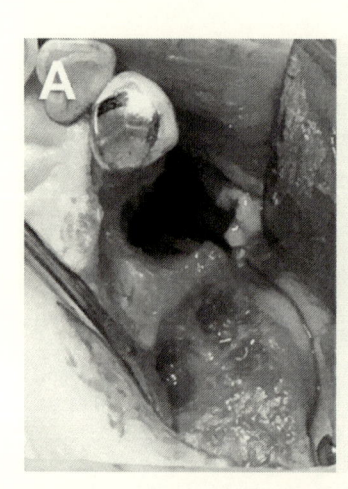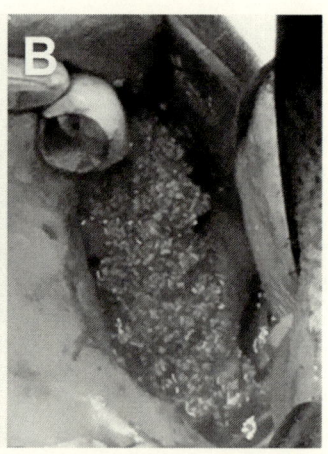

図3 骨補填材を用いた顎骨造成
(A)上顎小臼歯，大臼歯抜歯後の骨欠損，(B)骨補填材（化学的処理による
脱タンパク質処理をした牛骨）を填入した骨造成。

な採取部位となる[4]。一般的な顎骨の骨造成では，これらの部位から採取した海綿骨または皮質骨を必要な大きさに粉砕し，これを骨欠損部に移植してその上をチタンメッシュで覆い，スクリューで固定する[5]。この骨造成法は一定に良好な治療結果を示すが，一人の患者から採取できる骨量には限界があり，大きな外科的侵襲を避けることはできない[6]。特に，超高齢社会となった我が国において，高齢者に対して外科的侵襲を伴う自家骨移植が選択できる症例は限られる。また，移植骨が大きさや形状によって経時的にどのように患者自身の骨に置換されていくかは予測困難である[7]。

3.2.2 骨補填材

　自家骨移植に伴う外科的侵襲を避けるため，近年，骨補填材を用いた治療が広く行われるようになった（図3）。骨補填材の種類には，屍体から採取した骨を処理した凍結乾燥同種骨（freeze dried bone allograft；FDBA）や脱灰凍結乾燥同種骨（demineralized freeze dried bone allograft；DFDBA），異種骨として，化学的処理あるいは熱処理による脱タンパク質処理を施した牛骨（chemically de-proteinized bovine bone；CD-BB, thermally de-proteinized bovine bone；

TD-BB）がある（表1）。また，人工代用骨にはハイドロキシアパタイト（hydroxyapatite；HA）やβ-リン酸三カルシウム（beta-tricalcium phosphate；β-TCP）等がある。しかしながら，動物由来の材料であるCD-BB，TD-BBは，外来性の抗原や病原体を保持している可能性があり，移植先で免疫反応を引き起こす可能性が懸念される[8,9]。また，FDBAやDFDBAは屍体の骨を利用しているため，倫理的に使用を拒む患者も少なくない。また，CD-BB，TD-BB，HAは非吸収性材料のため，生体内に長期残存し[10,11]，感染のリスクを伴うため，長期的予後の観点からは最適な顎骨再生材料とは言えない[12]。一方，吸収性材料であるβ-TCPは，埋植後早期に吸収されてしまい，十分なボリュームの顎骨再生を達成することが困難である場合も少なくない[13]。特に，既存の骨補填材は周囲の骨と結合する骨伝導性は有するものの，周囲に積極的に骨の新生を誘導する骨誘導性をもたないため，骨誘導性を有し，再生過程で患者自身の骨に置き換わる新たな技術の開発が望まれている[14]。

3.3 間葉系幹細胞（Mesenchymal Stem Cells；MSC）を用いた顎骨再生治療

近年，幹細胞を用いた骨再生医療の研究が盛んに行われており，その有用性が示されている[15]。幹細胞を用いた顎骨の再生医療は二つのアプローチに大別される（図4）。一つは患者から採取したMSCを試験管内で培養し，増殖および骨芽細胞へ分化させた後にスキャフォールドや生理活性物質とともに顎骨欠損部に移植することで骨再生を促すTissue engineeringのアプローチである[16]。もう一つは，歯科外来のチェアサイドで骨髄から採取した幹細胞をその場でスキャフォールドや生理活性物質と混ぜて移植に用いるアプローチである。

3.3.1 Tissue engineeringの顎骨再生アプローチ

幹細胞，スキャフォールド，生理活性物質を組み合わせて組織再生を目指すTissue engineeringのアプローチは，効率的で確実な骨再生を可能にする技術として期待されている[17]。このアプローチは2000年頃より顎骨の再生治療に取り入れられ，その多くの症例でMSCはリン酸カルシウム系骨補填材と多血小板血漿と一緒に移植され，その骨再生効果が確認されている[1]。

MSCは自己複製能や様々な筋骨格系細胞への分化能を有することから，骨の再生医療における有用な幹細胞源の一つと考えられてきた[18]。MSCは脂肪や末梢血など，体の様々な部位から採取が可能であり，現在の骨再生医療には骨髄から採取した骨髄由来間葉系幹細胞（BMSC）が多く用いられている[19]。ただし，歯科医師にとって腸骨（骨盤骨）から骨髄液や細胞を採取することは容易ではないため，歯科の分野では，BMSCの他にも口腔領域から採取したMSCが顎骨再生治療に応用されている[20]。例えば，智歯や乳歯の歯髄組織からは歯髄幹細胞（dental pulp stem cells；DPSC）が採取できる。これまでに，DPSCをコラーゲンスポンジに播種して患者の骨欠損部に移植することで効率的な骨再生が得られることが報告されている[21]。DPSCの起源は頭部神経堤細胞であり，頭部神経堤細胞は顔面骨格を形成する重要な細胞群と考えられていることから，DPSCは顎骨再生に有利な幹細胞として期待されている。また，歯と顎骨を繋ぐ線維性

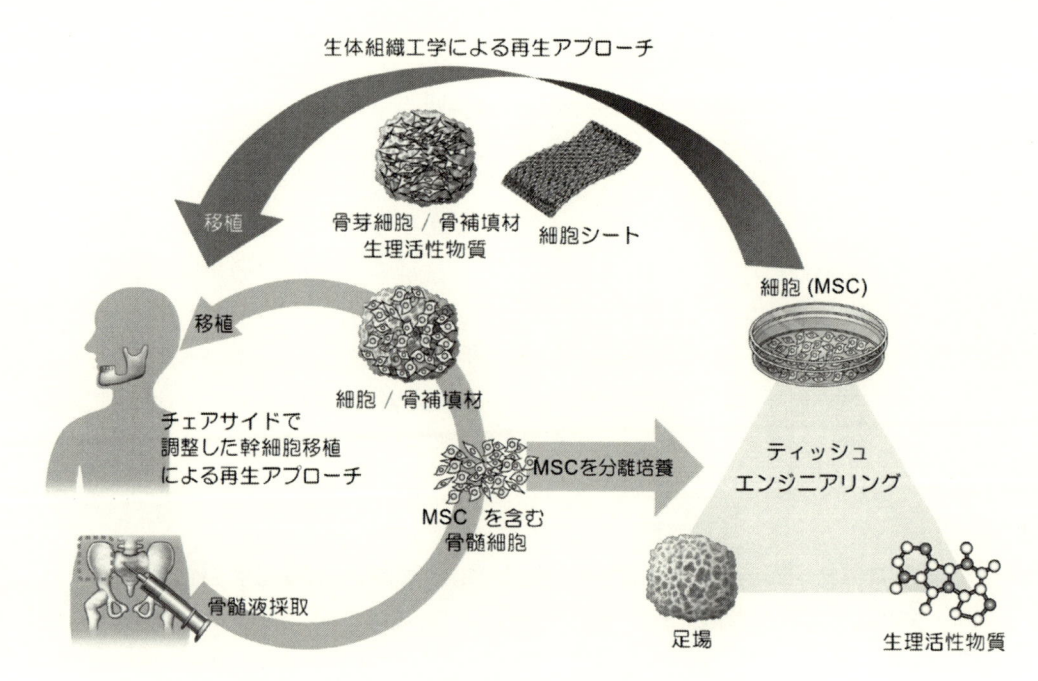

図4　幹細胞を用いた顎骨再生

生体組織工学（tissue engineering）によるアプローチ：骨髄液から
分離培養した間葉系幹細胞（MSC）を骨芽細胞に分化誘導し，骨補
填材や生理活性物質とともに移植に用いる。
チェアサイドの移植アプローチ：歯科外来のチェアサイドで骨髄から
採取した幹細胞をその場で骨補填材と混ぜて移植に用いる。

文献1）より転載

の軟組織である歯根膜にも MSC が豊富に存在する。この歯根膜幹細胞（periodontal ligament
stem cell；PDLSC）は，歯のセメント質，歯根膜，歯槽骨などの歯周組織を再生する能力を有
することから，顎骨再生医療への有力な幹細胞源として期待されている。PDLSC を HA と併用
して歯槽骨を再生させる方法[22, 23]や，PDLSC をシート状にした三次元の細胞シートを構築しこ
れを顎骨の欠損部に移植する方法[24]など，多くの先行研究が存在する。

　この Tissue engineering のアプローチでは，MSC 由来の骨芽細胞が骨基質を分泌・石灰化し，
直接的に新生骨を生成する，あるいは併用した生理活性物質が移植した骨芽細胞や移植先の幹細
胞，免疫細胞の活性を促進することで，間接的に骨再生を促していると考えられる。ただし，こ
のアプローチは体外に取り出した MSC を安全に培養するための大掛かりな設備を必要とするた
め，その費用や手間から治療費が高額になるという課題を有する。

3. 3. 2　チェアサイドの移植アプローチ

　もう一つの治療アプローチとして，チェアサイドで患者から採取した骨髄液から MSC を含む
単核球画分を遠心分離し，これをその場で骨補填材とともに顎骨欠損部に移植する方法があ

る[25]。この治療法は細胞培養過程を必要としないため，大幅なコストと時間の削減が可能となる。採取した細胞を培養して増やさないため移植できる細胞数に限りはあるが，これまでの臨床報告では一定の骨造成効果を示している[1]。興味深いことに，この方法を用いた顎骨再生治療では，臨床的にも組織学的にも術後の炎症反応が著しく抑制されることが報告されている[26,27]。一般的に，骨造成術における治療部位では手術の侵襲に伴う炎症誘発性物質が産生され，炎症が惹起される[28,29]。この炎症により酸化ストレスが生じ，結果的に細胞のアポトーシスが誘導され[30,31]，効率的な骨再生が阻害される。MSC は多種多様の液性因子（成長因子や抗炎症性サイトカイン）を産生することで移植先の炎症反応や酸化ストレスを抑制することが知られており[32]，骨欠損部位に移植された MSC は，その免疫調節機能によって移植先の細胞周辺環境（ニッチ）を組織再生に適した場に整える役割を持つ。このことから，チェアサイドの移植アプローチでは，移植した幹細胞自体が骨芽細胞に分化して顎骨の再生に寄与するのではなく，移植した幹細胞が産生する液性因子がニッチを顎骨再生に適した環境に整え，骨再生を促していると推察される。

3.4　骨化様式

発生や成長の過程における正常な骨化は，膜性骨化および軟骨内骨化に大別される。

3.4.1　膜性骨化

膜性骨化では，結合組織性の膜の内部で直接，骨が形成されるため，"膜内骨化" とも呼ばれる。この骨化様式では，未分化な間葉系細胞が骨芽細胞に分化し，間葉系組織の中に直接的に骨組織を形成する。膜性骨化による骨組織形成の初期では，間葉系細胞の凝集塊が形成され，その後血管が増生すると同時に，骨芽細胞に分化して骨基質の新生が始まる。間葉系細胞が骨芽細胞へと分化するにしたがって，アルカリホスファターゼ等の骨芽細胞の機能と密接に関連した分子が発現するようになる。また，小さな膜性構造物である基質小胞がミネラル沈着の核となり，石灰化前線付近の石灰化球の中には，骨シアロタンパク質とオステオポンチンが存在する。このように，膜性骨化中には軟骨は存在せず，発生過程で膜性骨化は頭頂骨，前頭骨，頬骨などの扁平な骨組織に多く観察される。

3.4.2　軟骨内骨化

軟骨内骨化では，まず未分化の間葉系細胞が凝集・軟骨細胞に分化して軟骨原基を形成し，細胞の分化がさらに進んで肥大軟骨細胞になると，その周囲の軟骨膜に含まれる細胞が骨芽細胞に分化する。その結果，石灰化した軟骨組織を徐々に骨組織に置換するため，"内軟骨性骨化" とも呼ばれる。軟骨内骨化は発生過程で多くの長管骨に観察される。軟骨内骨化の初期には，間葉系細胞から分化した軟骨細胞の周囲に軟骨膜が形成され，骨の原基となる軟骨が成長する。軟骨細胞の分化が骨幹端に向かって進行するにつれて，それらの軟骨細胞は長軸方向に沿って柱状に配列する。この軟骨細胞の配列は機能的に増殖層，肥大軟骨層，予備石灰化層の三層に分けられる。軟骨細胞の成熟の初期段階では，軟骨細胞は主に II 型コラーゲンを分泌する。軟骨細胞が成

熟・肥大化するにつれてプロテオグリカンやX型コラーゲンが分泌され，ついには軟骨基質が石灰化していく。この軟骨基質の石灰化はアパタイト結晶の核となる基質小胞が形成されることによって，軟骨の石灰化層で始まる。骨幹部の軟骨膜の中で血管新生が盛んになると，膜性骨の形成が始まる。それと同時に，軟骨の中心部へと血管が進入していく。血管を介して軟骨内へ移動した間葉系細胞は骨芽細胞へと分化し，骨基質を形成する。

3.5　顎骨の骨化様式

3.5.1　顎骨の発生過程における骨化様式

　顎骨の再生治療における骨化様式の考察には，上顎骨・下顎骨の発生過程の理解が一助となる。上顎骨の発生は第一鰓弓の上顎突起の間葉組織に現れる骨化中心から始まり，頬骨軟骨といった二次軟骨がその成長に貢献する。一方，下顎骨の発生については，胎生7週にメッケル軟骨外側面の間葉細胞集中部より下顎骨原基が形成される。基本的に下顎骨の構造は膜性骨化によって作られるが，関節突起軟骨，筋突起軟骨，下顎縫合軟骨といった二次軟骨の軟骨内骨化が下顎骨の成長に関与している[33]。このように，上顎骨・下顎骨ともに顎骨発生の特徴には，膜性骨化中心を起点とするだけでなく，二次軟骨による軟骨内骨化が関与していることが挙げられる[34]。

3.5.2　顎骨の再生過程における骨化様式

　膜性骨化および軟骨内骨化は発生・成長過程で起こる他，外傷性骨折や，癌などの疾患による病的骨折によって骨に欠損が生じた際の組織修復，再生過程に深く関与している。ただし，骨の修復や再生過程における骨化様式を考える場合，単純に膜性骨化と軟骨内骨化のどちらかに分けることは困難である。例えば，ラット大腿骨を用いた骨延長術モデルでは，骨形成初期に著明な軟骨内骨化が生じ，その後膜性骨化に移行する[35]。長管骨における骨折の修復過程では，最初に骨折中央部に軟骨性骨化により軟骨が形成され，骨折周辺部では膜性骨化により骨が直接形成される[36]。

　顎骨は発生過程で主に膜性骨化の骨化様式を辿るため，一般的には，顎骨の再生過程も膜性骨化を辿ると考えられている。実際，自家骨移植による骨造成では，自家骨に含まれる細胞や生理活性物質が移植先で周囲の幹細胞の骨芽細胞への分化を促すことで骨新生に寄与するため，その骨化様式は膜性骨化と考えられる。また，骨補填材を用いた場合にも，埋植した材料周囲に骨芽細胞が集積することで直接的に骨新生を促しており，膜性骨化を模倣している。上述のMSCを用いた顎骨再生治療においても，その再生機序は骨芽細胞に頼るところが大きく，膜性骨化を模倣した顎骨再生技術であると推察される。

　このような膜性骨化は，主に小さな骨欠損である内側性の骨欠損に対する顎骨再生治療における骨化様式の説明に適している。一方，大きな骨欠損の場合や，顎骨母床骨の外側に骨を造成しなければならない外側性の骨欠損（異所性骨造成）の場合には，骨の再生過程は必ずしも発生過程にみられる骨化中心を起点とした膜性骨化を模倣するとは限らない可能性がある。

3.5.3　欠損の大きさが顎骨再生の骨化様式に及ぼす影響

　長管骨の骨折では，骨折の範囲が比較的小さく，金属プレートなどの強固な固定によって骨折部の力学的安定性が高い場合，骨折部は軟骨内骨化を経ずに直接リモデリングによって骨を形成する膜性骨化様の治癒過程を辿る（一次性修復）[36]。一方，骨折の範囲が大きく，力学的安定性の確保が困難な場合には，炎症期後の細胞増殖期に骨折中央部では最初に軟骨が形成され（軟骨内骨化），骨折周辺部では膜性骨化によって骨が直接形成される。その後，軟骨が吸収され仮骨（線維性骨）を形成する仮骨形成期を経て，リモデリング期で仮骨がリモデリングされて層板骨となり，最終的な治癒に至る（二次性修復）[36]。つまり，骨折の修復過程では，骨の損傷（欠損）範囲が小さい場合は膜性骨化，大きい場合は軟骨内骨化の治癒経過を辿る傾向がある（図5）。膜性骨化の場合，骨芽細胞による堅実な骨再生が望めるが，完全な修復には時間がかかる。したがって，膜性骨化は小さな骨欠損の修復や再生に対して有利だが，大きな骨欠損では修復や再生を達成するまでに他の細胞や組織の介入を招く危険性がある[37]。一方，軟骨内骨化は，軟骨細胞が早期に細胞外基質を産生して骨の予定修復領域を確保することから，大きな骨欠損の修復や再生に適した骨化様式と考えられる。

　顎骨における骨再生でも，骨欠損の大きさにより異なる骨化様式を辿ることが推測される。実際，ラット顎骨の延長術モデルでは，再生過程で膜性骨化とともに幅の大きな骨欠損の中心部では軟骨内骨化が生じることが報告されている[38]。生体にとって，骨欠損が小さい場合には骨芽細胞が骨基質を分泌して堅実に骨を形成する膜性骨化の様式で骨再生を導くのが合理的である。一方，骨欠損が大きい場合には，細胞外基質を豊富に産生する能力を持つ軟骨細胞を利用して早期

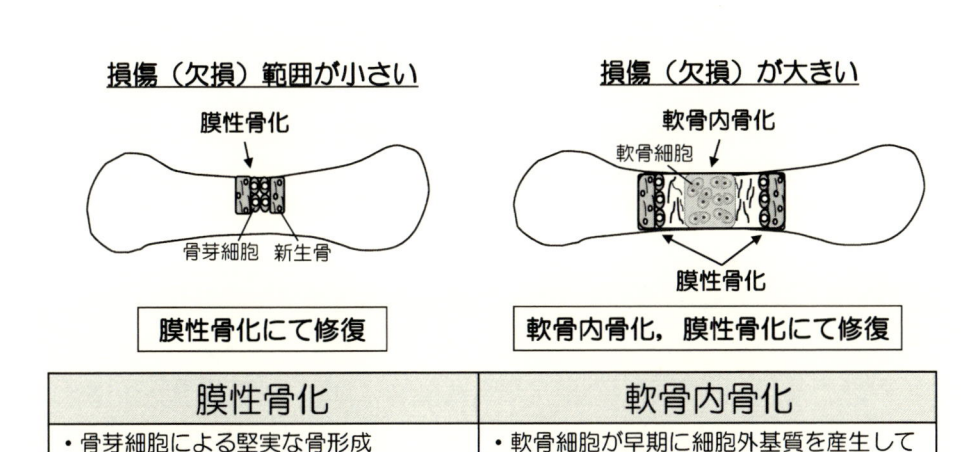

図 5　骨折部位の損傷（欠損）の大きさが骨化様式に与える影響
骨折部位において，欠損が小さい場合は膜性骨化に基づく治癒経過を辿り，欠損が大きい場合はその中央部に軟骨内骨化，周辺部に膜性骨化が生じて修復再生が達成される傾向がある。

に細胞外基質を産生することで再生領域をあらかじめ確保し，その後に軟骨様組織を徐々に骨組織に置換する，いわゆる軟骨内骨化の様式が着実な骨再生を導くのに有利なのであろう。

3.6 軟骨内骨化を利用した顎骨再生のアプローチ

細胞移植によって軟骨内骨化を利用する顎骨再生技術は未だ臨床応用には至っておらず，基礎研究段階である。この開発途上の技術を説明するにあたり，まずは MSC の軟骨内骨化を模倣した骨再生技術を詳述し，続いて MSC に代わる新たな幹細胞源として期待される人工多能性幹細胞（induced pluripotent stem cells；iPS 細胞）の軟骨内骨化を利用した顎骨再生の可能性について述べる。

3.6.1 移植 MSC の軟骨内骨化を利用した骨再生技術

これまでの臨床報告から MSC を用いた骨の Tissue engineering は一定の効果を示しているが，必ずしも安定した結果が得られていないのが現状である[37]。この一因に，広範な骨欠損の場合，細胞を移植した中心部では血管が侵入できず栄養供給と酸素供給が低下するため，再生しようとする部位は局所的な低酸素状態に陥るだけでなく[39,40]，代謝廃棄物が蓄積することが挙げられる[39]。したがって，広範な骨欠損に膜性骨化を期待して MSC を移植したとしても，生着して骨芽細胞として機能するには困難な環境にある。

軟骨内骨化は，軟骨細胞が早期に細胞外基質を産生して欠損部位における予定修復領域を確保し，血管内皮増殖因子（VEGF）等を産生することで深部への血管侵入を促して徐々に石灰化した骨に置換する過程を辿る。したがって，広範な骨欠損に移植した細胞が軟骨細胞として豊富な細胞外基質を分泌して再生スペースを確保し，VEGF 等を産生することで欠損中心部への血管侵入を促せば，軟骨内骨化によって効率的な骨再生が達成できる可能性が考えられる。また，軟骨細胞は低酸素状態で分化を亢進するため[41,42]，広範な骨欠損中心部のような過酷な低酸素環境下における骨造成では有利に働く可能性がある。一方，上顎骨，下顎骨の発生過程には軟骨内骨化が関与していることから，顎骨再生への軟骨細胞の利用はレシピエント組織にとって親和性のあるアプローチと言えよう。

以上を背景に，近年，軟骨内骨化を利用した骨再生に注目が集まっている。軟骨細胞を骨欠損部に移植すると，軟骨細胞は成熟・肥大化し，軟骨内骨化を経て骨再生に至る[43~46]。また，MSC は軟骨細胞への分化能を有するため，MSC 由来の軟骨細胞による軟骨内骨化から骨再生を導く試みも報告されている[47~49]。この技術では，試験管内で MSC を軟骨細胞に分化誘導し，これを骨欠損へ移植する。移植した軟骨細胞は肥大軟骨へと成熟し，軟骨基質の石灰化と共に VEGF 等の成長因子を産生して周囲組織から欠損部に血管や MSC の侵入を誘導することで骨再生のニッチを形成し，軟骨組織が徐々に骨組織に置換されることで骨再生に至ると考えられる（図 6）。

実際に，Scotti らは試験管内で MSC から分化誘導した軟骨細胞を骨欠損に移植し，移植した MSC 由来軟骨細胞が軟骨内骨化に重要な X 型コラーゲンやマトリックスメタロプロテアーゼ 13

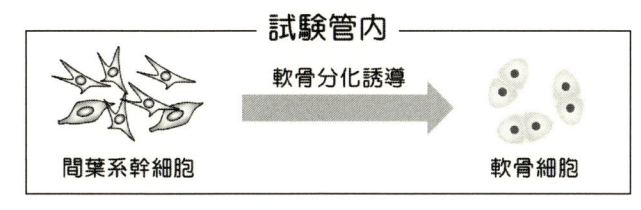

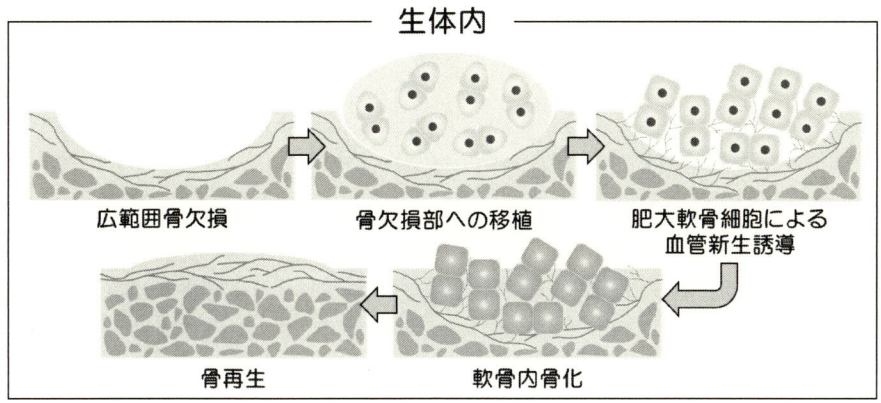

図 6　軟骨内骨化を利用した骨再生
間葉系幹細胞から分化誘導した軟骨細胞を骨欠損部に移植することで，
軟骨内骨化を経た治癒過程による骨再生が期待される。

（MMP13）を分泌し，血管新生や破骨細胞の活性を促すことで新生骨を形成することを示した[47]。Bahney らは，MSC から分化誘導した軟骨細胞をマウス脛骨骨折部に移植し，修復骨のほとんどの細胞が移植した軟骨細胞に由来していたことを示している[48]。この結果は，MSC の軟骨内骨化を利用した骨再生では，移植した MSC 由来の軟骨細胞がその低酸素環境に対する順応性から欠損部位で効率的に生着し，骨再生に積極的に寄与した可能性を示唆している。また，Liu らは，ヒト MSC を用いて軟骨内骨化あるいは膜性骨化を介した異所性の骨形成を比較し，膜性骨化よりも軟骨内骨化のアプローチの方が良好な骨新生を導くことを報告している[49]。これら移植 MSC の軟骨内骨化を介した骨再生機構は，先述した骨折の二次性修復における治癒過程と類似した点があることから，特に広範の骨欠損では軟骨内骨化を介した骨再生アプローチが有効である可能性が示唆される。

3.6.2　iPS 細胞を利用した軟骨内骨化の試み

すでに MSC は骨再生治療に臨床応用されており，今後の発展が期待される幹細胞ではあるが，課題も残されている。MSC は患者の骨髄や脂肪等の組織から単離されるが，一人の患者から採取できる組織の量は限られており，MSC の増殖能にも限界があるため，広範な骨欠損への移植に必要な数の MSC を用意することは容易でない。また，分離培養した MSC は基本的には不均一な細胞集団であり，その分化能も患者間で個体差があるため，画一的な治療効果を期待することが困難である[50]。一方，MSC を用いた骨再生治療の多くは，移植細胞の生着を高めるために

スキャフォールドを利用している[51]。顎骨の骨再生治療では MSC の移植に動物由来あるいは人工の骨補填材料をスキャフォールドとして用いる場合が多い[1]。これらスキャフォールドは生体内へ移植した際の生理活性作用が完全には明らかになっておらず，細胞と生体材料の相互作用の厳密な制御が困難である[52]。

　近年，これらの課題を克服する幹細胞として iPS 細胞に期待が集まっている。iPS 細胞は体細胞に数個の遺伝子を導入して作製する多能性幹細胞で，分化多能性と自己複製能を有する[53]。iPS 細胞は様々な体細胞から樹立可能であり，顎骨の再生医療に携わる歯科医師にとって，口腔粘膜（歯肉），歯髄，歯根膜等の口腔組織は iPS 細胞の細胞源として利用しやすい[54]。iPS 細胞は基本的に無限の増殖能を持つため，増殖能に限りのある MSC と比較して十分な細胞数を確保することが容易である。また，iPS 細胞は，同様の多能性幹細胞である ES 細胞（embryonic stem cells；胚性幹細胞）と比較して倫理的問題や免疫拒絶の問題が少ない。

　これまでに，iPS 細胞から骨芽細胞を作製して骨再生に用いようとする多くの基礎研究が行われてきた。iPS 細胞を MSC に分化誘導した後に骨芽細胞に誘導するアプローチでは，得られた骨芽細胞をスキャフォールドと共に移植する方法が報告されている[55,56]。一方，iPS 細胞は細胞凝集塊である胚葉体から成熟した骨芽細胞に分化誘導することが可能であり[57]，試験管内で自己組織化して細胞のみで構成される骨様組織を形成する性質をもつため[58]，"スキャフォールドフリー"の移植アプローチにも適している。いずれのアプローチにおいても，移植した骨芽細胞によって骨再生が得られるため，その骨化様式は膜性骨化と考えられる。

　軟骨内骨化を介した骨再生に iPS 細胞を利用するためには，iPS 細胞から軟骨細胞を分化誘導する技術が必要となる。これまでに，iPS 細胞から軟骨細胞を誘導する方法として，iPS 細胞と軟骨細胞の共培養[59]，iPS 細胞の胚葉体形成を基盤とした方法[60]，iPS 細胞から MSC への分化誘導を経由する方法[61,62]等が報告されている。また，妻木らは BMP2, TGF-β1, bFGF 等の成長因子を組み合わせて用いることで，試験管内でヒト iPS 細胞から成熟した軟骨への自己組織化に成功している[63]。これまでに，ヒト iPS 細胞から作製した軟骨塊をラット膝関節の骨軟骨欠損に移植し，軟骨およびその直下の骨の再生を示した報告はあるが[64,65]，骨欠損における軟骨内骨化に焦点をあてた研究報告は見当たらない。一方，Jukes らはマウス ES 細胞を試験管内でセラミックスキャフォールドに播種して軟骨細胞誘導培地を用いた三次元培養から軟骨様構造体を作製し，ラット頭蓋骨欠損への移植実験からその優れた骨再生能を報告している[66]。このように ES 細胞のもつ軟骨内骨化を介した骨再生能は，同じ多能性幹細胞である iPS 細胞も具備している可能性が高い。現在，我々の研究室では試験管内で iPS 細胞から骨軟骨複合体を作製し，その骨再生における有用性を明らかにしている（未発表）。今後，iPS 細胞の軟骨内骨化を介した骨再生能が明らかにされることで，広範な顎骨欠損の再生技術に繋がることを期待したい（図7）。

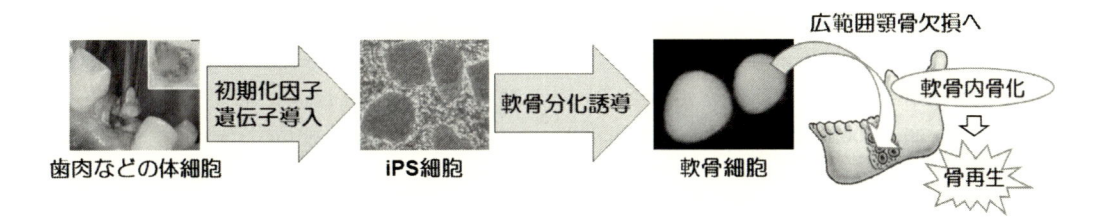

図7　iPS 細胞の軟骨内骨化を介した顎骨再生治療のイメージ
歯科医師にとって採取しやすい口腔内の体細胞（例えば歯肉細胞）から作製した
iPS 細胞を分化誘導して軟骨細胞を得る（文献54）より図の写真を転載）。この軟骨
細胞を顎骨欠損に移植することで，軟骨内骨化を経た効率的な骨再生を期待する。

3.7　おわりに

　これまで顎骨の再生研究は，如何にして埋植／移植した材料／細胞の "骨誘導能" を増強する
かという観点から，主に MSC や骨芽細胞の制御（膜性骨化による再生アプローチ）に焦点をあ
てて発展してきた。再生医療の基本概念は『自然治癒力を介して生体組織を再生修復すること』
であり，実際に生体は骨折の治癒過程で膜性骨化とは別に軟骨内骨化を利用している。この事実
は，効率的な骨再生には，膜性骨化に加えて軟骨内骨化が状況に応じて重要な役割を果たす可能
性を示唆している。軟骨バイオエンジニアリングに資する細胞源として，MSC に加えて iPS 細
胞を得た現在，iPS 細胞の軟骨内骨化の研究進展が新たな顎骨再生技術の基盤となり，歯科患者
の福音となることを願いたい。

文　　　　献

1)　Egusa H, Sonoyama W, Nishimura M, Atsuta I, Akiyama K. Stem cells in dentistry--Part
　　Ⅱ：Clinical applications. *J Prosthodont Res*, **56**, 229-248（2012）

2)　Amini AR, Laurencin CT, Nukavarapu SP. Bone tissue engineering：recent advances
　　and challenges. *Crit Rev Biomed Eng*, **40**, 363-408（2012）

3)　Draenert FG, Huetzen D, Neff A, Mueller WE. Vertical bone augmentation procedures：
　　basics and techniques in dental implantology. *J Biomed Mater Res A*, **102**, 1605-1613
　　（2014）

4)　Cypher TJ, Grossman JP. Biological principles of bone graft healing. *J Foot Ankle Surg*,
　　35, 413-417（1996）

5)　Simonian PT, Monson JT, Larson RV. Biodegradable interference screw augmentation
　　reduces tunnel expansion after ACL reconstruction. *Am J Knee Surg*, **14**, 104-108（2001）

6)　Younger EM, Chapman MW. Morbidity at bone graft donor sites. *J Orthop Trauma*, **3**,
　　192-195（1989）

7)　Johansson B, Grepe A, Wannfors K, Hirsch JM. A clinical study of changes in the volume
　　of bone grafts in the atrophic maxilla. *Dentomaxillofac Radiol*, **30**, 157-161（2001）

8) Oporto VG, Fuentes R, Borie E, Del Sol M, Orsi IA, Engelke W. Radiographical and clinical evaluation of critical size defects in rabbit calvaria filled with allograft and autograft : a pilot study. *Int J Clin Exp Med*, **7**, 1669-1675 (2014)

9) Wenz B, Oesch B, Horst M. Analysis of the risk of transmitting bovine spongiform encephalopathy through bone grafts derived from bovine bone. *Biomaterials*, **22**, 1599-1606 (2001)

10) Kitayama S, Wong LO, Ma L, Hao J, Kasugai S, Lang NP, *et al.*, Regeneration of rabbit calvarial defects using biphasic calcium phosphate and a strontium hydroxyapatite-containing collagen membrane. *Clin Oral Implants Res* (2015)

11) McAllister BS, Margolin MD, Cogan AG, Buck D, Hollinger JO, Lynch SE. Eighteen-month radiographic and histologic evaluation of sinus grafting with anorganic bovine bone in the chimpanzee. *Int J Oral Maxillofac Implants*, **14**, 361-368 (1999)

12) Stavropoulos A, Papadimitriou S, Nyengaard J, Karring T. Influence of peri-implant bone tissue composition on progression of peri-implantitis. *Clinical Oral Implants Research*, **22**, 899 (2011)

13) Hirota M, Matsui Y, Mizuki N, Kishi T, Watanuki K, Ozawa T, *et al.* Combination with allogenic bone reduces early absorption of beta-tricalcium phosphate (beta-TCP) and enhances the role as a bone regeneration scaffold. Experimental animal study in rat mandibular bone defects. *Dent Mater J*, **28**, 153-161 (2009)

14) Yamada M, Egusa H. Current bone substitutes for implant dentistry. *J Prosthodont Res*, **62**, 152-161 (2018)

15) Yip I, Ma L, Mattheos N, Dard M, Lang NP. Defect healing with various bone substitutes. *Clin Oral Implants Res*, **26**, 606-614 (2015)

16) Chai YC, Roberts SJ, Desmet E, Kerckhofs G, van Gastel N, Geris L, et al. Mechanisms of ectopic bone formation by human osteoprogenitor cells on CaP biomaterial carriers. *Biomaterials*, **33**, 3127-3142 (2012)

17) Tang D, Tare RS, Yang LY, Williams DF, Ou KL, Oreffo RO. Biofabrication of bone tissue : approaches, challenges and translation for bone regeneration. *Biomaterials*, **83**, 363-382 (2016)

18) Lin H, Sohn J, Shen H, Langhans MT, Tuan RS. Bone marrow mesenchymal stem cells : Aging and tissue engineering applications to enhance bone healing. *Biomaterials*, **203**, 96-110 (2019)

19) da Silva Meirelles L, Chagastelles PC, Nardi NB. Mesenchymal stem cells reside in virtually all post-natal organs and tissues. *J Cell Sci*, **119**, 2204-2213 (2006)

20) Egusa H, Sonoyama W, Nishimura M, Atsuta I, Akiyama K. Stem cells in dentistry--part I : stem cell sources. *J Prosthodont Res*, **56**, 151-165 (2012)

21) d'Aquino R, De Rosa A, Lanza V, Tirino V, Laino L, Graziano A, *et al.*, Human mandible bone defect repair by the grafting of dental pulp stem/progenitor cells and collagen sponge biocomplexes. *Eur Cell Mater*, **18**, 75-83 (2009)

22) Seo BM, Miura M, Sonoyama W, Coppe C, Stanyon R, Shi S. Recovery of stem cells from

cryopreserved periodontal ligament. *J Dent Res*, **84**, 907-912 (2005)

23) Seo BM, Miura M, Gronthos S, Bartold PM, Batouli S, Brahim J, *et al.*, Investigation of multipotent postnatal stem cells from human periodontal ligament. *Lancet*, **364**, 149-155 (2004)

24) Yoshida T, Washio K, Iwata T, Okano T, Ishikawa I. Current status and future development of cell transplantation therapy for periodontal tissue regeneration. *Int J Dent*, **2012**, 307024 (2012)

25) Sauerbier S, Rickert D, Gutwald R, Nagursky H, Oshima T, Xavier SP, *et al.*, Bone marrow concentrate and bovine bone mineral for sinus floor augmentation：a controlled, randomized, single-blinded clinical and histological trial--per-protocol analysis. *Tissue Eng Part A*, **17**, 2187-2197 (2011)

26) Rickert D, Sauerbier S, Nagursky H, Menne D, Vissink A, Raghoebar GM. Maxillary sinus floor elevation with bovine bone mineral combined with either autogenous bone or autogenous stem cells：a prospective randomized clinical trial. *Clin Oral Implants Res*, **22**, 251-258 (2011)

27) McAllister BS, Haghighat K, Gonshor A. Histologic evaluation of a stem cell-based sinus-augmentation procedure. *J Periodontol*, **80**, 679-686 (2009)

28) Burdzinska A, Gala K, Kowalewski C, Zagozdzon R, Gajewski Z, Paczek L. Dynamics of acute local inflammatory response after autologous transplantation of muscle-derived cells into the skeletal muscle. *Mediators Inflamm*, **2014**, 482352 (2014)

29) Suzuki K, Murtuza B, Beauchamp JR, Smolenski RT, Varela-Carver A, Fukushima S, *et al.*, Dynamics and mediators of acute graft attrition after myoblast transplantation to the heart. *FASEB J*, **18**, 1153-1155 (2004)

30) Lei Y, Wang K, Deng L, Chen Y, Nice EC, Huang C. Redox regulation of inflammation：old elements, a new story. *Med Res Rev*, **35**, 306-340 (2015)

31) Maccarrone M, Brune B. Redox regulation in acute and chronic inflammation. *Cell Death Differ*, **16**, 1184-1186 (2009)

32) Nauta AJ, Fibbe WE. Immunomodulatory properties of mesenchymal stromal cells. *Blood*, **110**, 3499-3506 (2007)

33) Nanci ほか A, Ten Cate 口腔組織学 第 6 版 . Vol. 第 6 版 . 医歯薬出版株式会社（2007）

34) Katori Y, Kawase T, Ho Cho K, Abe H, Rodriguez-Vazquez JF, Murakami G, *et al.*, Suprahyoid neck fascial configuration, especially in the posterior compartment of the parapharyngeal space：a histological study using late-stage human fetuses. *Clin Anat*, **26**, 204-212 (2013)

35) Yasui N, Sato M, Ochi T, Kimura T, Kawahata H, Kitamura Y, *et al.*, Three modes of ossification during distraction osteogenesis in the rat. *J Bone Joint Surg Br*, **79**, 824-830 (1997)

36) 須田立雄ほか，新骨の化学，医歯薬出版株式会社（2007）

37) Zhang ZY, Teoh SH, Hui JH, Fisk NM, Choolani M, Chan JK. The potential of human fetal mesenchymal stem cells for off-the-shelf bone tissue engineering application.

Biomaterials, **33**, 2656-2672 (2012)

38) Moon HS, Kim HJ, Teribish M, Park JT, Cha JY. Development of distraction osteogenesis model of the inferior mandibular border and alveolar bone. *J Craniofac Surg*, **22**, 715-719 (2011)

39) Phelps EA, Garcia AJ. Update on therapeutic vascularization strategies. *Regen Med*, **4**, 65-80 (2009)

40) Kelly DJ, Prendergast PJ. Mechano-regulation of stem cell differentiation and tissue regeneration in osteochondral defects. *J Biomech*, **38**, 1413-1422 (2005)

41) Kean TJ, Dennis JE. Synoviocyte Derived-Extracellular Matrix Enhances Human Articular Chondrocyte Proliferation and Maintains Re-Differentiation Capacity at Both Low and Atmospheric Oxygen Tensions. *PLoS One*, **10**, e0129961 (2015)

42) Kean TJ, Dennis JE. Correction : Synoviocyte Derived-Extracellular Matrix Enhances Human Articular Chondrocyte Proliferation and Maintains Re-Differentiation Capacity at Both Low and Atmospheric Oxygen Tensions. *PLoS One*, **10**, e0138409 (2015)

43) Freeman FE, McNamara LM. Endochondral Priming : A Developmental Engineering Strategy for Bone Tissue Regeneration. *Tissue Eng Part B Rev*, **23**, 128-141 (2017)

44) Dennis SC, Berkland CJ, Bonewald LF, Detamore MS. Endochondral ossification for enhancing bone regeneration : converging native extracellular matrix biomaterials and developmental engineering in vivo. *Tissue Eng Part B Rev*, **21**, 247-266 (2015)

45) Klumpers DD, Mooney DJ, Smit TH. From Skeletal Development to Tissue Engineering : Lessons from the Micromass Assay. *Tissue Eng Part B Rev*, **21**, 427-437 (2015)

46) Weiss HE, Roberts SJ, Schrooten J, Luyten FP. A semi-autonomous model of endochondral ossification for developmental tissue engineering. *Tissue Eng Part A*, **18**, 1334-1343 (2012)

47) Scotti C, Tonnarelli B, Papadimitropoulos A, Scherberich A, Schaeren S, Schauerte A, *et al*. Recapitulation of endochondral bone formation using human adult mesenchymal stem cells as a paradigm for developmental engineering. *Proc Natl Acad Sci U S A*, **107**, 7251-7256 (2010)

48) Bahney CS, Hu DP, Taylor AJ, Ferro F, Britz HM, Hallgrimsson B, *et al*., Stem cell-derived endochondral cartilage stimulates bone healing by tissue transformation. *J Bone Miner Res*, **29**, 1269-1282 (2014)

49) Liu Y, Kuang B, Rothrauff BB, Tuan RS, Lin H. Robust bone regeneration through endochondral ossification of human mesenchymal stem cells within their own extracellular matrix. *Biomaterials*, **218**, 119336 (2019)

50) Baksh D, Yao R, Tuan RS. Comparison of proliferative and multilineage differentiation potential of human mesenchymal stem cells derived from umbilical cord and bone marrow. *Stem Cells*, **25**, 1384-1392 (2007)

51) Murphy CM, O'Brien FJ, Little DG, Schindeler A. Cell-scaffold interactions in the bone tissue engineering triad. *Eur Cell Mater*, **26**, 120-132 (2013)

52) Badylak SF, Gilbert TW. Immune response to biologic scaffold materials. *Semin Immunol*, **20**, 109-116 (2008)

53) Takahashi K, Yamanaka S. Induction of pluripotent stem cells from mouse embryonic and adult fibroblast cultures by defined factors. *Cell*, **126**, 663-676 (2006)

54) Egusa H, Okita K, Kayashima H, Yu G, Fukuyasu S, Saeki M, *et al.* Gingival fibroblasts as a promising source of induced pluripotent stem cells. *PLoS One*, **5**, e12743 (2010)

55) de Peppo GM, Marcos-Campos I, Kahler DJ, Alsalman D, Shang L, Vunjak-Novakovic G, *et al.*, Engineering bone tissue substitutes from human induced pluripotent stem cells. *Proc Natl Acad Sci U S A*, **110**, 8680-8685 (2013)

56) Liu J, Chen W, Zhao Z, Xu HH. Reprogramming of mesenchymal stem cells derived from iPSCs seeded on biofunctionalized calcium phosphate scaffold for bone engineering. *Biomaterials*, **34**, 7862-7872 (2013)

57) Egusa H, Kayashima H, Miura J, Uraguchi S, Wang F, Okawa H, *et al.*, Comparative analysis of mouse-induced pluripotent stem cells and mesenchymal stem cells during osteogenic differentiation in vitro. *Stem Cells Dev*, **23**, 2156-2169 (2014)

58) Okawa H, Kayashima H, Sasaki J, Miura J, Kamano Y, Kosaka Y, *et al.*, Scaffold-Free Fabrication of Osteoinductive Cellular Constructs Using Mouse Gingiva-Derived Induced Pluripotent Stem Cells. *Stem Cells Int*, **2016**, 6240794 (2016)

59) Vats A, Bielby RC, Tolley N, Dickinson SC, Boccaccini AR, Hollander AP, *et al.*, Chondrogenic differentiation of human embryonic stem cells : the effect of the micro-environment. *Tissue Eng*, **12**, 1687-1697 (2006)

60) Koay EJ, Hoben GM, Athanasiou KA. Tissue engineering with chondrogenically differentiated human embryonic stem cells. *Stem Cells*, **25**, 2183-2190 (2007)

61) Hwang NS, Varghese S, Lee HJ, Zhang ZJ, Ye ZH, Bae J, *et al.*, In vivo commitment and functional tissue regeneration using human embryonic stem cell-derived mesenchymal cells. *Proceedings of the National Academy of Sciences of the United States of America*, **105**, 20641-20646 (2008)

62) Barberi T, Willis LM, Socci ND, Studer L. Derivation of multipotent mesenchymal precursors from human embryonic stem cells. *PLoS Med*, **2**, e161 (2005)

63) Yamashita A, Morioka M, Kishi H, Kimura T, Yahara Y, Okada M, *et al.* Statin treatment rescues FGFR3 skeletal dysplasia phenotypes. *Nature*, **513**, 507-511 (2014)

64) Ko JY, Kim KI, Park S, Im GI. In vitro chondrogenesis and in vivo repair of osteochondral defect with human induced pluripotent stem cells. *Biomaterials*, **35**, 3571-3581 (2014)

65) Rim YA, Nam Y, Park N, Lee J, Park SH, Ju JH. Repair potential of nonsurgically delivered induced pluripotent stem cell-derived chondrocytes in a rat osteochondral defect model. *J Tissue Eng Regen Med*, **12**, 1843-1855 (2018)

66) Jukes JM, Both SK, Leusink A, Sterk LM, van Blitterswijk CA, de Boer J. Endochondral bone tissue engineering using embryonic stem cells. *Proc Natl Acad Sci U S A*, **105**, 6840-6845 (2008)

4 iPS 細胞による椎間板再生治療の開発

石黒博之[*1]，小玉　城[*2]，釜谷崇志[*3]，
妻木範行[*4]，海渡貴司[*5]

4.1　背景

　椎間板は髄核，線維輪，およびこれらと椎体を連結する軟骨終板で構成される。髄核は主にⅡ型コラーゲンとプロテオグリカンからなる細胞外マトリックスを豊富に有し，プロテオグリカンに結合する形で多くの水分が含有される[1]。層状構造を有する線維軟骨組織である線維輪は髄核を取り囲み，髄核が発揮する圧力を維持する[2]。ヒトにおいて，若年では髄核内の細胞は脊索細胞に占められるが，成熟するに伴い軟骨細胞に類似した髄核細胞に取って代わられる[3,4]。髄核細胞の密度は加齢によって低下し，成人では椎間板組織体積の 0.5％にも満たない。この髄核細胞の減少は，椎間板が無血管組織であり低栄養・低酸素環境での生存が求められること，また立位歩行による大きな過重負荷を受ける組織であることが影響すると考えられている。加齢や外傷，過度な力学的ストレスの繰り返しなどによる組織恒常性の破綻や炎症は椎間板変性を惹起し，血管や神経組織の椎間板内への侵入や，髄核細胞および水分の減少とそれに伴う椎間板支持性や荷重分散機能の低下させる。このような椎間板の細胞学的・組織学的変性は，腰痛のみならず，椎間板ヘルニア，腰椎変性すべり症などといった種々の脊椎疾患の原因となる[5]。これらの疾患は患者の生活の質や活動性の低下をもたらすのみならず，社会・医療経済的負担にもなっている。しかし，現在のこれらの疾患に対する治療は投薬やリハビリテーションなどの対症療法と手術療法であり，椎間板の再生治療や変性進行抑制治療に対するニーズは高い。

4.2　従来の椎間板細胞治療

　これまでに成長因子・抗炎症性サイトカインの投与や遺伝子導入，組織工学，細胞治療などの手法を用いた多くの椎間板再生研究が行われてきた。細胞治療では，主に，椎間板構造は保たれるが髄核細胞が減少した状態である中等度の変性椎間板が治療標的とされる[6]。中でも近年注目されてきたのが，間葉系幹細胞（mesenchymal stem cells；MSCs）を用いた細胞治療である。

＊1　Hiroyuki Ishiguro　国立病院機構大阪医療センター　整形外科

＊2　Joe Kodama　大阪大学大学院　医学系研究科　器官制御外科学（整形外科）

＊3　Takashi Kamatani　大阪大学大学院　医学系研究科　器官制御外科学（整形外科）；
　　　　　　　　　　　京都大学　iPS 細胞研究所（CiRA）　臨床応用研究部門
　　　　　　　　　　　細胞誘導制御学分野

＊4　Noriyuki Tsumaki　京都大学　iPS 細胞研究所（CiRA）　臨床応用研究部門
　　　　　　　　　　　細胞誘導制御学分野　教授

＊5　Takashi Kaito　大阪大学大学院　医学系研究科　器官制御外科学（整形外科）　講師

骨髄，滑膜，脂肪などの各組織から単離される MSCs は，多様な組織に分化できる多分化能（multipotency）を有するだけでなく，様々な液性因子を分泌することにより周囲組織への栄養作用や抗炎症作用を有することが特徴である[7,8]。しかし髄核細胞は中胚葉系の脊索由来の組織であり，MSCs から髄核細胞を分化誘導することは難しい。

　一方，人工多能性幹細胞（induced pluripotent stem cells；iPSCs）は分化多能性（pluripotency）を有し，脊索細胞や髄核細胞への分化能を持つ。すでに椎間板領域において iPSCs を用いた報告が散見されるが，そのほぼすべてが髄核細胞への分化誘導を試みたものである。脊索細胞・髄核細胞のマーカーとしては brachyury（T）や CD24 などが報告されており[9]，iPSCs に種々の方法にて分化誘導を行うことでそれらのマーカーの発現が上昇することを根拠に脊索・髄核細胞への分化が達成されたとしている。Liu らはヒト由来 iPSCs（hiPSCs）をブタ髄核細胞と共培養することで brachyury（T），cytokeratin-8，cytokeratin-18 といった脊索細胞マーカーの発現上昇を報告した[10]。Tang らは hiPSCs を 3 段階のプロトコールによる分化誘導にて，CD24，LM α5，および Basp1 を含む髄核細胞の表面マーカーの発現促進を報告した[11]。Xia らは，hiPSCs に対する 2 段階の分化誘導にて II 型コラーゲン，アグリカンなどの発現を上昇させ，ゼラチンハイドロゲルに包埋し注射針で尾椎椎間板内に移植することで，椎間板高の増加や組織学的スコアの改善効果があることを報告した[12]。しかし，これらの報告では，分化誘導にて作成された細胞は髄核細胞の一部の表現型の発現上昇を示すにとどまり，"nucleus pulposus-like cells" と表現される。つまり，髄核細胞を適切に規定する細胞マーカーが未だ十分に特定されておらず，誘導された "髄核細胞様の細胞" が真に髄核細胞であるとは言えない。したがって，脊索細胞・髄核細胞への分化誘導を確立するためには，RNA シークエンス解析などの手法によりこれら細胞の遺伝学的フェノタイプを特定し，さらにそのフェノタイプの発現や維持に必要な環境・因子を探索するなどといった研究が必要であり，今後解決すべき課題が多く残されている。

4.3　hiPSCs より作成した硝子軟骨パーティクルによる椎間板再生

　そこで我々が考案したのが，hiPSCs から硝子軟骨組織へ分化誘導を行い，硝子軟骨パーティクルとして椎間板に移植し，力学的な再建を主眼とした椎間板再生を目指す手法である。硝子軟骨は，荷重関節において軟骨下骨への力学的ストレスを吸収・分散する役割をもつ。また，血管を持たず関節面において関節液からの拡散で栄養されること，II 型コラーゲンとプロテオグリカンを主とし水分を多く含む細胞外マトリックスを豊富に有することなど，椎間板と組織学的・力学的共通点が多い。hiPSCs からの硝子軟骨パーティクルの作成法はすでに確立されており，このパーティクルを用いて関節軟骨損傷の動物モデルに対する再生効果が報告されている[13]。hiPSCs より作成した硝子軟骨パーティクルは，hiPSCs 自身が産生した細胞外マトリックスを豊富に含むため追加で移植組織の安定化のためにスキャフォールドを併用する必要がない。興味深いのは，軟骨欠損部にパーティクルを移植すると，移植部周囲の正常軟骨組織と融合し生着することである。また，腫瘍化や異所性組織形成を認めないという安全性も検証されている。我々は

このパーティクルを椎間板内へ移植することにより，同様の効果が期待できると考えた。ラットを用いた動物実験により，機能的には，髄核組織に代わり移植された軟骨パーティクルが有する細胞外マトリックスが持つ力学的負荷緩衝能による移植部周囲組織（線維輪・終板）の保護・再生作用，構造的には，移植されたパーティクルが周囲の線維輪組織と結合し生着することによる組織的再生作用に着目して検討を行っている。

4. 3. 1　hiPSCs 由来の軟骨パーティクルの作成

　HLA ホモドナー由来 hiPSCs をフィーダーフリー法にて維持培養したのち，軟骨分化培地にて平面培養を行った後に軟骨分化誘導をかけ，その後浮遊培養にて細胞自身より軟骨細胞外マトリックスを産生させると[13]，13 週間の分化培養により径約 2.5 mm の球状の硝子軟骨組織が作成される。続いて，移植後の椎間板内の低酸素状態への順応を目的に，低酸素条件（5%）下でさらに 2 週間分化培養を継続することで移植前調整を行った。この結果完成した硝子軟骨パーティクルはサフラニン O で染色される豊富な細胞外マトリックスを有し，周囲には軟骨周膜を認めた（図 1）。

4. 3. 2　軟骨パーティクルのラット尾椎椎間板への移植

　本研究では，従来の針による穿刺モデルや部分的髄核摘出モデルなどの軽度の変性をきたす動物モデル[14]ではなく，変性がより進行した椎間板を模倣するために髄核全摘出モデルを使用した。先行研究において，髄核の全摘出のみを実施し何も移植を行わなければ，術後 6 週で椎間板高は大きく減少，終板は高度に変性し，椎間板構造が大きく破壊されることが確認されている[15]。手術手技としては，8 週齢ヌードラットの尾椎椎間板にて，まず第 6 〜 7 尾椎レベルにおいて尾を正中背側から切開し，椎間板を露出した。次にメスにて椎間板線維輪を切開し，鋭匙にて髄核を核出し，全摘出した。作成した軟骨パーティクルを線維輪切開部より椎間板内に移植し，線維輪および皮膚を縫合した（図 2）。ラットは術後 6 週で安楽死させた。

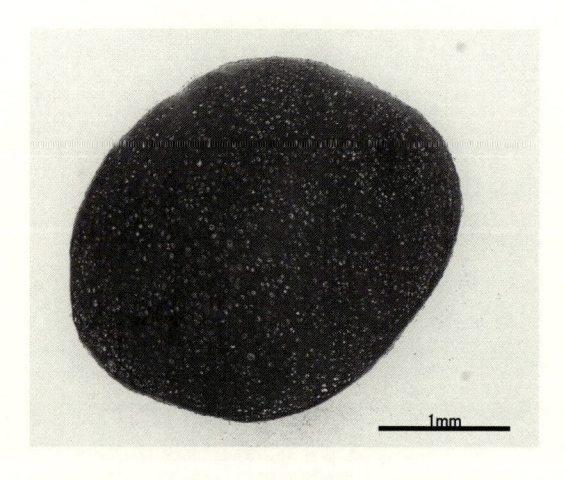

図 1　hiPSCs 由来硝子軟骨パーティクル

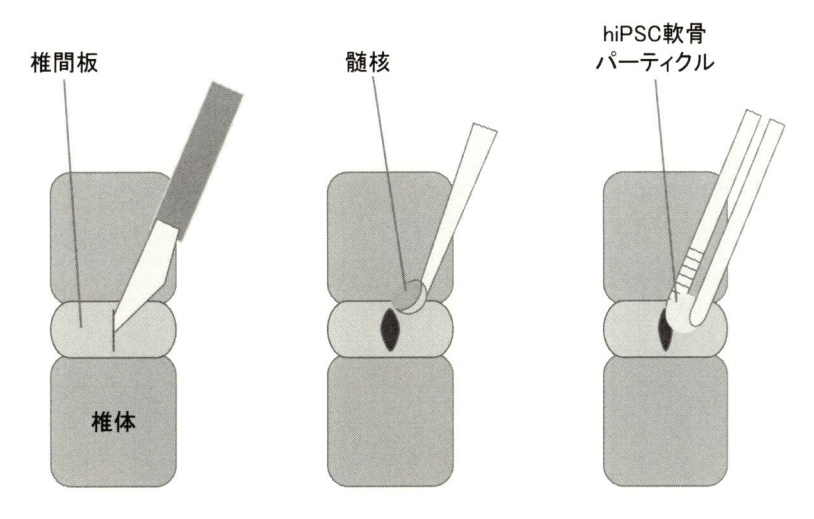

図 2　パーティクル移植手術手技

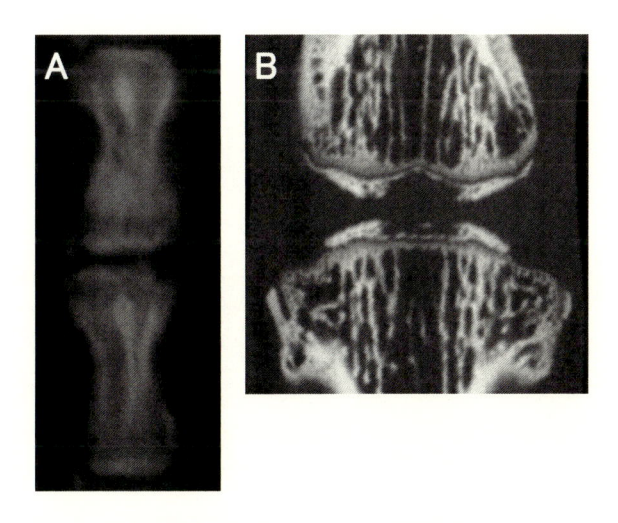

図 3　術後 6 週における放射線画像
A：X 線側面画像，B：μCT 画像

4.3.3　評価と結果

①　放射線画像評価

　移植手術を行った椎間板を含むセグメントの側面 X 線画像および μCT 冠状断像により椎間板高および終板変性度合いを評価した。結果，X 線では椎間板高が保たれ，μCT では終板変性は成長軟骨板を超えず，骨端領域内に限局していた（図 3）。これらより，軟骨パーティクルの椎間板移植により，椎間板高が保持され，終板変性が抑制されることが示唆された。

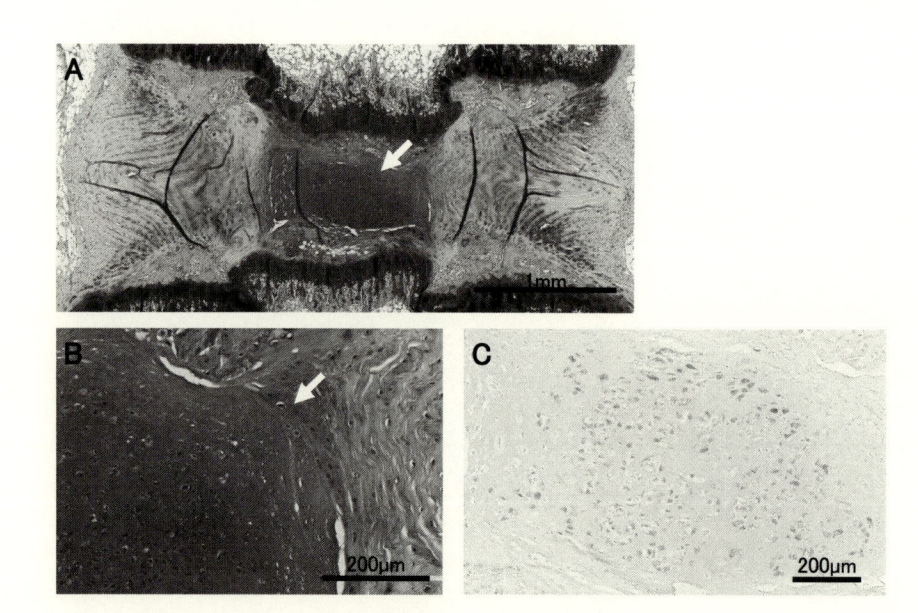

図4　術後6週における組織画像

A：移植後椎間板（サフラニンO染色）。hiPSCs 由来硝子軟骨パーティクルの残
　　存を認める（矢印）。
B：hiPSCs 由来硝子軟骨パーティクルと線維輪の融合を認める（矢印）。
C：残存した hiPSCs 由来硝子軟骨パーティクルの抗ヒト vimentin 抗体免疫染色。
　　染色される生存 hiPSCs が多数確認できる。

②　組織学的評価

　椎間板組織よりパラフィン切片を作成し，ヘマトキシリン-エオジン染色，サフラニンO染色
を行い，術後椎間板の組織学的評価を行った。また，抗ヒト vimentin 抗体による免疫染色を行
い，移植したパーティクル内の hiPSCs の生存評価を行った。結果，術後6週の時点でも椎間板
内に移植した軟骨パーティクルは残存していた。パーティクル内ではサフラニンOで染色され
る細胞外マトリックスが維持され，パーティクルは隣接する線維輪組織と融合しており，線維輪
の層状構造も温存されていた。さらに興味深いことに，パーティクル内の細胞は抗ヒト
vimentin 抗体免疫染色にて染色され，移植細胞の大部分が生存していることが確認された（図
4）。

4.4　考察

　椎間板変性に対する細胞治療で今後発展が期待されるものは，人工多能性幹細胞（iPSCs）と
間葉系幹細胞（MSCs）であり，我々はこの2つの細胞種を用いて椎間板再生研究に取り組んで
いる。ヒトの椎間板が荷重組織であることから，椎間板の再生治療開発においては，構造的な再
生効果に加え，再生治療介入直後からの力学的支持や荷重分散といった機能的再生効果が重要と

考えている。また，治療標的としては中等度の変性椎間板やヘルニア摘出術直後の椎間板を想定し，動物実験においてはラット髄核全摘出モデルを用いている。このモデルでは，線維輪の切開や髄核組織の消失により，椎間板内に非常に過酷な環境をもたらす。このような環境では，細胞単独移植では機能の発揮が十分には得られない[16]。

　MSCs がもつ栄養作用による椎間板再生として，われわれは新しい細胞治療システムであるスキャフォールドフリー三次元組織（tissue engineered construct；TEC）を用いた手法を報告した[15,17]。TEC は MSCs と，MSCs 自身が産生した豊富な細胞外マトリックスで構成される 3 次元組織であり，アスコルビン酸を添加した培地にて MSCs を高密度培養することで容易に作成される。この新しい生体材料は外的スキャフォールドなしで把持できるキャリアとしての十分な強度を持つ上に，接着因子であるフィブロネクチンやビトロネクチンを発現しており周囲組織との接着能を有する[18~20]。脂肪由来間葉系幹細胞（ADSCs）を用いて作成した TEC（ADSC-TEC）をラット尾椎髄核全摘出モデルの椎間板内に移植すると，移植後 6 週の放射線画像評価で椎間板高の保持と終板形態の温存を認め，椎間板変性抑制効果が確認された。また組織学的評価では移植細胞の生存は確認されなかったが，内側線維輪に増殖・肥厚を認めプロテオグリカンの発現上昇を認めた（図 5）。そしてこのように変化した椎間板は移植後 6 ヵ月の長期間にわたり終板構造及び線維輪の層状構造の変性抑制効果および支持性や衝撃緩衝性といった機能的な力学特性の維持，加齢による力学機能の低下を抑制する作用を有することが確認された。このことから，ADSC-TEC に豊富に含まれる細胞外マトリックスが移植当初から力学的ストレスを軽減したことにより，椎間板高が温存され，終板の変性が抑制されたと考えられた。また，ADSC-TEC を構成する ADSCs は，椎間板内への移植後 6 週間以内に死滅するが，生存期間中に産生される液性因子による栄養作用により，周囲の線維輪が活性化され肥厚・増殖することで新しい椎間板組織を形成し，長期的な変性の抑制・力学機能の維持を示したと考えられた（図 6A）。

　これに対し，今回紹介した hiPSCs 由来の硝子軟骨パーティクルの椎間板への移植では，移植

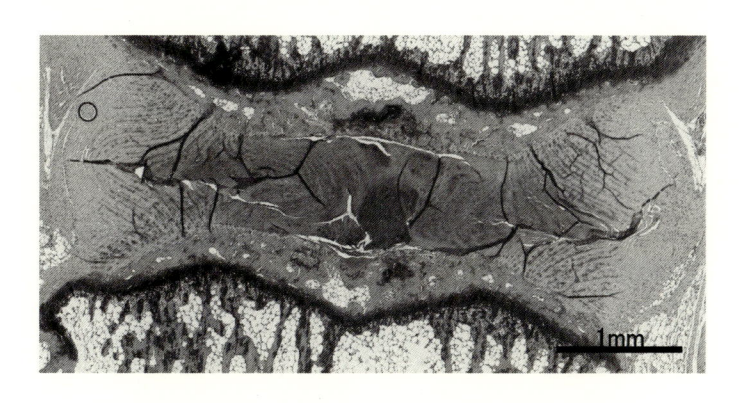

図 5　ADSC-TEC 移植後 6 週における椎間板組織画像
（サフラニン O 染色）

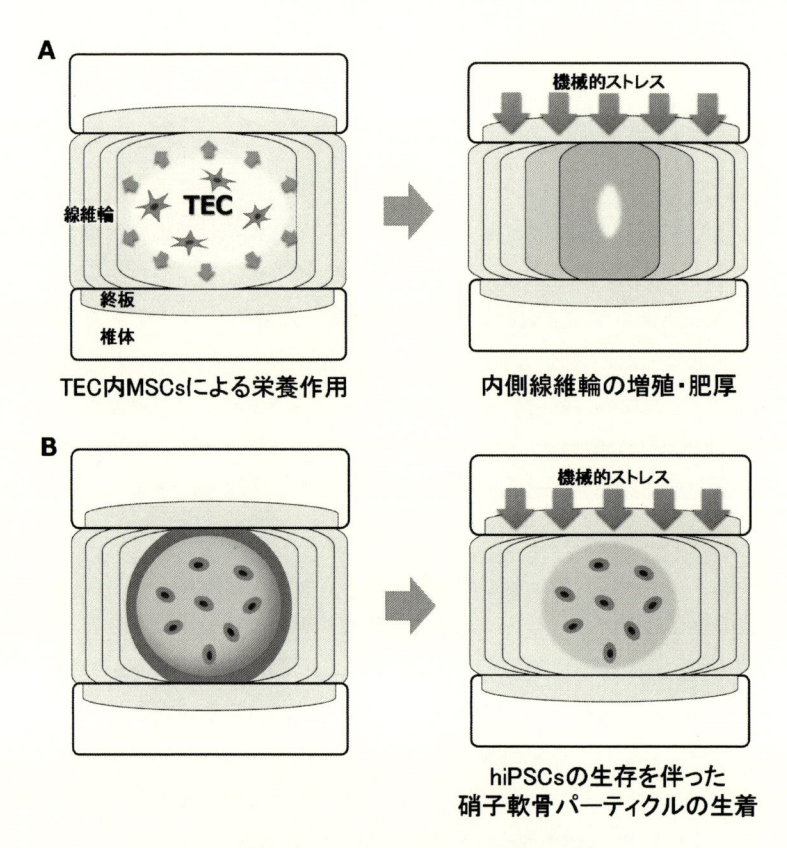

図 6　椎間板に対する各細胞治療法の作用機序
A：ADSC-TEC 移植，B：hiPSCs 由来硝子軟骨パーティクル移植

細胞は生存し続け，パーティクルは周囲の線維輪組織と融合しながら髄核に代わる新たな組織として生着した（図 6B）。その結果，Ⅱ型コラーゲンとプロテオグリカンからなるパーティクル内の細胞外マトリックスが椎体への機械的ストレスを継続して吸収・分散することで力学機能を維持し，椎間板高の保持および終板および線維輪の変性が抑制されたと考えられた。髄核が消失した椎間板内における過酷な環境において，移植された細胞がこれほど多く生存・生着することを示した報告は過去に認めず，非常に有望な細胞移植による再生医療アプローチであると考えている。hiPSCs が生存しながらパーティクルが線維輪と融合することで，組織学的に安定化し長期間にわたって有効性が維持されることが期待され，現在長期移植による評価を実施している。また，上記評価に加え力学試験を行うことにより，軟骨パーティクル移植後の椎間板がどのような力学特性を有するかも併せて検証していく予定である。

4.5　おわりに

　iPSCs を用いた椎間板細胞治療は，椎間板変性治療に飛躍的な進歩をもたらすことが期待されている。髄核細胞への分化誘導には課題が多い中で，iPSCs を用いた再生アプローチの一つとして，hiPSCs から椎間板組織に変わる硝子軟骨組織を作成し椎間板に移植する手法を紹介した。栄養作用により線維輪を活性化させ椎間板組織を変化させるのみならず，移植後一定期間で死滅する MSCs による椎間板再生とは異なり，移植細胞が生存するため髄核に代替される組織として椎間板の構造および機能を長期的に維持する新たな再生治療となる可能性が期待される。

文　　献

1) Priyadarshani P *et al., Osteoarthritis Cartilage,* **24** (2), 206-212 (2016)
2) Sakai D *et al., Adv Drug Deliv Rev,* **84**, 159-171 (2015)
3) Sakai D *et al., Nat Rev Rheumatol,* **11** (4), 243-256 (2015)
4) Hunter CJ *et al., Tissue Eng,* **9** (4), 667-677 (2003)
5) Wang F *et al., Osteoarthritis Cartilage,* **24** (3), 398-408 (2016)
6) Moriguchi Y *et al., Global Spine J,* **6** (5), 497-518 (2016)
7) Richardson SM *et al., Methods,* **99**, 69-80 (2016)
8) Longo UG *et al., Stem Cells Int,* **2012**, 921053 (2012)
9) Risbud MV *et al., J Orthop Res,* **33** (3), 283-293 (2015)
10) Liu Y *et al., PloS one,* **9** (7), e100885 (2014)
11) Tang R *et al., Stem Cell Res Ther,* **9** (1), 61 (2018)
12) Xia K *et al., Stem Cells Int,* **2019**, 6806540 (2019)
13) Yamashita A *et al., Stem cell reports,* **4** (3), 404-418 (2015)
14) Oehme D *et al., Stem Cells Int,* **2015**, 946031 (2015)
15) Ishiguro H *et al., Acta Biomater,* **87**, 118-129 (2019)
16) Zeng Y *et al., Biomaterials,* **59**, 53-65 (2015)
17) 石黒博之ほか，整形・災害外科，**61** (11), 1381-1388 (2018)
18) Ando W *et al., Biomaterials,* **28** (36), 5462-5470 (2007)
19) Moriguchi Y *et al., Biomaterials,* **34** (9), 2185-2193 (2013)
20) Shimomura K *et al., J Exp Orthop,* **5** (1), 2 (2018)

第5章　自家細胞利用

1　滑膜由来間葉系幹細胞による半月板治癒促進

関矢一郎*

1.1　半月板の解剖

　半月板は膝関節の大腿骨と脛骨の間にある三日月形の線維軟骨で（図1），片膝には内側半月板と外側半月板の2つがあり，衝撃吸収，荷重分散，潤滑等の役割を有する。外傷や繰り返しの負荷により半月板は断裂し，半月板の機能は低下する。また加齢に伴い，構造は変化し，半月板は変性する。半月板が損傷すると，膝の不安定な感じ，曲げ伸ばしの制限，痛みなどの原因となる。半月板の機能低下は，変形性膝関節症の最大の要因である。

1.2　半月板手術の現状

　日本では，半月板損傷に対する手術は，半月板切除術と縫合術の2種に限定される。半月板は血行が乏しく治癒能力が低いため，縫合術の適応は限られ，縫合しても常に再断裂のリスクがある。しかし，切除すれば，隣接する関節軟骨に過大な負荷がかかり，変形性膝関節症の進行を加速する。

　NDB オープンデータは厚労省が公開するレセプト情報に基づく集計表である。現時点で，

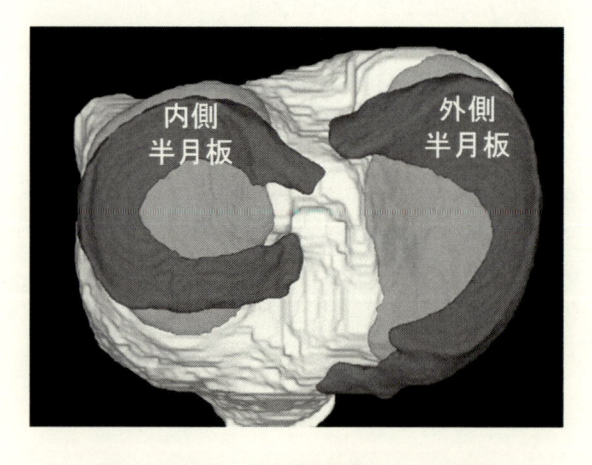

図1　MRI の3次元構築画像による半月板

＊　Ichiro Sekiya　東京医科歯科大学　再生医療研究センター　センター長／教授

2014 年から 2017 年まで公開されている。これによると，半月板単独手術年間件数はほぼ 35,000 件であり，縫合術の割合は 2016 年まで毎年 5％ずつ増加していたが，2017 年には 30％で頭打ちになっている（図 2)[1]。

　年齢別に半月板縫合術の割合をみると 10 ～ 30 歳では 50 ～ 60％を占めるが，半月板手術の多数を占める 40 ～ 70 歳では 10 ～ 40％である（図 3)。中高年齢者の主に加齢に伴う変性半月板断

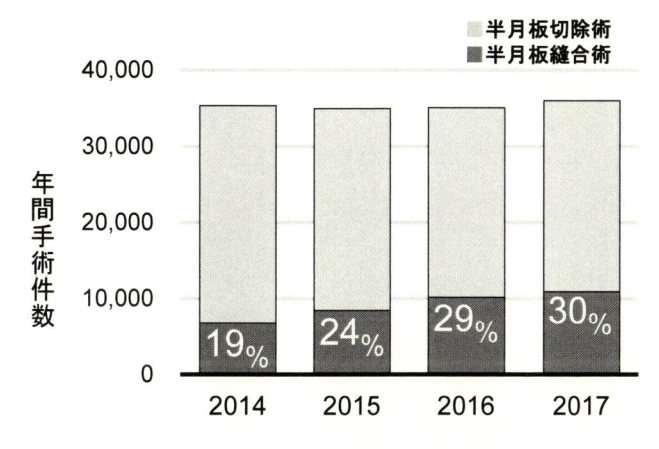

図 2　日本の年間半月板単独手術件数

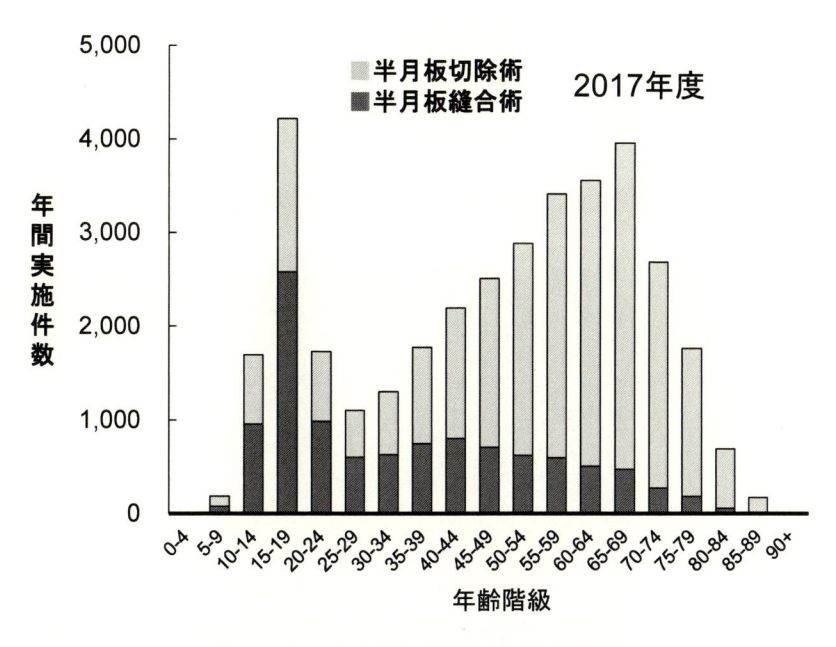

図 3　日本の年齢別年間半月板単独手術件数

裂に対する部分切除術を受けたグループは，関節鏡で観察しただけのグループと，1年時の臨床スコアに差がなく[2]，半月板切除により変形性膝関節症発症のリスクが増悪することから，半月板切除術は安易に施行するべきではない。しかしPaxtonらの半月板手術に関する95論文のreview paperによると，半月板縫合術後4年以内の再手術率は17%，10年以内になると30%にも達する[3]。半月板縫合術の適応を限定しても，再手術率は高く，半月板縫合術の適応を広げ治療成績を向上させる治療法の開発が望まれている。

1.3 滑膜幹細胞

滑膜は関節内を裏打ちしている膜であり（図4），滑膜組織を採取してもすぐに再生する。滑膜を酵素処理して得られる滑膜細胞を，2週間培養するとおよそ10%の細胞が細胞集団（コロニー）を形成する（図5）。このコロニー形成細胞をまとめて回収し，特定の条件で培養すると，

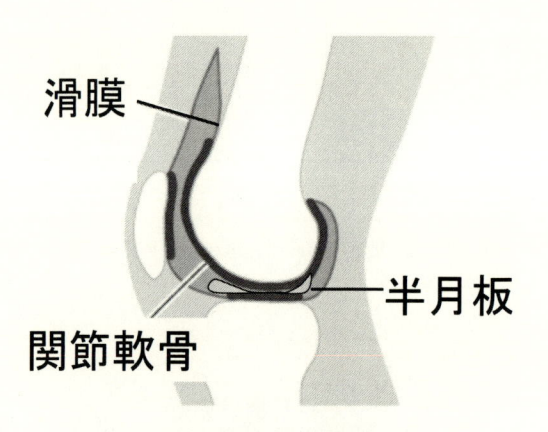

図4　膝関節の模式図

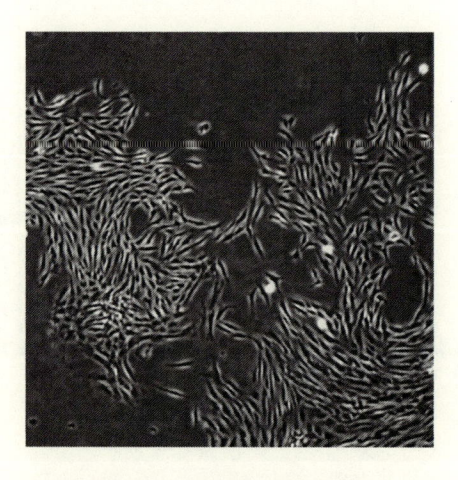

図5　ヒト滑膜幹細胞の形態

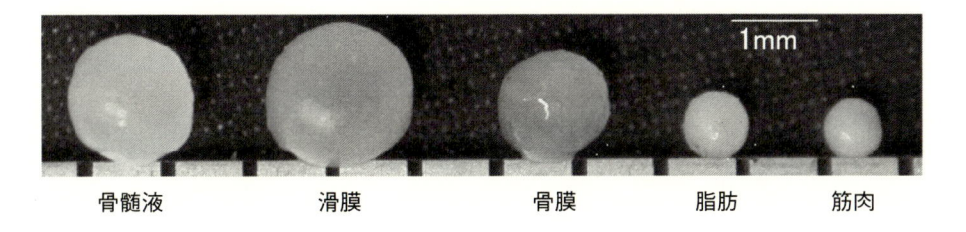

骨髄液　　　　　　滑膜　　　　　　骨膜　　　　脂肪　　　筋肉

図6　5種類の組織由来間葉系幹細胞の軟骨分化能の比較

ヒト同一ドナーから骨髄液，滑膜，骨膜，脂肪，筋肉を採取し，同一条件で間葉系
幹細胞を用意し，ペレット培養により軟骨に分化させた。滑膜幹細胞由来の軟骨塊
が最も大きく，軟骨分化能が高いことが示される（Sakaguchi（2005）より改変）。

移植前　　　　　　　　　　　　　11ヵ月後

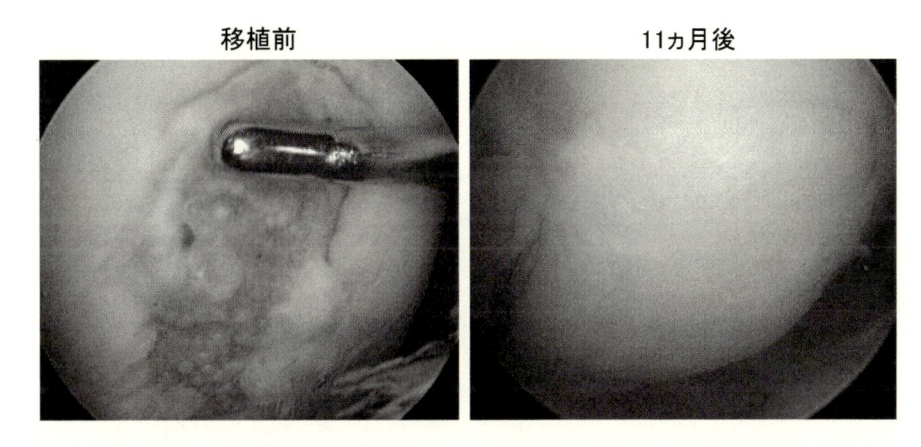

図7　大腿骨内顆軟骨欠損に対して滑膜幹細胞を移植した関節鏡視像

軟骨，骨，脂肪に分化し，多分化能を有することが示される。このコロニー形成細胞は特有の表
面抗原を示し，間葉系幹細胞と呼ばれる。

　私たちはこれまで滑膜由来の間葉系幹細胞（滑膜幹細胞）は自己血清培養で得られる収量が多
く[4]，軟骨分化能力が高く（図6）[5]，未分化な滑膜幹細胞を軟骨欠損部に移植すると軟骨が再生
する[6]ことを報告した。これらの成果をもとに，2008年から軟骨欠損に対する滑膜幹細胞の鏡視
下移植術を開始した。特に移植術に起因すると考えられる副作用を認めず，MRI所見，関節鏡
所見（図7）と臨床スコアが改善することを示した[7]。滑膜幹細胞はすべての組織に分化する能
力には劣るが，調整が容易で，安全性が高い点で，軟骨再生の細胞源として有用である。

1.4　半月板自然修復と滑膜の作用

　ラットの半月板に直径1mmの円柱状欠損を作成すると，滑膜が半月板欠損部に誘導され，自
然修復を認める（図8）。半月板修復には，周囲の滑膜組織の半月板損傷部への誘導が重要であ

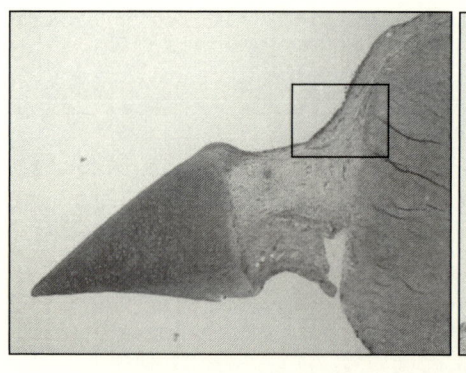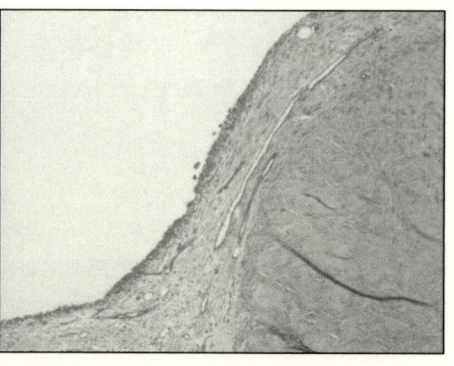

図8　ラット半月板欠損2週後の自然修復過程（トルイジンブルー染色）
左（弱拡大）：直径1mmの円柱状欠損は結合維組織で充填された。
右（強拡大）：結合組織は半月板の表面を覆う滑膜と連続している。

明視野　　　　　　　　　**GFP**

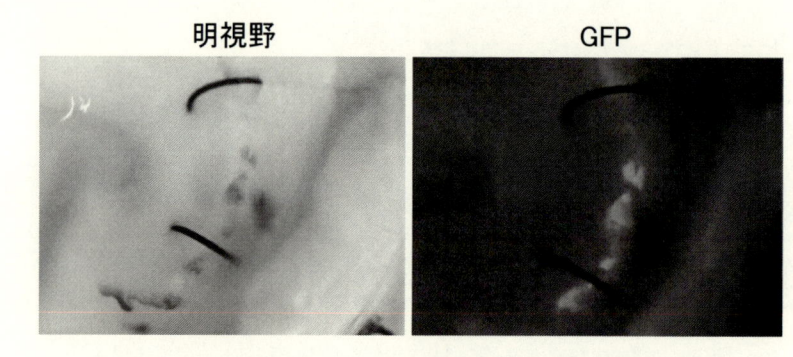

図9　滑膜幹細胞浮遊液を半月板損傷部に10分間静置後の局在
マイクロミニピッグの半月板の，血行のない範囲に直径1mmの生検パンチで
くりかえし穴をあけ，変性断裂モデルを作成した。半月板を縫合した後，GFP
を発現する滑膜幹細胞浮遊液を半月板縫合部に10分間静置した。GFP陽性細胞
は半月板断裂部と周囲の滑膜で観察された（Nakagawa（2015）より改変）。

り，このことはすでに80年以上前にKingにより報告されている[8]。半月板を修復・再生させる
のに，滑膜由来の細胞を利用するのは，自然治癒力を促進させる方法と考えられる。

1.5　ピッグモデルでの滑膜幹細胞による半月板縫合後の治癒促進

　マイクロミニピッグの両膝の内側半月板を，前節から後節までの無血行野に直径1mmの生検
パンチでくりかえし穴をあけ，変性断裂モデルを作成した。半月板を縫合した後，GFP陽性の
滑膜幹細胞浮遊液を半月板縫合部に10分間静置すると，GFP陽性細胞は半月板損傷部と，周囲
の滑膜組織に生着した（図9）[9]。片膝のみに滑膜幹細胞を移植し，両膝を肉眼的に比較すると，

滑膜幹細胞移植側は 2 週ですでに断裂部が不明瞭となったが，コントロール側は断裂が明瞭で
あった（図 10）。滑膜幹細胞投与後の半月板断裂部への滑膜組織の誘導を解析すると，滑膜幹細
胞投与側では 4 週の時点ですでに外縁から損傷部まで半月板表層に紡錘形の細胞から構成される
滑膜様組織が連続し損傷部を覆い，滑膜組織が半月板損傷部に向かって誘導されていた（図
11）。コントロール側では，滑膜組織は外縁から半月板中央部にかけて存在しているものの損傷
部には観察されなかった[9]。以上の結果からピッグの内側半月板の無血行野に変性断裂を作成し
て縫合後，滑膜幹細胞浮遊液を 10 分間静置して移植すると，滑膜幹細胞は半月板損傷部と周囲
の滑膜に生着し，周囲の滑膜組織の半月板損傷部への誘導を促し，半月板治癒が促進された（図
12）。

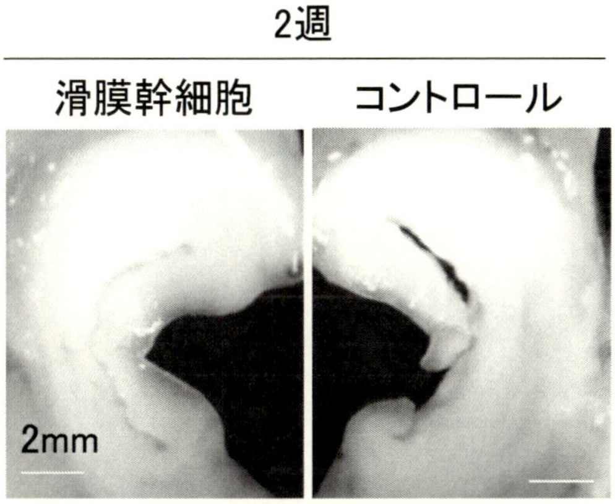

2週

滑膜幹細胞　　コントロール

2mm

図 10　滑膜幹細胞の半月板修復促進効果
マイクロミニピッグの半月板に変性断裂モデルを作成し，半月板を縫合後，滑膜幹
細胞浮遊液を半月板縫合部に 10 分間静置し，2 週後に観察した。コントロール側で
は癒合が一部分のみで，断裂の内縁は一部ちぎれている。滑膜幹細胞投与側では断
裂部が不明瞭になっている（Nakagawa（2015）より改変）。

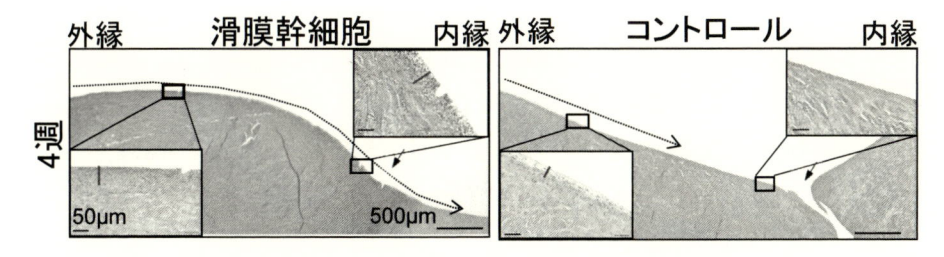

外縁　　滑膜幹細胞　　内縁　外縁　　コントロール　　内縁

4週

50μm　　　　　　　　　　500μm

図 11　滑膜幹細胞投与後の半月板断裂部への滑膜組織の誘導（HE 染色像）
マイクロミニピッグの半月板に変性断裂モデルを作成し，半月板を縫合後，滑膜幹細胞
浮遊液を半月板縫合部に 10 分間静置した。矢印は半月板断裂部，点線矢印は滑膜組織
が半月板断裂部に向かって誘導された位置を示す。滑膜幹細胞投与側では，コントロー
ル側よりも早期に，滑膜組織が半月板断裂部に達した（Nakagawa（2015）より改変）。

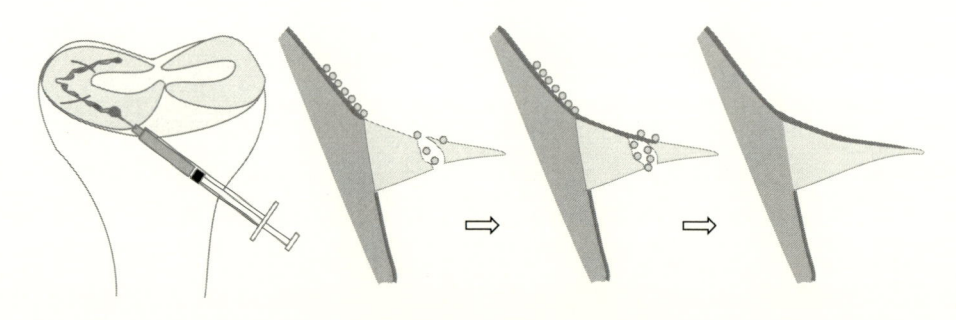

図 12　滑膜幹細胞の半月板修復促進機序
マイクロミニピッグの内側半月板の，血行のないところに変性断裂を作成し，縫合した後に，
滑膜幹細胞浮遊液を断裂部に 10 分間静置した。滑膜幹細胞は半月板断裂部と周囲の滑膜組織に
生着し，周囲の滑膜組織を半月板断裂部に誘導することにより，半月板の治癒を促進した。

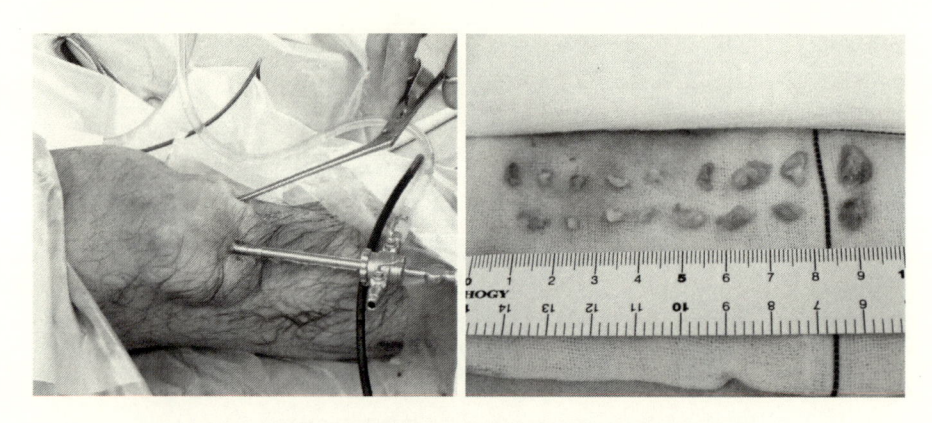

図 13　移植用の滑膜幹細胞を用意するための滑膜採取
関節鏡で観察しながら，鋭匙鉗子を使用して，膝蓋上嚢の大腿骨側から
滑膜を 20 つまみ，合計約 0.5 g を採取する。

1.6　滑膜幹細胞の内側半月板変性断裂への応用

　私たちは前臨床研究の成果をもとにして，一般的には切除術の適応となる内側半月板変性断裂
に対して，修復術を行い，さらに滑膜幹細胞を関節鏡下で移植する臨床研究を 2014 年に開始し
た。はじめに，修復術の約 2 週間前に 300 ml の末梢血を採取し，細胞培養に必要な自己血清を
用意した。次いで，半月板修復術を行い，その際に滑膜を約 0.5 g 採取し（図 13），直ちに手術
室と同じフロアにある細胞治療センターに滑膜組織を搬送し，酵素処理後の滑膜細胞を，10% 自
己血清含有培地で 14 日間培養した。その後，平均 5,000 万の滑膜幹細胞を浮遊させ，関節鏡視
下で半月板修復部に 10 分間静置し，移植した（図 14）。対象とした 5 膝すべてにおいて，2 年間
の観察で，重篤な有害事象の発生はなく，MRI 所見と Lysholm score が改善した。1 年時に再
鏡視を実施した例では，鏡視上の改善を確認した（図 15）[10]。現在，さらに 10 人を対象に治験
を実施し，より詳細に本治療法の有効性を検討している。

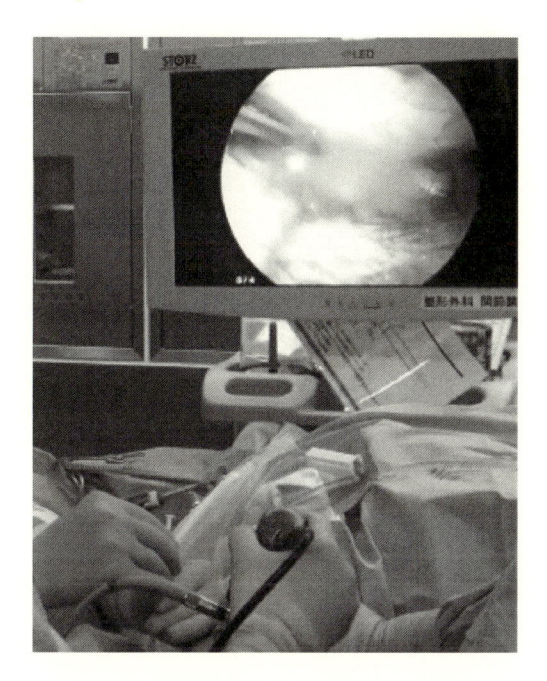

図 14　半月板縫合部への滑膜幹細胞移植
灌流液を使用せずに関節鏡で修復部を観察し，注射器で滑膜幹細胞
浮遊液を半月板修復部に静置して，10 分間この肢位を維持する。

| 修復前 | 修復直後 | 滑膜幹細胞移植 | 1年時 |

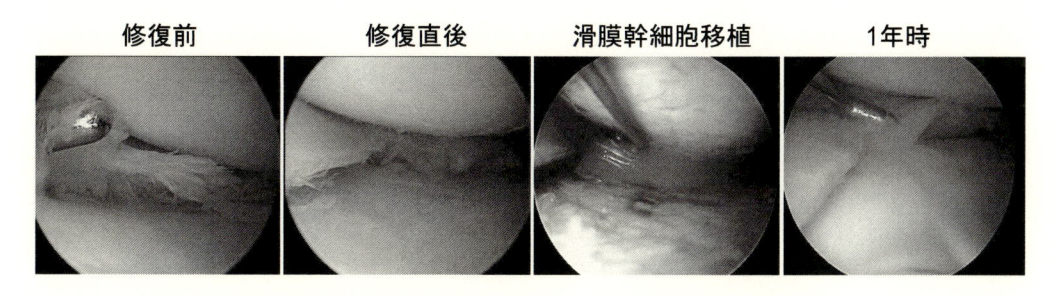

図 15　内側半月板変性断裂に対する滑膜幹細胞の移植例
半月板変性断裂に対して，修復術を施行し，2 週後に滑膜幹細胞浮遊液を修復部に 10 分間静置した。
1 年後に関節鏡検査を行い，修復部が安定していることを確認した。

文　　献

1)　Katano H, Koga H, Ozeki N, Otabe K, Mizuno M, Tomita M, Muneta T, Sekiya I.Trends in isolated meniscus repair and meniscectomy in Japan, 2011-2016. *J Orthop Sci.*, **23** (4), 676-681 (2018)

2)　Sihvonen R, Paavola M, Malmivaara A, Itälä A, Joukainen A, Nurmi H, Kalske J, Järvinen TL; Finnish Degenerative Meniscal Lesion Study (FIDELITY)Group. Arthroscopic partial meniscectomy versus sham surgery for a degenerative meniscal tear. *N Engl J Med.*, **369** (26), 2515-24 (2013). doi: 10.1056/NEJMoa1305189.

3)　Paxton ES, Stock MV, Brophy RH. Meniscal repair versus partial meniscectomy: a systematic review comparing reoperation rates and clinical outcomes. *Arthroscopy.*, **27** (9), 1275-88 (2011). doi: 10.1016/j.arthro.2011.03.088. Epub 2011 Aug 6.

4)　Nimura A, Muneta T, Koga H, Mochizuki T, Suzuki K, Makino H, Umezawa A, Sekiya I. Human synovial mesenchymal stem cells increase with human autologous serum; A comparison to fetal bovine serum and to bone marrow cells. *Arthritis Rheum.*, **58** (2), 501-510 (2008)

5)　Sakaguchi Y, Sekiya I, Yagishita K, Muneta T. Comparison of human stem cells derived from various mesenchymal tissues: Superiority of synovium as a cell source. *Arthritis Rheum.*, **52** (8), 2521-9 (2005)

6)　Koga H, Muneta T, Ju YJ, Nagase T, Nimura A, Mochizuki T, Ichinose S, von der Mark K, Sekiya I. Synovial stem cells are regionally specified according to local microenvironments after implantation for cartilage regeneration. *Stem Cells.*, **25** (3), 689-96 (2007)

7)　Sekiya I, Muneta T, Horie M, Koga H. Arthroscopic Transplantation of Synovial Stem Cells Improves Clinical Outcomes in Knees With Cartilage Defects. *Clin Orthop Relat Res.*, **473**, 2316-2326 (2015)

8)　King D. The healing of semilunar cartilages. 1936. *Clin Orthop Relat Res,* **252**, 4-7 (1990)

9)　Nakagawa Y, Muneta T, Kondo S, Mizuno M, Takakuda K, Ichinose S, Tabuchi T, Koga H, Tsuji K, Sekiya I. Synovial mesenchymal stem cells promote healing after meniscal repair in microminipigs. *Osteoarthritis Cartilage,* **23**, 1007-17 (2015)

10)　Sekiya I, Koga H, Otabe K, Nakagawa Y, Katano H, Ozeki N, Mizuno M, Horie M, Kohno Y, Katagiri K, Watanabe N, Muneta T. Additional Use of Synovial Mesenchymal Stem Cell Transplantation Following Surgical Repair of a Complex Degenerative Tear of the Medial Meniscus of the Knee. *A Case Report. Cell Transplant.*, **17**, 963689719863793 (2019). doi: 10.1177/0963689719863793. [Epub ahead of print]

2 スキャフォールドフリー滑膜間葉系幹細胞由来三次元人工組織を用いた半月板再生

下村和範[*1]，安藤　渉[*2]，中村憲正[*3]

2.1　はじめに

　半月板は膝関節内に存在する三日月状の線維軟骨組織であり，荷重分散，衝撃吸収，関節安定化，関節潤滑など重要な機能を有する。臨床上，外傷や加齢により半月板損傷が生じ，その頻度も高い。損傷を放置すると疼痛や可動域制限などの ADL 障害を生じ，また関節軟骨への負荷が増大するため，二次性の軟骨損傷を来し，さらに損傷を放置すると変形性関節症へ至る[1]。そのため近年，半月板の重要性が認識されている。しかしながら，半月板は圧縮，剪断，伸張など様々な力学負荷を受け，また非常に複雑な線維構造を有し，細胞成分が少なく，血行が辺縁部しか存在しないため，一旦損傷すると治癒が難しい組織である[2,3]。さらに，半月板損傷の多くは，無血管野を含むことから自然修復は期待されず，半月板切除を余儀なくされることが多く，半月板損傷は変形性関節症発症の原因の一つとなっている。そのため，治療に難渋するケースがしばしば存在する。

　近年，この様な難治性の半月板損傷に対し，組織工学的手法（Tissue Engineering）を用いた再生医療研究が進んでおり，幹細胞やバイオマテリアルを用いた新たな治療法が開発されつつある。本論文では，我々がこれまでに行ってきた半月板再生治療の概要を解説する。

2.2　スキャフォールドフリー滑膜間葉系幹細胞由来三次元人工組織

　Vacanti らは，Tissue Engineering の基本として細胞，細胞の足場材料（スキャフォールド），成長因子を組み合わせた組織・臓器再生法を提唱している[4]。これまで，これらの構成要素を1〜3つ組み合わせた様々な半月板再生研究が報告されているが，何れにおいても各構成要素の選択が成功の鍵となる。我々は特に間葉系幹細胞に注目した研究を行っている。間葉系幹細胞は，骨髄，脂肪，滑膜，皮膚，筋肉などの様々な組織から容易に分離，培養可能であり，また，骨，軟骨，脂肪などの様々な組織へ分化する能力を有している。その中でも，滑膜由来の間葉系幹細胞は，特に軟骨分化能が高いのが特徴であり[5]，加えて細胞採取が比較的容易で，年齢による影響を受けにくいことから，我々は細胞源としてこの滑膜間葉系幹細胞に注目している[6]。

　さらに我々は独自に，スキャフォールドを用いずに間葉系幹細胞のみから三次元組織を作成す

＊1　Kazunori Shimomura　大阪大学大学院　医学系研究科　器官制御外科学（整形外科）　助教

＊2　Wataru Ando　大阪大学大学院　医学系研究科　運動器医工学治療学　講師

＊3　Norimasa Nakamura　大阪保健医療大学　スポーツ医科学研究所　教授；　大阪大学　臨床医工学融合研究教育センター　招聘教授

る技術を開発した。滑膜間葉系幹細胞をアスコルビン酸存在下に高密度培養すると，細胞自身よりマトリックスの産生が促され，シート状の幹細胞・マトリックス複合体が得られ，さらに得られた組織を培養皿から丁寧に剥離すると，自己収縮により球状の三次元人工組織（Tissue Engineered Construct；TEC）を形成した[7,8]。TEC は十分な力学強度を有し，容易に形状を変えることができ，接着性に富む性質を有していた。TEC を免疫組織学化学的に評価すると，マトリックスは主として1型および3型コラーゲンから成り，2型コラーゲンはほとんど見られなかったが，軟骨分化培地で培養すると，2型コラーゲンの産生が促され，軟骨様組織を形成した[7]。さらにフィブロネクチンなどの接着因子を多数含有しており，TEC が有する接着能の一因と考えられた。以上の性質から，TEC は幹細胞を効率よく病変部へ移植する新たな手法となり得ることが期待された。

2.3　スキャフォールドフリー滑膜間葉系幹細胞由来三次元人工組織を用いた半月板再生治療

　本 TEC の半月板再生への有用性を検討するため，ヒト半月板と形状，大きさが類似したブタ大動物モデルを用いた検討を行った。TEC をブタ滑膜間葉系幹細胞より作成し，他家移植として用いた。麻酔下にブタ膝関節を切開，内側半月板前節に直径4 mm の円柱状の欠損を作成し，欠損部へ TEC 移植を行った（図1）。コントロール群は欠損のみ作成した。術後6ヶ月で肉眼的，組織学的評価を行った。肉眼的には，TEC 移植群で欠損は修復組織で満たされていたが，コン

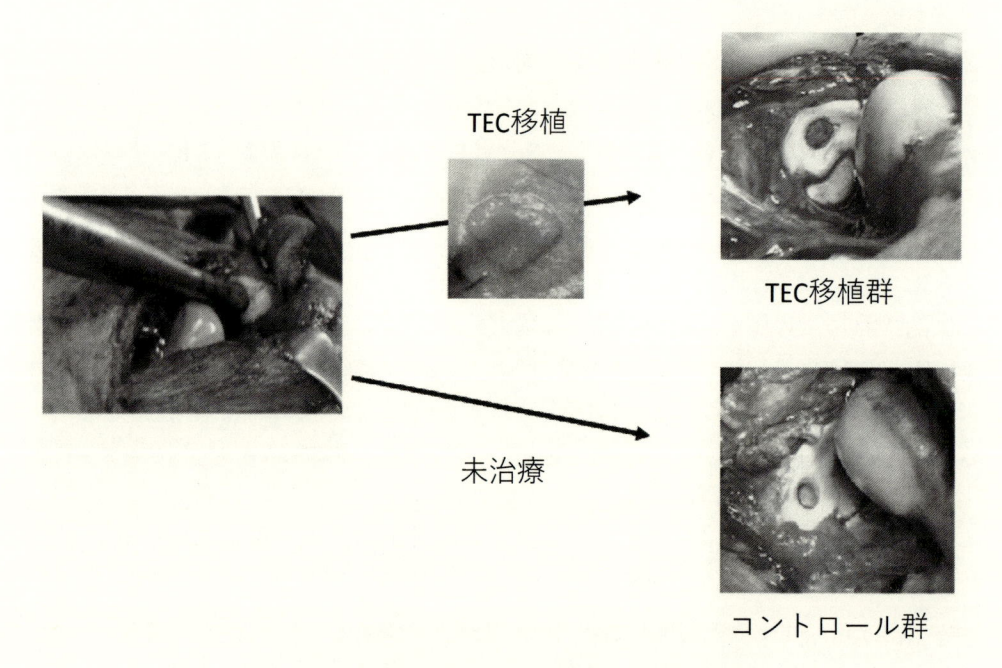

TEC移植

TEC移植群

未治療

コントロール群

図1　ブタ半月板欠損モデルに対する TEC 移植の概要
文献9）より引用・改変

トロール群では欠損の修復は見られなかった（図2）。また半月板に隣接する脛骨関節軟骨は，TEC 移植群でより軟骨保護効果が見られた。組織学的評価では，TEC 移植後の修復半月板は，正常半月板と同様に自由縁領域でサフラニン O 染色に膿染されていたが，コントロール群では一部瘢痕用組織での修復が見られるのみであった（図3）。また TEC 群では，修復組織は周囲半月板組織と良好な生物学的癒合を示した。以上の結果より，滑膜間葉系幹細胞由来 TEC は，大動物を用いた前臨床試験にて半月板再生に有用であることが示され，今後の臨床応用が期待される[9]。

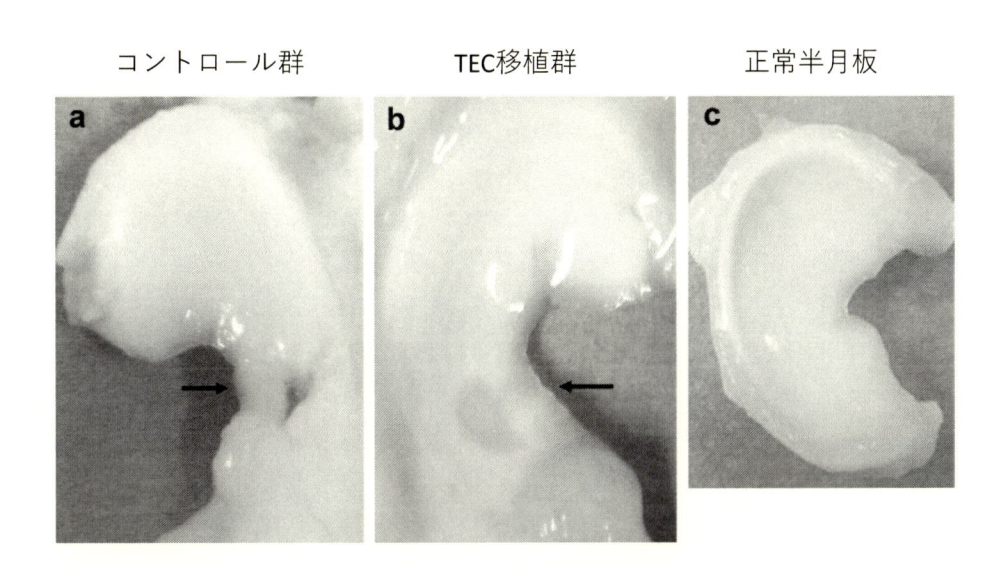

コントロール群　　　　TEC移植群　　　　正常半月板

図2　術後6ヶ月の肉眼像
(a)コントロール群，(b) TEC 移植群，(c)正常半月板，矢印：半月板欠損部
文献9）より引用・改変

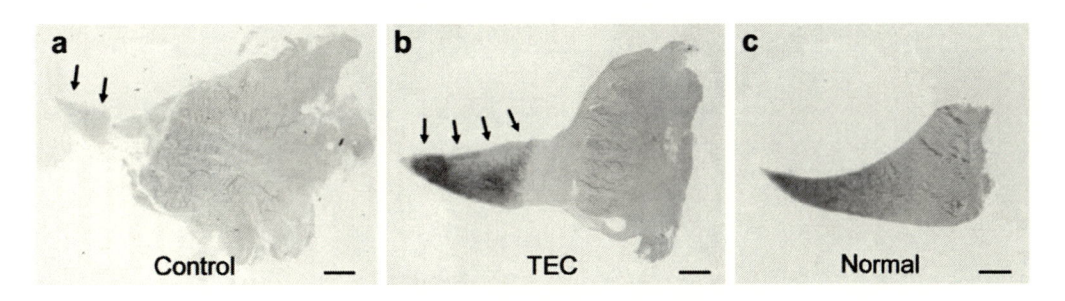

図3　術後6ヶ月の組織像。サフラニンO染色。
(a)コントロール群，(b) TEC 移植群，(c)正常半月板，
矢印：自由縁領域で TEC 移植群は正常半月板と同等の
染色を獲得している　Bar＝2 mm
文献9）より引用・改変

2.4 組織工学的手法を用いた半月板修復治療

半月板は非常に複雑な線維構造を有しているが，その中でも円周状線維（フープ構造）が膝関節の安定化に最も寄与している。フープ構造の破綻は，膝関節の生体力学的機能を著しく損なうが，無血管野を含む損傷であり，また損傷部を力学的に安定化させることが困難であることから，未だ有効な治療法は存在せず，損傷を放置すると，変形性関節症の要因となる。

そこで我々は，エレクトロスピニング法により作製されたスキャフォールドに注目した研究を行っている。本スキャフォールドは，ナノレベルの微細線維構造を有し，線維に一定の配向性を付与することで，特に伸張ストレスに強い構造となる[10]。さらに使用する材料を複数組み合わせたり，組成を変えることで，力学強度や密度，生体内での分解速度を調節することが可能となる。これらの技術を利用し，我々は，十分な力学的強度ならびに緩徐な生分解性能を有する人工ポリマーであるポリ−ε−カプロラクトンを用いたエレクトロスピニングにて，一定方向に配向性を付与したナノレベルの線維構造を持つシート状のスキャフォールドを作製し，半月板組織培養系（*in vitro*）にて，半月板主コラーゲン線維の修復に対する有用性を示した[11]。

ついで，ウサギ半月板損傷モデルを用いて検討を行った。本実験では，より修復を促進することを目的にスキャフォールド単独に加え，TEC をスキャフォールドに貼り付けた TEC・ナノファイバースキャフォールド複合体を作成し，移植に用いた。ウサギ内側半月板前節に 5 mm 幅の横断裂を作製し，断裂部をスキャフォールド単独あるいはウサギ滑膜間葉系幹細胞由来 TEC・スキャフォールド複合体で被覆・補強した。その際，スキャフォールド線維方向と半月板主線維の方向を一致させた。コントロールとして未治療群を用意した。術後 12 週の評価にてコントロール群，スキャフォールド群では，関節軟骨の変性が進行し，半月板の関節外逸脱が見られた（図 4，5）。一方で，TEC・スキャフォールド群は，12 週まで関節軟骨の変性は見られず，修復半月板の関節外への逸脱も見られなかった（図 4，5）。修復半月板は，TEC・スキャフォールド群で，線維軟骨による修復が見られた。以上より，本法は，従来治療困難であったフープ構造の破綻を伴う半月板損傷の修復に有用であることが示され，今後，難治性半月板損傷の治療への応用が期待される[12]。

2.5 スキャフォールドフリー間葉系幹細胞由来三次元人工組織を用いた組織再生と今後の展望

本論文で述べた TEC 作成技術は，細胞の足場材料であるスキャフォールドを用いず三次元組織が作成可能である点で非常にユニークな方法と言える。近年，バイオマテリアルの発展により，様々な生体由来材料（コラーゲンなど）や合成ポリマー（ポリ乳酸など）などから成るスキャフォールドを用いた細胞移植法が主流となっている。細胞をこれらのスキャフォールドへ播種することで，生体と類似した三次元環境での培養が可能となり，細胞を効率良く移植可能となる。一方で，これらのスキャフォールドの使用による長期の安全性（感染伝播，免疫応答など）は示されておらず，今後注意深い観察が必要となる。そのため，前者の実験の様に TEC 単独で用いる場合，スキャフォールドを必要としないため，高い安全性が期待され，また高額なバイオ

コントロール群　　スキャフォールド群　　**TEC・スキャフォールド群**

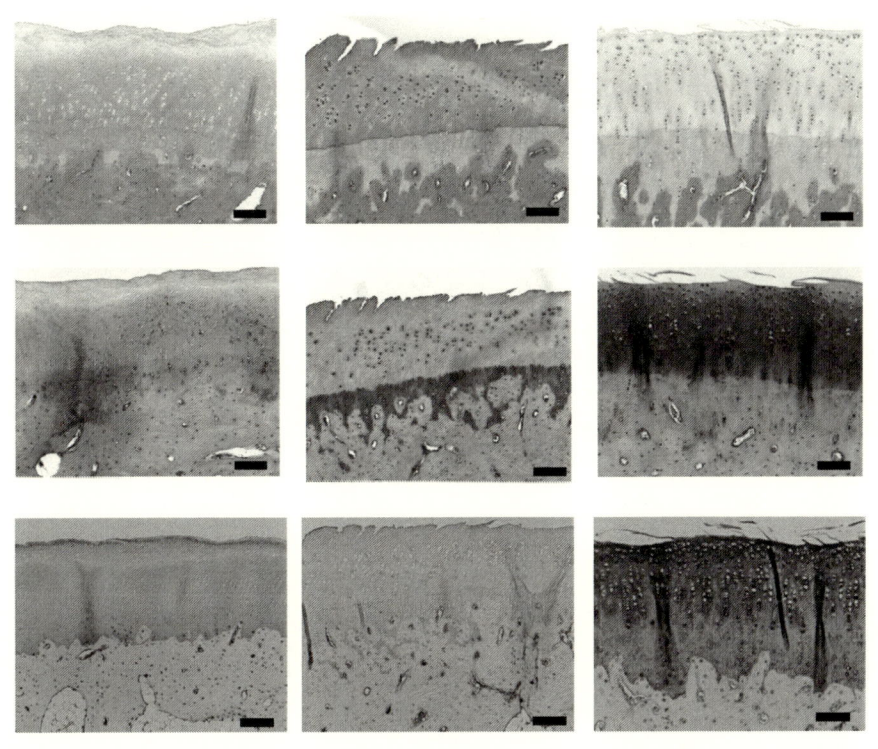

図 4　術後 12 週の隣接する関節軟骨（大腿骨内顆）組織像
H&E 染色（上段），サフラニン O 染色（中央），2 型コラーゲン免疫染色（下段），Bar ＝ 100 μm
文献 12）より引用・改変

マテリアルを使用せず簡便に三次元組織が作成可能であることから，より低コストでの移植法となり得る。さらに後者の実験の様に，各種バイオマテリアルとのハイブリッドも容易であり，特にバイオマテリアルの持つ力学強度と TEC の持つ生物活性を併せ持つハイブリッドマテリアルの作成も可能となり，修復に不利な組織構造や複雑な力学環境を持つ半月板への修復・再生には有用な方法となり得る。

　今回，TEC を用いた半月板再生や TEC・バイオマテリアル複合体による半月板修復法の概要を述べた。さらに，半月板治療のみならず，同 TEC を用いた軟骨再生治療は臨床研究の段階であり[13]，さらに変形性関節症をターゲットとした骨軟骨再生[14]，成長軟骨再生[15]，椎間板再生[16]に対する基礎研究も行っており，今後様々な組織再生へ応用できる可能性が示唆される。

コントロール群　　スキャフォールド群　　TEC・
スキャフォールド群

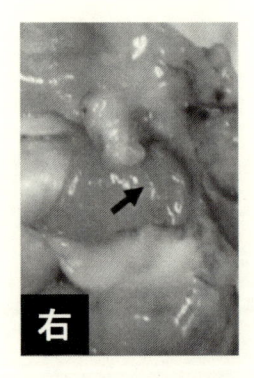 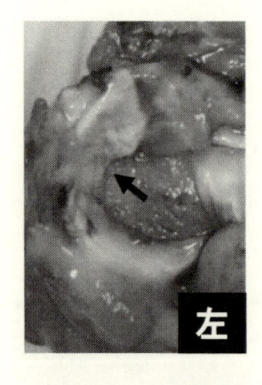 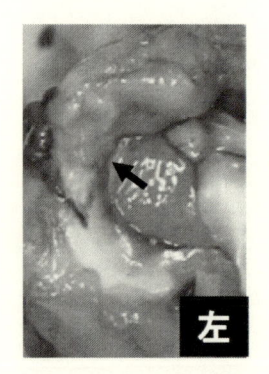

図5　術後12週の修復半月板
矢印：半月板欠損部
文献12) より引用・改変

文　　献

1) McDermott ID *et al., J Bone Joint Surg Br*, **88**, 1549-56 (2006)

2) Arnoczky SP *et al., Am J Sports Med*, **10**, 90-5 (1982)

3) Fox, AJ *et al., Sports Health*, **4**, 340-51 (2012)

4) Langer R, Vacanti JP., *Science*, **260**, 920-926 (1993)

5) Sakaguchi Y *et al., Arthritis Rheum*, **52** (8), 2521-9 (2005)

6) Shimomura K *et al., Biomaterials*, **31** (31), 8004-11 (2010)

7) Ando W *et al., Biomaterials*, **28** (36), 5462-70 (2007)

8) Ando W *et al., Tissue Eng Part A*, **14** (12), 2041-9 (2008)

9) Moriguchi Y *et al., Biomaterials*, **34** (9), 2185-93 (2013)

10) Mauck RL *et al., Tissue Eng Part B Rev*, **15**, 171-93 (2009)

11) Shimomura K *et al., Tissue Eng Part A*, **21**, 2066-75 (2015)

12) Shimomura K *et al., Biomaterials*, **192**, 346-354 (2019)

13) Shimomura K *et al., Am J Sports Med*, **46** (10), 2384-2393 (2018)

14) Shimomura K *et al., Tissue Eng Part A*, **20** (17-18), 2291-304 (2014)

15) Yoshida K *et al., J Pediatr Orthop*, **32** (3), 314-21 (2012)

16) Ishiguro H *et al., Acta Biomater*, **15** (87), 118-129 (2019)

3　複合型コラーゲン足場内での軟骨様人工組織の構築

東藤　貢[*1]，中牟田侑昌[*2]，荒平高章[*3]

3.1　はじめに

　現在，損傷した軟骨に対して組織工学的な軟骨再生法の臨床応用が検討されており，軟骨細胞を足場材に播種し，生体外である程度組織化を施すことにより，人工的に作製した再生培養軟骨を患部に埋植することで，欠損した部位を元通りに復元する試みがなされている[1,2]。患者自身から軟骨細胞を採取することで，拒絶反応がなく，また，足場材として広く用いられているコラーゲンは生体適合性や生分解性に優れ，加工性・操作性の良さ，細胞増殖・分化の促進効果に優れているため，再生培養軟骨は単純な人工軟骨移植に比べ，初期の生体適合性に優れ，早期の組織再生が期待されている[3~13]。しかし，人工的なコラーゲンゲルと軟骨細胞を用いて *in vitro* で作製した再生培養軟骨は，実際の生体軟骨に比べると力学的特性の点で劣るため，より力学的に適合性が高い再生培養軟骨の開発が求められている。

　一方，再生培養軟骨の細胞源としては，患者自身の軟骨細胞が用いられているが，患者の健全な個所から軟骨組織を採取するために，新たな損傷を加えることになってしまう。そこで，新たな細胞源として骨髄由来ヒト間葉系幹細胞（hMSC）やiPS細胞等の幹細胞が期待されている[14~18]。患者本人から採取したhMSCは軟骨細胞と同様に拒絶反応がなく，患者自身の骨髄や脂肪から豊富に採取可能であり，多種の細胞へと分化可能であるといった利点も有している[19~23]。しかし，現段階では，骨芽細胞や軟骨細胞等の多種の細胞へ分化する幹細胞の分化制御の困難さ，生体外での細胞培養や組織化に時間がかかることが問題となっている[24,25]。

　このような軟骨再生治療の現状の下，我々の研究グループでは，コラーゲンゲルより力学的特性に優れるコラーゲンゲル／スポンジ複合材を足場材とし，hMSCを細胞源とした再生培養軟骨の開発研究に取り組んできた。本節では，コラーゲンゲル／スポンジ複合材とhMSCを組み合わせることで作製した軟骨様人工組織に関する基礎研究の成果，特にhMSCの軟骨細胞への分化を促進するとともに細胞数を確実に増加させる培養法について紹介する。

3.2　実験方法の概要

　予め固液相分離法と凍結乾燥法により作製したニワトリ軟骨由来II型コラーゲンの円柱型スポンジをシリコンゴム製の鋳型に入れ，ブタ軟骨由来I型コラーゲンゲル溶液中に浸漬させた後，インキュベータ内で1時間静置しゲル化させることで，コラーゲンゲル／スポンジ複合材を作製

＊1　Mitsugu Todo　九州大学　応用力学研究所　自然エネルギー総合利用センター　准教授

＊2　Yusuke Nakamuta　崇城大学　工学部　機械工学科　助教

＊3　Takaaki Arahira　九州情報大学　経営情報学部　情報ネットワーク学科　講師

した。このとき予めゲル溶液中に hMSC（1.0×10^5 個 / 足場材）を混合しておくことで足場材と細胞の複合体の作製が可能となる。作製した足場材と hMSC の複合体は 3 種類の異なる培養条件で培養実験を行った。一つ目の培養条件では，軟骨分化誘導剤が入った軟骨細胞分化用培地（プライマリーセル㈱）を用いて 28 日間培養を行った。二つ目の培養条件は異なる 2 種類の培地を組み合わせて行う培養であり，2 種類の組み合わせ培養を試みた。組み合わせ培養 A では，通常の細胞増殖培地を添加後 14 日間培養し，続けて軟骨分化培地に交換後さらに 14 日間培養を行った。組み合わせ培養 B では，軟骨分化培地で 14 日間培養した後，軟骨細胞増殖培地（プライマリーセル㈱）に交換して 14 日間培養を行った。各培養条件に対して，培養開始後定期的にマイクロプレートリーダーによる細胞数測定，RT-PCR による軟骨分化マーカである II 型コラーゲンとアグリカンの遺伝子発現量の測定，卓上型材料試験機による圧縮弾性率の測定を行った。さらに，電界放射形走査型電子顕微鏡（FE-SEM）による構造観察を行った。

3.3　各培養条件における細胞の増殖・分化挙動

3.3.1　軟骨分化培養

　軟骨分化培地のみで行った培養実験における細胞増殖挙動を図 1 に示す。28 日間の培養で細胞数は 1.5 倍程度に増加しているが，培養軟骨組織の形成のためにはこの程度の増加量では不十分であった。Qiong らは，細胞の増殖を活性化させる因子を含まない培地を用いて hMSC の軟骨分化培養を行ったところ，軟骨分化能が向上はしたが細胞数は増加しないことを報告しており，その結果は本研究の結果と対応している[26]。また圧縮弾性率は培養 1 日目の約 3.6 kPa から培養 28 日目の約 3.0 kPa とまで次第に低下していく結果となった。軟骨細胞への分化は進むが細

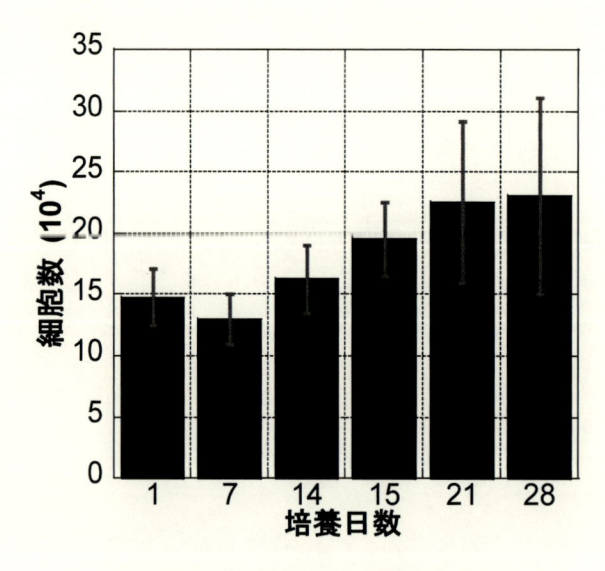

図 1　軟骨分化培養における細胞数の変化

胞数が増加しないために，十分な細胞外基質形成が行われず，また足場材の劣化も進むため，構造全体としての剛性が低下し弾性率が低下したものと考えられる。

3.3.2　組み合わせ培養

　組み合わせ培養 A と B それぞれでの細胞増殖挙動の実験結果を図2に示す。組み合わせ培養 A では，前半の培養 1 日目から 14 日目までの細胞増殖培養において細胞数は大きく増加し，後半の培養 15 日目から 28 日目までの軟骨分化培養では細胞数の増加はほとんど見られなかった。28 日目の細胞数は 1 日目の約 9 倍を示していた。一方，組み合わせ培養 B においては，前半の軟骨分化培養の期間では，細胞数はほとんど増加せず，後半の軟骨細胞増殖培養において細胞数は大きく増加し，培養 28 日目において 1 日目の約 17 倍にまで増加した。これらの結果から，軟骨細胞への分化と細胞増殖の両方を達成するためには，軟骨分化培養と増殖培養を効果的に組み合わせることが有効であることが示唆された。また，細胞の増殖については，組み合わせ培養 B の方がより効果的であることが明らかになった。

　組み合わせ培養における圧縮弾性率の変化を図3に示す。組み合わせ培養 A では，前半の増殖培養の期間において圧縮弾性率は 2.8 kPa から 3.4 kPa まで増加した。後半の軟骨分化培養においても若干の増加を示し，培養 28 日目で 4.4 kPa まで増加した。一方，組み合わせ培養 B においては，前半の軟骨分化培養では弾性率はほとんど変化しなかった。しかし，後半の軟骨細胞増殖培養において弾性率は急激に増加し，培養 28 日目で約 6.0 kPa まで増加していた。このように 28 日間の培養において，最終的には組み合わせ培養 B の方が A よりも高い弾性率を示した。このことは，hMSC の軟骨細胞への分化と増殖により，細胞外基質形成の促進と形成量の増加のた

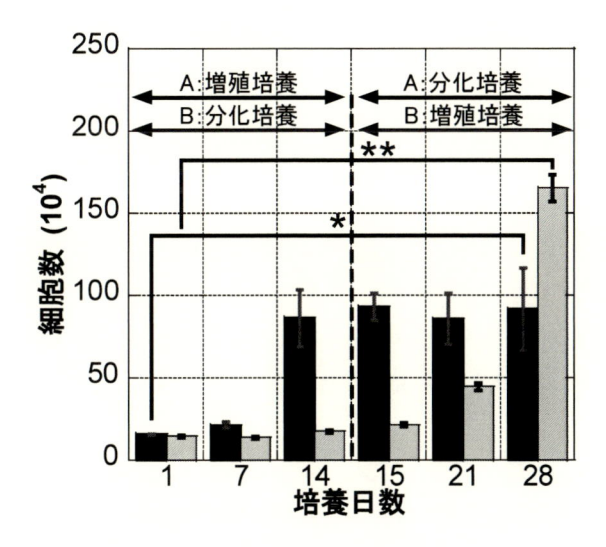

図2　組み合わせ培養における細胞数の変化
★ と ★★ は p<0.05 を示す。

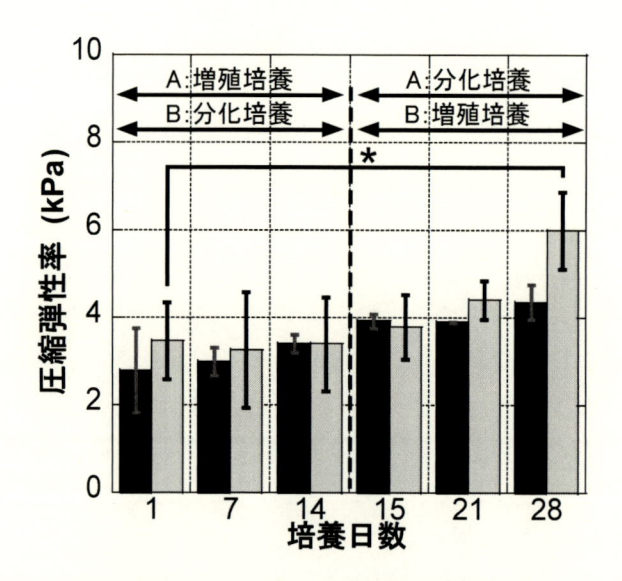

図3　組み合わせ培養における圧縮弾性率の変化
★ は p<0.05 を示す。

めに足場材を含む再生組織の構造全体が強化されたためだと考えられる。なお，培養28日目の弾性率は軟骨分化培養のみを行った場合と比較し，組み合わせ培養Aで2倍近く，組み合わせ培養Bで3倍近くまで増加していた。

　2種類の組み合わせ培養におけるⅡ型コラーゲンとアグリカンの遺伝子発現の変化を図4に示す。組み合わせ培養Aでは，後半の軟骨分化培養においてのみⅡ型コラーゲンが検出されており，培養日数とともに増加する傾向にあった。逆に組み合わせ培養Bでは，前半においてⅡ型コラーゲンの遺伝子発現量は増加し，後半ではほぼ一定の値を示した。培養28日目において，2種類の組み合わせ培養法間における差は小さかった。しかし，組み合わせ培養Bの方が遺伝子発現の継続期間が長く，より多くのⅡ型コラーゲンが産生されることが示唆される。アグリカンの遺伝子発現量について見てみると，組み合わせ培養Aでは，前半の増殖培養では増加せず，後半の軟骨分化培養では，培養日数とともに順調に増加した。　方，組み合わせ培養Bでは，前半の軟骨分化培養において大きく増加し，後半の軟骨細胞増殖培養では若干増加する傾向にあり，最終的に28日間の培養において，Bの方がAよりも2倍以上増加していた。このことは，Ⅱ型コラーゲンと同様に組み合わせ培養Bにおいて，軟骨細胞への分化がより順調に進行したことを示している。

　図5と図6に組み合わせ培養AとBにより28日間培養した後の試料表面と断面のFE-SEM画像をそれぞれ示す。試料の表面には線維状構造体が多く形成されている様子が観察された。また，断面では繊維状構造体だけでなく，軟骨細胞特有の球状細胞が観察された。また，組み合わせ培養Bでは，試料の表面には軟骨細胞様球状細胞と線維状構造体が多く形成されている様子が

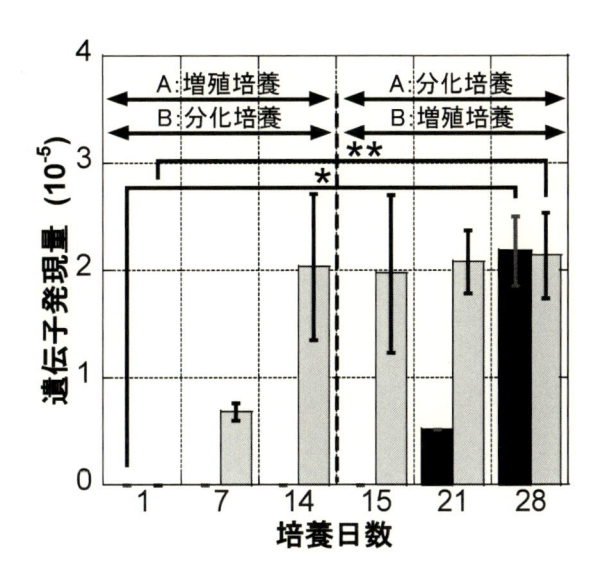

(a)　II型コラーゲン

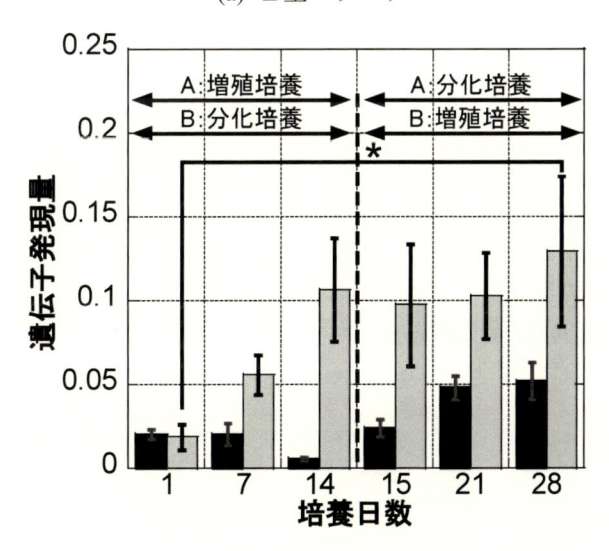

(b)　アグリカン

図4　軟骨分化マーカ遺伝子の発現量の変化
★ と ★★ は p<0.05 を示す。

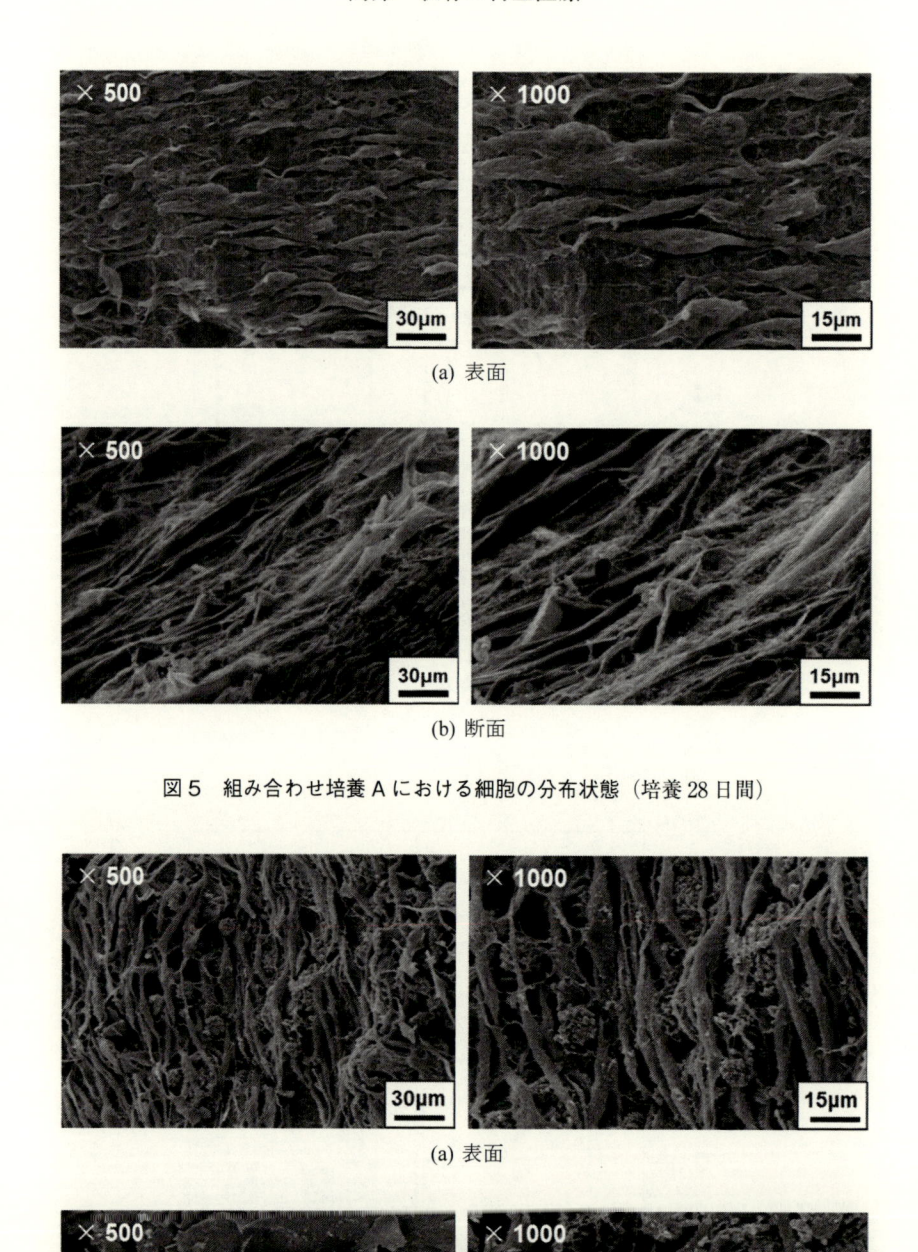

(a) 表面

(b) 断面

図5　組み合わせ培養 A における細胞の分布状態（培養 28 日間）

(a) 表面

(b) 断面

図6　組み合わせ培養 B における細胞の分布状態（培養 28 日間）

観察され，断面では軟骨細胞様球状細胞が多数観察され，軟骨特有の細胞の集合も観察された。試料表面において観察された線維状構造体は，hMSC が軟骨細胞ではなく線維芽細胞へと分化したか，あるいは軟骨細胞から脱分化してしまったと考えられる。しかし，2 種類の組み合わせ培養ともコラーゲンゲルで覆われている表層の一部や内部では軟骨細胞様球状細胞のみが多数観察されており，hMSC の軟骨細胞分化促進には細胞周辺の環境が深く関係していると考えられ，構造の変更により改善できると考えられた。2 種類の組み合わせ培養を比較すると，組み合わせ培養 B の方が A よりも多くの軟骨細胞様球状細胞が観察された。このことは，細胞数の増加挙動や軟骨分化マーカの遺伝子発現量の経時変化と対応しており，組み合わせ培養 B の方が細胞増殖や細胞外基質の形成に有効であることを示している。さらに，このような細胞外基質形成が巨視的な圧縮弾性率の向上に繋がったと考えられる。

3.4　ゲルラッピング法による軟骨細胞分化の安定化

　図 4 と図 5 に示したように，培養後の試料表面において線維芽細胞様扁平細胞が多数観察された。そこで足場材全体にわたって hMSC の軟骨細胞分化を促進するため，ゲルでコラーゲンゲル／スポンジ複合材の表面を覆うゲルラッピング法を考案した[27]。ゲル／スポンジ複合材にhMSC を播種した後，再びシリコンゴムで作製した型に入れゲル溶液中に浸漬させゲル化させることで最外層にゲル層を有したゲル／スポンジ複合材を作製した。組み合わせ培養 B により一定期間培養実験を行い細胞数と軟骨分化マーカの遺伝子発現量の測定を行った。28 日間の培養の結果，ゲル層を有する試料の細胞数は約 14 倍に増加した。これは，ゲル層を有していない試料の 17 倍よりも低いが，その差は線維芽細胞への分化による急速な細胞数の増加に起因していると考えられる。ゲル層を追加した試料においては，細胞がゲルで覆われることで細胞周辺が生体軟骨に近い環境となり，軟骨細胞への分化が促進されたため，細胞増殖が抑制されたと考えられる。また，軟骨分化マーカの遺伝子発現量を調べたところ，ゲル層を有する試料の方でより高い II 型コラーゲン遺伝子の発現量を示していた。また，アグリカンも同様の結果を示していた。この結果は，ゲル層の追加により，hMSC の周辺が生体軟骨により近い環境となることで軟骨分化が促進されたと考えられる。図 7 に 28 日間培養した後のゲル層を有する試料表面の FE-SEM画像を示す。試料の表面には軟骨細胞様球状細胞とコラーゲンと思われる線維状構造体が多く形成されている様子が観察された。以上の結果より，ゲル層を最外層に追加するゲルラッピング法は，hMSC の軟骨細胞への分化に有効であることが示された。

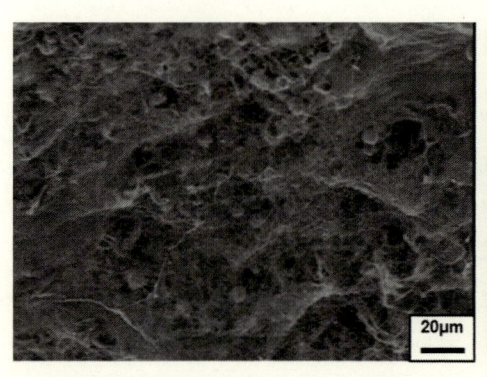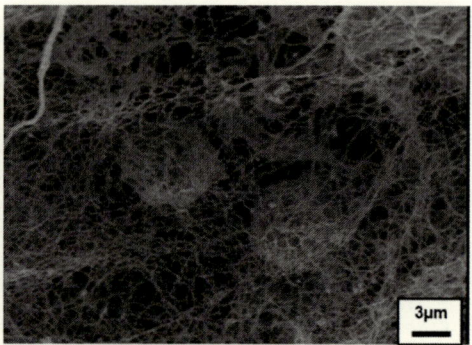

図7　ゲルラッピング法を用いた足場材表面での細胞形態

3.5　まとめ

　本節では，コラーゲンゲルとコラーゲンスポンジを組み合わせた複合足場材とヒト間葉系幹細胞を組み合わせた軟骨様人工組織作製に関する基礎研究の成果について紹介した。hMSC を用いた軟骨再生では，軟骨分化培養と軟骨増殖培養を組み合わせた培養法が効果的であることが示された。さらに，足場材表面での線維芽細胞様細胞への分化を阻止し軟骨細胞への分化を促進するためには，ゲルラッピング法が有効であることが示された。なお，我々が作製した軟骨様組織の弾性率は生体軟骨に比べてかなり低く，再生医療に供するには力学的特性の点からも不十分である。今後，細胞の高密度化，足場材構造の改良，細胞外基質構造の制御等の観点から力学的特性のさらなる向上を検討したい。

文　　　献

1)　S. Ichinose *et al., Medical Molecular Morphology*, **46**, 24（2013）

2)　N. Adachi *et al., Knee. Surg. Sports. Traumatol. Arthrosc.*, **22**, 1241（2014）

3)　Y. Hiraoka *et al., Tissue Engineering*, **9**, 1101（2003）

4)　S. Ansboro *et al., J. Control. Release*, **179**, 42（2014）

5)　M. Du *et al., Colloids. Surf. B. Biointerfaces*, **114**, 316（2014）

6)　M. Itoh *et al., Tissue Engineering*, **10**, 818（2004）

7)　M. Fujita *et al., Tissue Engineering*, **11**, 1346（2005）

8)　Y. Hiraoka *et al., Tissue Engineering*, **12**, 1475（2006）

9)　H. Hosseinkhani *et al., Biomaterials*, **27**, 1387（2006）

10)　S. A. Murshid *et al., Journal of Bone and Mineral Metabolism*, **25**, 151（2007）

11)　Y. Chen *et al., Surface and Coatings Technology*, **201**, 575（2006）

12)　S. Liao *et al.*, *Biomaterials*, **26**, 7564（2005）

13)　Y. Mochida *et al.*, *Matrix Biology*, **28**, 44（2009）

14)　M. L. da Silva *et al.*, *Biomacromolecules*, **11**, 3228（2010）

15)　H. H. Lee *et al.*, *Osteoarthritis and Cartilage*, **21**：385（2013）

16)　A. J. Lomas *et al.*, *Tissue Engineering Part C-Methods*, **19**, 577（2013）

17)　H. Nejadnik *et al.*, *Plos One*, **7**, e49971（2012）

18)　A. J. Neumann *et al.*, *Tissue Engineering Part A*, **19**, 1285（2013）

19)　N. E. Sadr *et al.*, *Biomaterials*, **33**, 3216（2012）

20)　F. Wei *et al.*, *J. Cell. Phys.*, 2195（2012）

21)　T. Hoshiba *et al.*, *Biomaterials*, **33**, 2015（2012）

22)　E. Janet *et al.*, *Tissue Engineering Part A*, **15**, 605（2009）

23)　F. Laydi *et al.*, *Bio-Medical Materials and Engineering*, **23**, 311（2013）

24)　P. A. Parmar *et al.*, *Biomaterials*, **54**, 213（2015）

25)　S. Ravindran *et al.*, *Biomaterials*, **71**, 58（2015）

26)　L. S, Qiong *et al.*, *Macromol. Rapid Commun.*, **31**, 1148（2010）

27)　Y. Nakamuta *et al.*, *Inter. J. Biosci. Biochem. Bioinform.*, **7**, 102（2017）

4 自家培養軟骨移植による軟骨再生と磁気ターゲティングによる治療

亀井直輔[*1]，越智光夫[*2]，安達伸生[*3]

4.1 はじめに

　世界に先駆けて超高齢社会となった我が国において，健康寿命の延伸が医療における喫緊の課題となっており，運動器治療の重要性が増している。その中でも関節軟骨の変性を病態とする変形性膝関節症は非常に重要なターゲットとなる。我が国における大規模疫学調査（ROAD プロジェクト）で，40 歳以上の変形性膝関節症の有病率は男性 42％，女性 61.5％と報告されている[1]。これを現在の日本の人口に換算すると変形性膝関節症の患者数は約 3,000 万人以上で，痛みや関節可動域制限を持つ患者が 1,000 万人以上にのぼると推測されている。この数は今後の高齢化の進展に伴ってさらに増加することが予想される。WHO は高齢化社会における課題として，高齢者の視聴覚障害，認知症と並んで変形性関節症による障害を挙げており，我が国の介護保険制度において「関節疾患」は高齢者が要支援・要介護状態となる原因の上位に挙げられており，その経済損失は約 5 兆円にのぼるとの試算もある[2]。関節軟骨は血管や神経を持たず，少ない細胞と豊富な細胞外基質で構成されているため，いったん損傷されると組織修復のための栄養や細胞の供給が得られにくく，自己修復能力に乏しく，関節軟骨の治療は永らく困難な課題であった。

4.2 関節軟骨障害に対する治療の現状

　関節軟骨を修復させる従来の治療として，軟骨下骨に孔をあけて骨髄から軟骨組織を修復させるための細胞や液性因子を動員するとされる骨髄刺激法が古くから行われてきたが，この方法では軟骨修復が不十分であったり，修復されたとしても軟骨欠損部が本来の硝子軟骨ではなく，線維軟骨で修復されるため，長期的に効果を維持できないことが問題となっている[3]。そこで，硝子軟骨による関節軟骨の修復法として，非荷重部から円柱状の骨軟骨組織を採取し，軟骨欠損部へ移植する骨軟骨柱移植法（モザイクプラスティ法）も行われている。しかし，軟骨障害の治療のために新たな軟骨障害を惹起するという矛盾があり，欠損部が大きいほど大量の骨軟骨柱を必要とするため，対応できる軟骨欠損の大きさに限界がある。一方，重度の変形性関節症に至ってしまった場合には人工関節置換術の適応となり，比較的安定した治療成績が得られるため広く普及している。しかし，人工関節の耐用年数に限界があることから，若年者には適応が困難であり，軽度から中等度の関節軟骨障害にも適応されにくく，すべての関節軟骨障害を治療できるわけではない。また，人工関節の手術侵襲の大きさも患者の治療選択へ大きな影響を与えており，

＊1　Naosuke Kamei　広島大学病院　整形外科　准教授

＊2　Mitsuo Ochi　広島大学　学長

＊3　Nobuo Adachi　広島大学大学院　医系科学研究科　整形外科学　教授

患者へのアンケート調査で医師に勧められたら人工関節置換術を受けると答えた患者は 13.8% にとどまり，手術侵襲への不安に関連した回答をした患者は延べで 73% に上っていた[4]。これらの現状から，超高齢社会に対応した治療として低侵襲で，かつ有効性の高い治療の開発が望まれており，再生医療への期待が高まっている。

4.3　自家培養軟骨移植による軟骨再生

　軟骨は皮膚と並んで最初に細胞の培養増幅技術が確立された組織であり，早くから再生医療のターゲットとなった。1971 年にグリーンらによって軟骨細胞の培養増殖が報告され[5]，1991 年にはランガーとバカンティらによって生分解性高分子を足場としたヒト軟骨組織形成が報告された[6]。1994 年になると，ブリットバーグらが関節軟骨から軟骨細胞を単離・培養し，関節軟骨欠損部を骨膜で覆った後に注入するという治療を世界で初めて報告した[7]。この自家培養軟骨細胞移植（autologous chondrocyte implantation；ACI）は再生医療における細胞移植治療の先駆けとなった。しかしこの方法では，荷重や関節運動による局所への刺激によって，注入した細胞が骨膜で覆った軟骨欠損部からが漏出してしまう懸念があった。そこで共著者の越智は，単離した軟骨細胞をアテロコラーゲンゲルの中で三次元培養し，軟骨様組織を形成して，関節軟骨欠損部に移植し，さらに骨膜で覆う新しい自家培養軟骨細胞移植を開発し，1996 年に臨床研究として治療を開始した[8]。1999 年には，さらなる治療の普及を目指し，株式会社ジャパン・ティッシュ・エンジニアリング（J-TEC）に技術移転し，多施設共同の治験を経て，自家培養軟骨ジャック®として 2012 年 7 月に厚生労働省より製造販売承認を取得後，2013 年 4 月に保険収載された。自家培養軟骨ジャック®は自家培養表皮ジェイス®（J-TEC）に次いで日本で 2 番目に保険収載された再生医療等製品（認可当時は薬事法の改正前であったため，医療機器のカテゴリー）であるが，ジェイスはアメリカで開発された自家培養表皮を元にして製品化されたものであるため[9, 10]，ジャックは日本で開発された再生医療技術の中で最初に実用化に成功した再生医療等製品と言える。

　この自家培養軟骨移植では，関節鏡視下に膝関節軟骨の非荷重部より少量の軟骨片採取し，コラゲナーゼ処理することによって軟骨細胞を単離する。それをアテロコラーゲンゲル内で 3～4 週間培養することで，体外で軟骨様組織を作製する。2 回目の手術で，関節軟骨欠損部の変性軟骨を除去してリフレッシュさせた部位へ培養した軟骨様組織を移植し，さらにその表面を脛骨から採取した骨膜でカバーして，骨膜と周囲の軟骨と縫合する（図 1）（現在では人工膜によるカバーもできるようになっている）。本治療法の多施設共同による治験では，27 症例 27 膝で評価が行われた[11]。対象は成人で，外傷，離断性骨軟骨炎もしくは変形性膝関節症によって $1cm^2$ 以上の全層軟骨欠損がある症例とした。治療前および治療後 3，6，12，24 ヶ月で，オリジナルの膝関節機能スケール（100 点満点）およびリショルムスコア（100 点満点）による臨床症状の評価[12]を行った。また，関節鏡検査における International Cartilage Repair Society（ICRS）スケールを用いた移植軟骨の性状評価も行った[13]。オリジナルの膝関節機能スコアは治療後 3 ヶ月

自家培養軟骨ジャック®

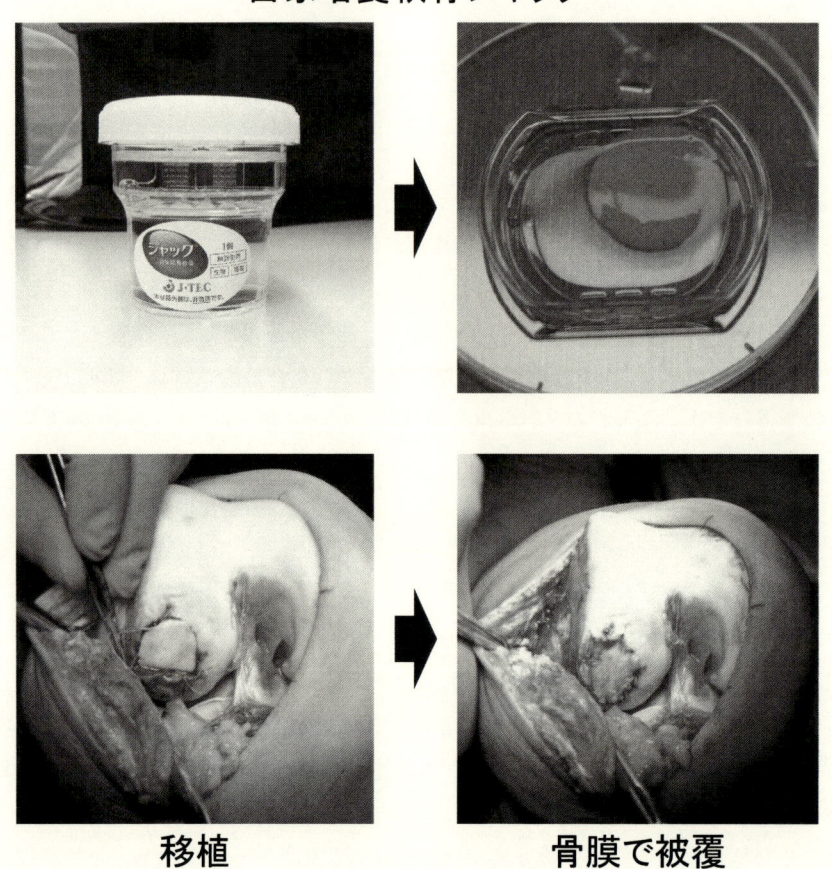

移植　　　　　　　　　　　骨膜で被覆

図1　自家培養軟骨移植

において治療前より有意に改善し，6ヶ月以降ではさらに改善していた。リショルムスコアも治療前と比較して治療後3ヶ月で有意に改善し，6ヶ月以降ではさらに改善していた。治療前と比較した治療後2年でのリショルムスコアの改善は外傷例で 26.6±16.6 点，離断性骨軟骨炎で 37.3±11.9 点，変形性関節症で 36.6±13.2 点といずれの疾患においても有意に改善しており，改善度において疾患による有意な違いはなかった。また，移植した部位（大腿骨内顆，外顆および膝蓋骨）による改善度の有意な違いもなかった。本治療に関連した有害事象として，関節鏡検査で2症例において移植した軟骨の剥離がそれぞれ治療後3ヶ月と8ヶ月で認められた。残りの 25 例における治療後1年での ICRS スケールを用いた評価では，グレードⅠ（正常）6膝，グレードⅡ（ほぼ正常）17膝，グレードⅢ（異常）1膝，グレードⅣ（ひどい異常）1膝であり，27 例中 23 例（85.2%）で正常もしくはほぼ正常であった。移植軟骨片の剥離以外の有害事象としては，移植軟骨の肥大を1例に認めた。一方，多施設共同治験以外の臨床研究で治療後5年以

上（5 ～ 11 年，平均 8 年）経過観察を行った 72 症例，73 膝について，臨床症状，関節鏡検査による軟骨の性状，軟骨移植部の硬度，MRI 所見について評価した[14]。治療時の年齢は 12 ～ 45 歳（平均 25.4 歳）であり，男性 46 例，女性 26 例，原因疾患は外傷，離断性骨軟骨炎，変形性関節症，反復性膝蓋骨脱臼および膝蓋軟骨軟化症で，軟骨欠損部のサイズは 2.0 ～ 16.0 cm^2（平均 3.6 cm^2）であった。リショルムスコア（100 点満点）による臨床症状の評価では，治療前の平均 74 点から治療後 1 年，2 年および最終経過観察時においていずれも平均 95 点前後に改善しており，治療前と比較して有意差を認めた。治療後 2 年で関節鏡検査による移植軟骨の性状を，ICRS スケールを用いて評価したところ，グレードⅠが 12 膝，グレードⅡが 52 膝，グレードⅢが 7 膝，グレードⅣが 2 膝であり，移植部の軟骨は 87.7% で正常もしくはほぼ正常であった。治療後 2 年で超音波を使った軟骨の硬度の評価を 47 症例，48 膝に行ったところ[15]，正常軟骨との硬度の比は大腿骨顆部への移植では，中心部が 102.5 ± 34.2（51 ～ 215）%，周辺部が 101.0 ± 20.7（45 ～ 164）% で，膝蓋骨への移植では，中心部が 87.9 ± 15.5（57 ～ 118）%，周辺部が 90.7 ± 8.6（85 ～ 102）% であり，大腿骨顆部に比べて膝蓋骨で有意に硬度が低かった。その原因として，荷重の違いによる影響が考えられた。関節軟骨の MRI 所見を，modified magnetic resonance observation of cartilage repair tissue（MOCART）スコア（100 点満点）で評価したところ[16]，治療前が平均 15 点だったのに対して，治療後 1 年，2 年および最終経過観察時ではいずれも平均 70 点前後であり，治療前よりも有意に高かった。これらの結果から，自家培養軟骨移植によって治療後 1 年で得られていた治療効果は少なくとも治療後 5 年以上先まで維持されることが明らかとなった。

　自家培養軟骨移植では，培養工程が必要なため，軟骨採取時と培養軟骨組織の移植時の 2 回にわたって手術が必要なことが課題の一つであるが，培養工程を不要とするため，採取した軟骨片を細断するのみでアテロコラーゲンを足場として移植する動物実験を行い，良好な軟骨欠損部の修復が得られた[17]。このように現在はワンステップで治療が出来る再生医療技術の開発も行っている。

4.4　骨髄間葉系幹細胞を用いた再生医療

　上記の自家培養軟骨ジャック®の使用認定施設は 200 施設以上に及び，47 都道府県すべてに存在し，日本中どこでも治療を受けられるようになっている。しかし，使用認定施設へのアンケート調査を行ったところ，培養軟骨移植時に膝関節の切開は必要であり，「手術手技が煩雑で時間がかかる」，「まだまだ侵襲が大きい」，「手術手技が煩雑で時間がかかる」，「変形性関節症が保険適用になっていないため，使用できる患者が限定される」などの意見が寄せられ，課題が明らかとなった。つまり「簡単」「低侵襲」で，「変形性関節症」にも適応がある治療の開発が望まれている。

　そこで細胞を関節内に注入する治療を考案し，新たな細胞ソースとして，軟骨細胞への分化能を持つ骨髄間葉系幹細胞に着目した。脇谷らは膝関節軟骨損傷に対して軟骨欠損部へ骨髄間葉系

幹細胞をアテロコラーゲンゲルに包埋して移植する臨床研究を行い，良好な軟骨修復を報告した[18]。移植治療から10年以上経過しても，腫瘍形成などの重大な副作用は発症しておらず，骨髄間葉系幹細胞は安全性の面においても優れた細胞ソースである[19]。私達は骨髄間葉系幹細胞を関節内に注入する治療の開発のため，ラット膝関節軟骨欠損モデルを使用した動物実験を行い，骨髄刺激法と比較して硝子軟骨による良好な修復が得られることを明らかにした[20]。その後，同様のコンセプトの治療が臨床試験として世界各国で行われるようになった[21]。私達も広島大学，大阪市立大学，近畿大学，奈良県立医科大学，兵庫医科大学で本治療の多施設共同臨床試験を行った。まず，ヒト幹細胞を用いる臨床研究に関する指針に基づいて，各大学および厚生労働省の倫理審査を受けた後，厚生労働省からの承認を得て臨床研究を開始し，その後に再生医療等の安全性の確保等に関する法律の施行に伴い，広島大学再生医療等委員会の審査を受けて研究を継続した。外傷性損傷あるいは離断性骨軟骨炎に起因する膝関節軟骨損傷を対象とし，軟骨欠損部に骨髄刺激法を行った後，$1 \times 10^7 \sim 1 \times 10^8$個自己骨髄間葉系幹細胞を膝関節内に注入する治療を行った（細胞治療群）。自己骨髄間葉系幹細胞は局所麻酔下に腸骨より骨生検針で約30 mlの骨髄液を採取し，自施設もしくは大阪大学のセルプロセッシングセンターで培養して樹立した。また，骨髄刺激法のみを行う標準治療群も設定し，非盲検，無作為化，並行群デザインの臨床試験とした。細胞治療群7例全例で自己骨髄間葉系幹細胞の細胞数，純度（CD44陽性かつCD105陽性），細胞生存率の基準を満たしており，細胞移植治療が可能であった。エンドトキシン試験，無菌試験，マイコプラズマ否定試験はすべて全例で陰性であった。また，治療後の経過観察期間において細胞移植治療に関連した有害事象は認めなかった。Magnetic resonance observation of cartilage repair tissue（MOCART）を用いたMRI評価では標準治療群と比較して良好な軟骨修復を認めた[22]。

4.5　骨髄間葉系幹細胞の磁気ターゲティング

　上記のように，骨髄間葉系幹細胞の関節内投与で関節軟骨修復の促進が得られることが明らかになりつつあるが，一方で関節軟骨の修復が十分に得られなかった症例も経験し，状態がシビアな症例では有効性を高める工夫が必要となる。動物実験において，投与する細胞数を増やすほど軟骨修復も良くなるが[23]，投与する細胞数を増やし過ぎると軟骨修復に寄与できなかった細胞が関節内に遊離体を形成するという副作用の可能性が動物実験で明らかとなった[24]。つまり，安全で有効性の高い治療のためには，関節内に注入した細胞を軟骨障害部へと効率良く集積させる細胞デリバリーシステムが必要となる。そこで，関節内に投与した細胞を体外から磁場で誘導して軟骨障害部へと集積・接着させる細胞デリバリーシステムである磁気ターゲティングを考案した。この磁気ターゲティングでは，MRI用造影剤として使用されている鉄ナノ粒子であるフェルカルボトラン（リゾビスト®）を用いて間葉系幹細胞を磁気標識し，関節内へ投与した磁性化間葉系幹細胞を体外から磁場でコントロールして軟骨欠損部へと誘導・集積させる。ミニブタを用いた前臨床実験では膝蓋骨の軟骨全層欠損モデルに対して骨髄間葉系幹細胞の磁気ターゲティ

ングを行い，骨髄刺激法のみを行った群や間葉系幹細胞を磁場無しで投与した群と比較した。関節鏡で確認すると，注入した細胞のほとんどが軟骨欠損部へ集積し，その後約 10 分間磁場をあてると，磁場を除去しても細胞が欠損部から離れなかった。組織学的評価において，細胞注入 1 週後にも移植細胞が軟骨損傷部に残存しており，磁気ターゲティング群，磁場無しで細胞を投与した群，骨髄刺激法のみの群の 3 群を作製し比較検討したところ，12, 24 週の時点での組織学的評価で，磁気ターゲティング群では他 2 群と比較して，良好に硝子軟骨が再生されており，超音波による軟骨の硬さや滑らかさの評価でも磁性化幹細胞・外磁場装置使用群では他 2 群と比較して，より正常に近い軟骨が形成されていた[25]。その後，磁性化したヒト骨髄間葉系幹細胞について表面抗原，遺伝子発現解析，分化誘導試験による品質評価，核型試験，軟寒天コロニー形成試験，細胞増殖能試験などを用いた安全性試験を行い，関節内投与後の体内動態を *in vivo・ex vivo* イメージング，組織染色，RT-PCR などを用いて評価し，膝関節内に投与された細胞が他の主要臓器へ移行しないことを確認した[26]。ヒト幹細胞を用いる臨床研究に関する指針に基づく，広島大学および厚生労働省の倫理審査を受けた後，厚生労働省からの承認を得て膝関節軟骨欠損患者 5 例に対する骨髄間葉系幹細胞の磁気ターゲッティングの First-in-human 試験を行った。再生医療等の安全性の確保等に関する法律の施行後は広島大学再生医療等委員会の審査を受けて研究を継続した。局所麻酔下に患者の腸骨より骨髄液を約 30ml 採取し，広島大学病院内のセルプロセッシングセンターで間葉系幹細胞を培養樹立し，培養の最終段階でフェルカルボトランを用いて細胞を磁性化した（図 2）。全症例で細胞数は 1.0×10^7 個以上確保可能で，純度（CD44 陽性かつ CD105 陽性）は 80％以上，細胞生存率 80％以上であり，細胞の出荷基準を満たしていた。エンドトキシン試験，無菌試験，マイコプラズマ否定試験はすべて全例で陰性であった。安全性を主要評価項目としたが，重篤な有害事象なかった。5 例中 3 例で術後に膝関節の腫脹を認めたが，2 例では 2 週以内に消失した。残った 1 例は術前から関節水腫による腫脹が存在した症例で，術後に新たに出現したものではなかった。副次評価項目として，International Knee Documentation Committee（IKDC）スコアおよび Knee injury and Osteoarthritis Outcome Score（KOOS）による有効性の評価と，MRI および関節鏡による軟骨修復の評価を行った。IKDC では術後 48 週において術前と比較して有意な改善を認めた（p = 0.006）。KOOS ではすべての項目において術前よりも術後 48 週で改善傾向を認め，QOL の項目では有意差を認めた（p = 0.01）。T2 mapping を用いた MRI 評価では全例で軟骨欠損部が修復されていた。修復組織のT2 値は術後 6 週で 50.8 ± 5.6，24 週で 45.7 ± 5.1，48 週で 42.0 ± 4.0 と時間経過とともに正常関節軟骨の値（40.9 ± 1.3）に近づいていた。5 例中 3 例で術後 1 年での関節鏡検査の同意が得られ，3 例とも軟骨欠損部が軟骨様組織で修復されていることを確認できた[27]。

　本治療の実用化に向けた課題の一つに有効性に基づく品質評価がある。骨髄間葉系幹細胞投与後に移植細胞は時間経過とともに減少し，修復組織内には移植細胞はほとんど残存していないことから，細胞由来の液性因子によるパラクライン効果が軟骨修復促進の主な機序と考えられる。これまでにも骨髄間葉系幹細胞由来の TGF β などの増殖因子が軟骨修復を促進していると報告

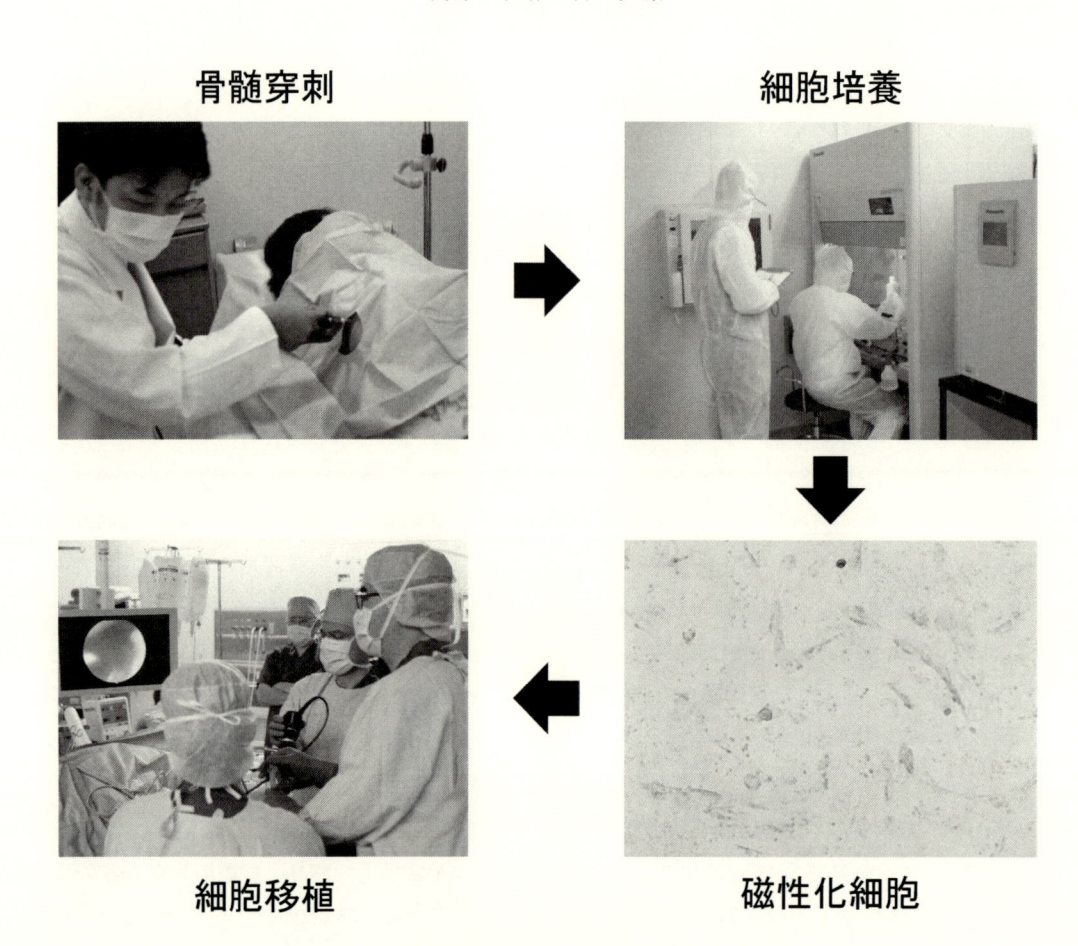

図2　骨髄間葉系幹細胞の磁気ターゲティング

されているが，成熟細胞と違い，幹細胞は移植前と移植後で大きく性質が変化するため，移植前にTGFβなどの発現を測定しても移植後の治療効果を反映するとは限らない。そこで，5種類のドナーが異なるヒト骨髄間葉系幹細胞を用いて，*in vitro*での増殖能，軟骨分化能，培養液中への液性因子の分泌，細胞内mRNAおよびmicroRNAの発現プロファイルを評価し，ヌードラットの関節軟骨欠損モデルへの関節内投与後の軟骨修復の程度と対比させることで，軟骨修復能に関連する骨髄間葉系幹細胞の品質評価項目を探索する実験を行った[28]。細胞増殖能は培養による細胞増幅率とコロニー形成能で評価し，軟骨分化能はペレット培養による軟骨分化誘導後のトルイジンブルー染色とタイプⅡコラーゲンのmRNA発現によって評価した。これらの評価項目すべてにおいて細胞増殖能と軟骨分化能との間には強い正の相関を認めた。培養液中への分泌因子の中でTissue Inhibitor of Metalloproteinase（TIMP）1とvascular endothelial growth factor（VEGF）の発現量と細胞増殖能および軟骨分化能との間に負の相関を認めた。また，mRNAでは細胞増殖能および軟骨分化能との間でMYBL1が正の相関，RCAN2が負の相関を

示していた。しかし，骨髄間葉系幹細胞の細胞増殖能および軟骨分化能やこれらの因子の発現と *in vivo* における軟骨修復との間には相関を認めなかった。一方で，*in vivo* における軟骨修復との間において，HLA-DRB1 の mRNA 発現が正の相関を，TMEM155 の mRNA 発現および miR-486-3p, miR-148b, miR-93, miR-320b の発現が負の相関を示しており，これらの因子は軟骨修復能を評価するための品質評価項目として使用できる可能性がある[29]。さらに最適な磁性化の条件についても検討した。磁性化する際の磁性体の濃度を上げると，細胞の磁場への反応性は良くなるが，あまり上げすぎると軟骨分化を阻害することが分かっている。5 種類のドナーが異なるヒト骨髄間葉系幹細胞を用いて，異なる条件で磁性化を行い，磁場への反応性と軟骨分化能を評価したところ，ドナー毎にばらつきがあるものの，48.8 〜 97.6 μg Fe/mL での磁性化によって，磁場への反応性と軟骨分化能が両立されることが明らかとなった[30]。

文　　献

1) Yoshimura N, *et al*., *J Bone Miner Metab*., **27**, 620-628（2009）
2) 第 12 回健康・医療戦略参与会合資料（2016）
3) Mithoefer K, *et al*., *Am J Sports Med*., **37**, 2053-2063（2009）
4) 株式会社 QLife，人工膝関節置換術に関する経験者・非経験者ギャップ調査結果報告書（2017）
5) Green WT, Jr., *Clin Orthop Relat Res*., **75**, 248-260（1971）
6) Vacanti CA, *et al*., *Plast Reconstr Surg*., **88**, 753-759（1991）
7) Brittberg M, *et al*., *N Engl J Med*., **331**, 889-895（1994）
8) Ochi M, *et al*., *J Bone Joint Surg Br*., **84**, 571-578（2002）
9) Rheinwald JG, *et al*., *Cell*, **6**, 331-343（1975）
10) Green H, *et al*., *Proc Natl Acad Sci USA*., **76**, 5665-5668（1979）
11) Tohyama H, *et al*., *J Orthop Sci*., **14**, 579-588（2009）
12) Lysholm J, *et al*., *Am J Sports Med*., **10**, 150-154（1982）
13) Brittberg M, *et al*., *J Bone Joint Surg Am*., **85-A** Suppl 2, 58-69（2003）
14) Adachi N, *et al*., *Knee Surg Sports Traumatol*., **22**, 1241-1248（2014）
15) Uchio Y, *et al*., *J Biomed Mater Res*., **50**, 138-143（2000）
16) Takazawa K, *et al*., *J Orthop Sci*., **17**, 413-424（2012）
17) Matsushita R, *et al*., *Am J Sports Med*., **47**, 2216-2224（2019）
18) Wakitani S, *et al*., *Osteoarthritis Cartilage*., **10**, 199-206（2002）
19) Wakitani S, *et al*., *J Tissue Eng Regen Med*., **5**, 146-150（2011）
20) Nishimori M, *et al*., *J Bone Joint Surg Br*., **88**, 1236-1244（2006）
21) Wong KL, *et al*., *Arthroscopy*., **29**, 2020-2028（2013）
22) Hashimoto Y, *et al*., *Regen Ther*., **11**, 106-113（2019）

23) Mahmoud EE, *et al.*, *Cartilage.*, **10**, 61-69 (2019)

24) Agung M, *et al.*, *Knee Surg Sports Traumatol Arthrosc.*, **14**, 1307-1314 (2006)

25) Kamei G, *et al.*, *Am J Sports Med.*, **4** (1), 1255-1264 (2013)

26) Ikuta Y, *et al.*, *Clin Transl Sci.*, **8**, 467-474 (2015)

27) Kamei N, *et al.*, *Knee Surg Sports Traumatol Arthrosc.*, **26**, 3626-3635 (2018)

28) Shiraishi K, *et al.*, *Stem Cells Int.*, **2017**, 8740294 (2017)

29) Bulte JW, *et al.*, *Blood.*, **104**, 3410 (2004)

30) Negi H, *et al.*, *Tissue Eng Part C Methods.*, **25**, 324-333 (2019)

5 変形性膝関節症に対する多血小板血漿治療とその基礎研究

齋田良知[*1], 小林洋平[*2], 若山貴則[*3], 西尾啓史[*4]

5.1 はじめに

　変形性膝関節症（膝 OA）に対する多血小板血漿（PRP）療法は，法改正後より再生医療法の範疇に組み込まれているが，その作用メカニズムから考えると再生医療という位置付けに分類するには違和感がある。PRP 療法は末梢血由来の血小板を多く含む血漿を利用した治療法の総称であり，末梢血由来であるためそれ自体が軟骨細胞に分化し関節軟骨の再生を促すことはない。OA に対する PRP 療法は，PRP 中に含まれる成長因子やサイトカインが関節内の種々の細胞に作用することにより変性・損傷した組織の修復を促したり，滑膜細胞や免疫系の細胞に作用して関節炎を抑制したりすることでその作用を発揮すると考えられている。今回は OA に対する PRP 療法の基礎・臨床研究から臨床の実際までを述べる。

5.2 PRP 療法に関する動物実験

　PRP に関する基礎研究は盛んに行われている。PRP 中には種々の growth factor のほか，chemokines/cytokines, adhesive proteins, small molecules, proteases/antiproteases が含有されている（図1）[1]。これらの因子が軟骨細胞や骨芽細胞，血管内皮細胞に直接作用するほか，血流を介し間葉系幹細胞や単球の遊走を促す。また，関節炎における炎症の首座である滑膜中に存在する滑膜細胞やマクロファージにも作用し，関節内炎症を調節すると考えられている。PRP による組織修復作用は種々の動物実験で立証されており，我々もマウス膝蓋腱損傷モデルにおいて PRP の投与が腱修復を促進すること[2]や，PRP 投与により損傷部位に単球やマクロファージの遊走が促進されること[3]を確認した。一方，関節炎に対する PRP 療法の動物実験では，マウスの炎症性関節炎誘発モデルにおいて，PRP の関節内投与は疼痛の軽減や滑膜炎の抑制効果を示すとの報告や[4]，ウサギ変形性関節症モデルにおいて，PRP の関節内投与により軟骨変性が有意に軽減されたとの報告[5]など，多数の研究が PRP の関節炎に対する有効性を示している[6]。しかし，これらの報告は，変性や損傷した関節軟骨の再生（regeneration）作用よりも，PRP による軟骨保護（protection）作用，組織修復（repair）作用，抗炎症（antiinflammation）作用などを示したものが多い。関節腔内への PRP 投与が OA 患者の関節軟骨や軟骨下骨，滑膜に及ぼす影響や除痛効果の作用メカニズムの解明には更なる研究が必要であると考えられる。

＊1　Yoshitomo Saita　順天堂大学　整形外科・スポーツ診療科　准教授

＊2　Yohei Kobayashi　順天堂大学　整形外科・スポーツ診療科　助教

＊3　Takanori Wakayama　順天堂大学　整形外科・スポーツ診療科　医員

＊4　Hirofumi Nishio　順天堂大学　整形外科・スポーツ診療科　助手

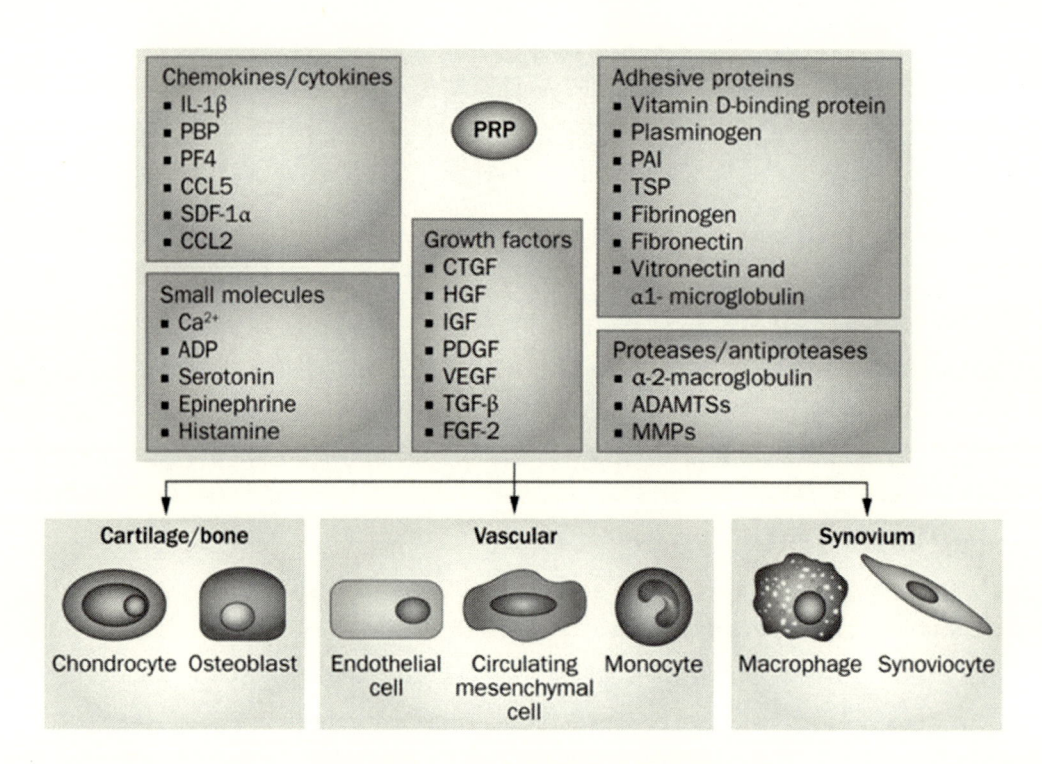

図1　PRP に含まれる各種因子と標的細胞[1]

5.3　PRP の質による効果の違い

　PRP には，血小板だけではなく，白血球や赤血球も含まれる。また，PRP の調製方法により PRP に含まれるこれらの細胞濃度や細胞種は異なる。我々は，PRP の調製法により PRP 中に含まれる血球種は異なり，それによって PRP 中のサイトカインや成長因子，酵素も異なることを報告した[7]。白血球が多く含まれる PRP においては，白血球を含まない PRP と比較して高濃度のマトリクスメタロプロテアーゼが含まれる。そのため，白血球が多く含まれる PRP （leukocyte-rich PRP：LR-PRP） は蛋白同化作用だけでなく異化作用も有し，変性軟骨の摩耗を助長する可能性が示唆されている。また，LR-PRP は IL1-β や PGE2 などの炎症性サイトカインも多く含むが，関節内投与後には関節液中でもこれらのサイトカインの上昇を認め，動物実験における組織学・形態学的評価では LR-PRP と比較し白血球の少ない PRP （leukocyte-poor PRP：LP-PRP） を投与した群の方が，関節軟骨の保護作用が高いとの報告もある[5]。これらの知見から，関節内への PRP 投与は LP-PRP の使用が推奨されているが，Riboh ら[8]は，LP-PRP と LR-PRP を使用した膝 OA 治療に関する論文のメタアナリシスを行い，LP-PRP の関節内投与はヒアルロン酸及びプラセボの関節内投与と比較し有意に臨床スコアを改善していたが LR-PRP との間には差がなく，有害事象の発生も LP-PRP と LR-PRP 間に差はなかったと報告している。しかし，PRP の調製法や投与法は多岐に渡り，このメタアナリシスに採用された論文中

でもそれぞれ異なる PRP が使用されている点に留意すべきである。こうした背景が，PRP の膝 OA に対する効果のエビデンスが確立されにくい一因となっており，アメリカでは PRP に関する研究を報告する際の記載方法を標準化するためのチェックリストの使用を推奨している[9]。

5.4　PRP 治療前後の関節軟骨の MRI 評価

　PRP 療法が関節軟骨に及ぼす変化を検討した clinical study はいくつか報告されている[10~12]。これらの検討では，治療前後での関節軟骨の厚さを評価しており，PRP 投与前後で治療対象区域に設定した部位（内反膝では内側大腿脛骨関節面）で有意な改善は認めなかったと報告している。しかし，このうち Guillibert ら[9]の報告では，内側膝 OA 患者 57 膝に対する PRP 投与前後の MRI の評価において，統計学的には有意ではないものの外側大腿脛骨関節の軟骨厚の増加傾向を認めていた。そこで我々は，当院にて内側型膝 OA に対して LP-PRP 療法を行い半年後に MRI を撮影した 207 膝における whole organ MRI scoring（WORMS）軟骨スコアを解析した[13]。すると，内側大腿脛骨関節および膝蓋大腿関節では治療前後で有意な改善は認めなかったが，外側大腿脛骨関節で有意な改善を認めた（表1）。これらの結果から，PRP の関節内投与は，関節軟骨が残存しておりかつメカニカルストレスが少ない関節面においては，PRP 中に含まれる成長因子の作用により *in vitro* の各種研究で観察されているような軟骨細胞の増殖や分化，細胞外基質の産生などを発揮しやすいのではないかと考えられる。現在我々の施設では膝 OA に対して PRP 療法を受ける患者の平均年齢が高いこともあり PRP 療法後の荷重制限を行っていないが，症例によっては荷重制限を行うべきなのではないかと考えている。関節軟骨に加わるメカニカルストレスを分散させるには，大腿四頭筋訓練や歩行訓練などの運動療法による動作の安定化や，高位脛骨骨切り術などの手術加療によるアライメント矯正も有効であり，これらと PRP の併用で除痛・機能改善効果を高めることが出来るのではないかと考えている。また，WORMS では軟骨の厚さや形態しか評価できないが，T2-mapping や T1rho，delayed gadolinium enhanced MRI of cartilage（dGEMRIC）などの方法による MRI 撮影では，関節軟骨の質を評価することが可能である。しかし，これまでに PRP 療法前後に関節軟骨の質を評価した報告は渉猟できず，今後検討が待たれるところである。

表1　PRP 療法前後の WORMS 軟骨スコア（N＝207）[12]

部位	PRP 療法前	PRP 療法後 6か月	p 値
内側大腿脛骨関節	17.95 ± 8.72	18.01 ± 9.06	0.69
外側大腿脛骨関節	4.50 ± 6.12	4.15 ± 5.93	<0.01
膝蓋大腿関節	6.88 ± 6.17	6.71 ± 5.97	0.12

データは平均 ± SD で示す

5.5　OA に対する PRP 療法のエビデンス

　関節炎に対する PRP 療法は，①軟骨細胞の増殖・分化・細胞外基質の産生を促進する，②軟骨下骨の骨代謝を改善させる，③滑膜細胞からのヒアルロン酸の分泌を促進する，④抗炎症性サイトカインにより関節炎を鎮静化させるなどが作用メカニズムとして考えられている[14]。膝 OA に対する PRP 療法の有効性を検討したメタアナリシスはいくつか存在するが，解析対象とする論文の選定の仕方によって導かれる結論が変わってしまうこともあり解釈が難しい。2019 年時点で 19 の randomized controlled trials（RCTs）を解析した報告[15]では，そのうちエビデンスレベル 1 の論文は 9 編のみであり，それらの解析では 6 〜 12 ヶ月における疼痛の改善効果は認められるが患者選定や効果判定方法のバイアスが高い論文が多く，またさらに前述の如く使用する PRP の標準化がなされていないために，議論の余地が残るところであると述べられている。日本におけるエビデンスレベルの高い論文は残念ながらまだ存在しない。

5.6　OA に対する PRP 療法の実際

　我々は，膝 OA および軟骨損傷に対して 2011 年より PRP の関節内投与を行っている。適応疾患を表 2 に示す。当初，アスリートの外傷性軟骨損傷や外傷後 OA を対象として PRP の関節内投与を開始した。半月板損傷や前十字靭帯損傷に続発する関節炎や関節痛に悩むアスリートは多いが，既存の保存加療に抵抗性の選手のなかには PRP の関節内投与が奏効する選手が多く存在した[16]。その後，一次性の OA 患者においても，手術加療を望まない患者や，人工関節置換術を行うには若すぎる患者，変形がそれほど強くない患者などに対しても適応を拡大した。当院における PRP 療法のプロトコールを表 3 に示す。使用する PRP は LP-PRP（各社から PRP 調製キットが市販されている）を第一選択とし，それが無効な場合は LR-PRP に脱水処理を加えて抗炎症性サイトカインの濃度を高めた PRP（APS，Zimmer Biomet 社製）を用いている（APS は年に 1 回投与）。効果の判定は OMERACT-OARSI responder criteria[17]を用いて行っており，治療開始後 6 か月ごとに疼痛の軽減と機能の改善度合いを評価している。ヒアルロン酸の関節内投与が奏効せずに当院にて LP-PRP 療法を行った 303 膝（平均年齢 68.4 歳，男性 80 膝女性 223 膝，Kellgren-Lawrence（KL）分類 1/2/3/4 = 12/59/90/141）のうち，治療前後のスコアが解析できた 271 膝において，治療後半年で OMERACT OARSI responder criteria を満たしたのは 62.7％であり，KL1-2 では 72.6％と高かったのに対し，KL3 では 66.3％，KL4 では 55.5％に低下した

表 2　PRP 関節内投与の適応疾患

- 関節軟骨損傷
- 離断性骨軟骨炎
- 半月板損傷
- 二次性（外傷後）変形性膝関節症
- 一次性変形性膝関節症

（表 4）[18]。この結果から，関節裂隙が残存した患者が PRP 療法の良い適応と我々は考えているが，KL4 でも半数近くに効果が認められており，KL4 でも希望する患者には施行しているのが現状である。膝 OA に対する PRP 療法の効果を減弱させる因子として考えられるものを表 5 に列挙した。当院で治療した患者では，肥満患者，アライメント不良例，男性，MRI での広範囲 BMA（骨髄内異常信号）患者において治療効果が低かった。我々のデータでは年齢は治療効果

表 3　変形性膝関節症に対する PRP 関節内投与法

●使用する PRP	1. LP-PRP（血小板は全血の 2.5 倍，白血球は 0.5 倍（施行患者の平均））
	2. APS（autologous protein solution, Zimmer Biomet 社製）
●投与方法	1. 関節内（膝蓋上嚢もしくは関節裂隙）
	2. 半月板
	3. 関節周囲
	※必要に応じてエコーガイド下に行う
●投与回数	3 〜 5 週間隔で 3 回
	（Responder では経過に応じて追加投与）
●効果判定	1. 半年・1 年で OMERACT-OARSI responder criteria を満たすかどうかを判定（VAS および KOOS で評価）
	2. MRI（1.5 T 以上の MRI で WORMS スコア評価）
●後療法	1. 荷重・可動域制限なし
	2. 運動療法励行
	3. 減量（BMI30 以上の患者）
	※希望者では COX II 阻害剤使用許可

表 4　OMERACT-OARSI responder criteria を満たした患者の割合[16]

OA grade	Knees	Age	Responder
KL1-2	62	64.1	45 72.6%
KL 3	80	67.9	53 66.3%
KL 4	128	72.1	71 55.5%
全体	271	68.4	170 62.7%

表 5　PRP 療法の効果が減弱すると考えられる因子

- 男性
- KL4
- アライメント不良
- MRI での広範囲な骨髄内異常信号
- 多量の関節水腫
- 筋力不足

に関係なく男性で効果が低かったが，PRP 中に含まれる成長因子には男女差があるという報告[19]や，男性の若年者と高齢の膝 OA 患者の PRP を比較すると OA 患者で軟骨細胞の細胞外基質の産生が抑制される[20]という報告もあり，PRP の質に性別や個体差が影響を及ぼしていると考えられる。

5.7 PRP 療法の今後の展望

　これまで膝 OA に対する PRP 療法は関節内投与が基本であったが，関節周囲への投与[21]や BMA の存在する部位への透視下の骨髄内注入[22]が効果的であったという報告が最近なされてきている。我々も，エコーガイド下に関節周囲や半月板内への PRP 療法を追加で施行している（表3）。LP-PRP，LR-PRP，APS など使用する PRP の使い分けに加えて，このように病態に応じて PRP の投与部位を変更していくことも，PRP の奏効率を高めると考えられる。また，冒頭に述べたように「PRP には間葉系細胞は含まれない」ため，種々の幹細胞を用いた細胞治療に成長因子の供給源として PRP を加えたり，外科的手技による軟骨修復やアライメント補正術に PRP 療法を併用したりするなどという形で，他の再生医療・外科的治療と組み合わせることで，関節温存治療に貢献できるツールとなるのではないかと考えている[23]。

文　　　献

1）　Isabel Andia & Nicola Maffulli, Platelet-rich plasma for managing pain and inflammation in osteoarthritis, *Nature Reviews Rheumatology*, **9**, 721-730 (2013)

2）　小林洋平，齋田良知，西尾啓史，若山貴則，池田浩，金子和夫，多血小板血漿（platelet-rich plasma，PRP）局所投与は早期の血管新生を介して腱の組織修復を促進する，日本整形外科学会雑誌，**92** (8)，S1876 (2018)

3）　西尾啓史，齋田良知，小林洋平，池田浩，金子和夫，多血小板血漿（PRP）は，含有する成長因子による直接的作用だけでなく，組織修復に関わる細胞を誘導することで組織修復を促進する，日本整形外科学会雑誌，**92** (3)，S658 (2018)

4）　Khatab S, van Buul GM, Kops N, Bastiaansen-Jenniskens YM, Bos PK, Verhaar JA, van Osch GJ. Intra-articular Injections of Platelet-Rich Plasma Releasate Reduce Pain and Synovial Inflammation in a Mouse Model of Osteoarthritis, *Am J Sports Med.*, **46** (4), 977-986 (2018)

5）　Yin W, Xu H, Sheng J, An Z, Xie X, Zhang C. Adveantage of Pure Platelet-Rich Plasma Compared with Leukocyte- and Platelet-Rich Plasma in Treating Rabbit Knee Osteoarthritis, *Med Sci Monit.*, **22**, 1280-1290 (2016)

6）　Fice MP, Miller JC, Christian R, Hannon CP, Smyth N, Murawski CD, Cole BJ, Kennedy JG. The Role of Platelet-Rich Plasma in Cartilage Pathology: An Updated Systematic

Review of the Basic Science Evidence, *Arthroscopy*, **35**（3）, 961-976（2019）

7）　Kobayashi Y, Saita Y, Nishio H, Ikeda H, Takazawa Y, Nagao M, Takaku T, Komatsu N, Kaneko K. Leukocyte concentration and composition in platelet-rich plasma（PRP） influences the growth factor and protease concentrations, *J Orthop Sci.*, **21**（5）, 683-9 （2016）

8）　Riboh JC, Saltzman BM, Yanke AB, Fortier L, Cole BJ. Effect of Leukocyte Concentration on the Efficacy of Platelet-Rich Plasma in the Treatment of Knee Osteoarthritis, *Am J Sports Med.*, **44**（3）, 792-800（2016）

9）　Murray IR, Geeslin AG, Goudie EB, Petrigliano FA, LaPrade RF. Minimum Information for Studies Evaluating Biologics in Orthopaedics（MIBO）：Platelet-Rich Plasma and Mesenchymal Stem Cells, *J Bone Joint Surg Am.*, **99**（10）, 809-819（2017）

10）　Guillibert C, Charpin C, Raffray M, Benmenni A, Dehaut F, Ghoberia G, Giorgi R, Magalon J, Amiaud D. SingleInjection of High Volume of Autologous Pure PRP Provides a Significant Improvement in Knee Osteoarthritis：A Prospective Routine Care Study, *Int J Mol Sci.*, **20**（6）, E1327（2019）

11）　David B, Manuel M, Miguel A. Clinical and radiographic comparison of a single LP-PRP injection, a single hyaluronic acid injection and daily NSAID administration with a 52-week follow-up：a randomized controlled trial, *J Orthop Traumatol.*, **19**（1）, 3（2019）

12）　Hart R, Safi A, Konzak M, Jajtner P, Puskeller M, Hartova P. Platelet-rich plasma in patients with tibiofemoral cartilage degeneration, *Arch Orthop Trauma Surg.*, **133**, 1295-1301（2013）

13）　若山貴則，齋田良知，小林洋平，西尾啓史，池田浩，金子和夫，MRI を用いた変形性膝関節症患者に対する多血小板血漿（PRP）療法の治療前後での軟骨修復の画像評価，日本整形外科学会雑誌，**92**（8），Page S1829（2018）

14）　Knop E, Paula LE, Fuller R. Platelet-rich plasma for osteoarthritis treatment, *Rev Bras Reumatol Engl Ed.*, **56**（2）, 152-64（2016）

15）　Lucía Gato-Calvo, Joana Magalhaes, Cristina Ruiz-Romero, Francisco J. Blanco, and Elena F. Burguera. Platelet-rich plasma in osteoarthritis treatment：review of current evidence, *Ther Adv Chronic Dis.*, **10**, 2040622319825567（2019）

16）　齋田良知，小林洋平，池田浩，高澤祐治，金子和夫，サッカー選手の膝関節外傷後関節炎に対する多血小板血漿（PRP）関節内投与の経験，*JOSKAS*, **40**（4）, 476（2015）

17）　Pham T, van der Heijde D, Altman RD, Anderson JJ, Bellamy N, Hochberg M, Simon L, Strand V, Woodworth T, Dougados M. OMERACT-OARSI initiative：Osteoarthritis Research Society International set of responder criteria for osteoarthritis clinical trials revisited, *Osteoarthritis Cartilage*, **12**（5）, 389-99（2004）

18）　齋田良知，小林洋平，西尾啓史，若山貴則，福里晋，内野小百合，池田浩，金子和夫，ヒアルロン酸ナトリウム関節内投与が無効な変形性膝関節症患者に対する多血小板血漿（PRP）療法の治療成績，日本整形外科学会雑誌，**93**（3），S643（2019）

19）　O'Donnell C, Migliore E, Grandi FC, Koltsov J, Lingampalli N, Cisar C, Indelli PF, Sebastiano V, Robinson WH, Bhutani N, Chu CR. Platelet-Rich Plasma（PRP）From Older

Males With Knee Osteoarthritis Depresses Chondrocyte Metabolism and Upregulates Inflammation, *J Orthop Res.*, doi: 10.1002/jor.24322 (2019). [Epub ahead of print]

20) Xiong G, Lingampalli N, Koltsov JCB *et al.*, Men and women differ in the biochemical composition of platelet-richplasma, *Am J Sports Med.*, **6**, 1-8 (2017)

21) Sánchez M, Delgado D, Pompei O, Pérez J C, Sánchez P, Garate A, Bilbao A M, Fiz N, Padilla S, Treating Severe Knee Osteoarthritis with Combination of Intra-Osseous and Intra-Articular Infiltrations of Platelet-Rich Plasma：An Observational Study, *Cartilage*, **10** (2), 245-253 (2019)

22) Sit RWS, Wu RWK, Law SW, Zhang DD, Yip BHK, Ip AKK, Rabago D, Reeves KD, Wong SYS. Intra-articular and extra-articular platelet-rich plasma injections for knee osteoarthritis：A 26-week, single-arm, pilot feasibility study, *Knee* (2019) [Epub ahead of print]

23) 齋田良知, 変形性膝関節症における関節温存手術 変形性膝関節症に対する多血小板血漿 (PRP) 治療, 臨床整形外科, **54** (6), 581-586 (2019)

6 多血小板血漿を用いた椎間板治療

明田浩司[*1]，竹上徳彦[*2]，山田淳一[*3]，
大石晃嗣[*4]，舛田浩一[*5]，須藤啓広[*6]

6.1 はじめに

椎間板は軟骨様細胞が主に存在する髄核とそれを取り囲む線維輪，頭尾側の軟骨終板から構成されており，脊柱の可動性，衝撃緩衝性に重要な役割をしている。椎間板は人体最大の無血管組織であり，栄養分や酸素は軟骨終板を介する拡散にて供給される[1]。従って，椎間板の組織再生能は著しく低く，組織修復は限定的である。これまでの疫学研究の結果より椎間板変性は中高年の90％以上に認められることが明らかとなり，人体の退行性過程の一つであると考えられる[2]。しかし，その変性進行の時期や程度には個人差があり，その背景には遺伝性，性別，環境因子などが関連することが明らかとなってきている[3]。また，近年，ヒト椎間板変性の進行にDNAメチル化を始めとしたエピジェネティックスな変化も関与することが報告されており[4]，環境因子と病態の関連性がさらに明らかになってきている。

変性したヒト椎間板組織内では炎症性サイトカイン（interleukin-1β［IL-1β］，tumor necrosis factor-α［TNF-α］など）やそれに誘導される基質分解酵素の発現が上昇していることが確認されており，これらの微小環境の変化が椎間板組織の変性を促進すると考えられている[3,5]。また，これらの変化は，神経栄養因子や疼痛関連蛋白の発現を上昇させることも報告されており，炎症性疼痛（腰痛）の出現に関連する[6,7]。

さらに，椎間板の組織変性が進行すると，椎間板組織に亀裂，断裂が生じるが，組織修復能が乏しい故，生じた組織損傷は修復されない。そのため，局所の炎症が遷延化し，疼痛や椎間不安定性を惹起し，慢性的な腰痛が出現する。これらの病態は椎間板症，椎間板ヘルニア，変性辷り症など腰椎変性疾患の発症にも繋がる[8]。従って，臨床的に病的な椎間板変性の進行を抑制すること，さらには変性した椎間板組織を修復することが，椎間板変性に対する治療戦略となる。病的な微小環境（炎症環境）を改善させること，さらに椎間板自体の組織再生能を高めることが椎間板変性に対する治療に繋がると考えられ[9]，これまでに様々な基礎研究が行われてきている[10~12]。そして，最近，これまでの基礎研究の成果をもとに椎間板治療の臨床研究が開始され

＊1　Koji Akeda　三重大学医学部附属病院　整形外科　講師

＊2　Norihiko Takegami　三重大学大学院　医学系研究科　運動器外科学　整形外科　助教

＊3　Junichi Yamada　三重大学大学院　医学系研究科　運動器外科学　整形外科　助教

＊4　Kohshi Ohishi　三重大学医学部附属病院　輸血・細胞治療部　准教授

＊5　Koichi Masuda　University of California, San Diego,
　　　　　　　　　　Department of Orthopaedic Surgery School of Medicine

＊6　Akihiro Sudo　三重大学大学院　医学系研究科　運動器外科学　整形外科　教授

ている[13]。

　我々は，多血小板血漿（Platelet-rich plasma：PRP）の有する組織修復能に注目し，基礎研究および臨床試験を行い，椎間板治療への有用性を検討してきた。本稿では，これまでの研究結果をもとに，PRPを用いた椎間板治療の現状および問題点について報告する。

6.2　多血小板血漿（platelet-rich plasma：PRP）とは

　血小板は骨髄内において，巨核球（Melanocyte）より産生され，生体内において主に止血機構に働く。組織損傷および血管損傷が生じると，血小板は局所にて凝固・活性化し，血小板内顆粒より凝固因子，サイトカインや成長因子などの様々な生体活性を有する蛋白質を放出する[14]。これらの蛋白質は，段階的，総和的に周囲組織に作用し，炎症，細胞増殖，血管増生を促進することにより，組織修復を促進する。つまり，血小板は基本的に血流が豊富な組織にて，組織修復能を発揮する。血小板内には α 顆粒，β 顆粒，ライソゾームなどの放出顆粒を有している。その中で，α 顆粒が最も重要な役割を担っており，2,000から3,000種類の生体活性蛋白を放出し，局所環境下にて細胞を活性化させる[15]。PRPは全血を遠心分離して得られた血漿成分であり，血小板が全血の4〜7倍に濃縮されており，platelet-derived growth factor（PDGF），transforming growth factor beta（TGF-β），vascular endothelial growth factor（VEGF），epithelial growth factor（EGF）などの成長因子も高濃度に含まれる[16]。従って，理論的に血小板が有する生体活性をさらに増幅させることで組織修復を促進させることが可能になると考えられている。そして，現在，口腔外科領域，整形外科領域，形成外科領域にて臨床応用されている。

6.3　多血小板血漿（platelet-rich plasma：PRP）の分類

　PRPの作製には遠心分離法，使用する機器，マニュアル操作の有無により，PRPの特質（血小板や血球成分の濃度など）に違いを生じる。また，体内に投与する際に血小板を活性化するか否かにより，成長因子の放出量および徐放性に変化を生じることが報告されている。PRPを用いた基礎研究や臨床試験の結果を評価する上で，PRPの特質を知ることは重要であり，これまでいくつかの分類法が報告されており[17]，以下に代表的な2つの分類法を紹介する。

　DeLongら[18]は，PAW分類法を提唱しており，血小板濃度（4段階：P1〜P4）と白血球（好中球）の含有（全血と比較），血小板活性化の有無の3項目にて分類しており，臨床試験の使用するPRP治療の分類に有用であることを報告している。また，Magalonら[19]は，DEPA分類法を紹介しており，治療に用いるPRPに含まれる血小板数，PRP内に含まれる血球数に対する血小板数の比率，血小板の回収率，血小板の活性化の有無の4項目で分類しており，PRPの特質を最も反映する分類法である。

6. 4　多白血球含有 (Leukocyte-rich) PRP と乏白血球含有 (Leukocyte-poor) PRP の比較

　白血球の含有が PRP の効果に与える影響に関しては，基礎研究および臨床研究において様々な報告あるが，一定の見解は得られていない[17,18]。白血球（特に好中球）は炎症性メディエーターとして働くため，一般的に高濃度の白血球含有は PRP 治療に対して negative に働く可能性が考えられる。一方，白血球は創傷治癒過程において対して重要な働きをしており，また殺菌作用を有することからも，褥瘡や広範な軟部損傷に対して Leukocyte-rich PRP（Lr-PRP）の有用性が報告されている[19]。軟骨，椎間板，腱・靭帯などの血流の乏しい組織（運動器）においては，PRP 内の白血球の含有が組織再生や疼痛にどのような影響を与えるかに関して，一定の見解は得られていない。そこで 2016 年から 2019 年 9 月までの間に発表された論文より，運動器疾患において白血球の含有が PRP 治療に与える影響を纏めた。

　小林ら[20]は，健常成人より採取した全血より異なる濃度の白血球を含む PPR を作製し，その中に含まれるサイトカイン濃度を測定した。白血球濃度は PDGF や VEGF などの成長因子の濃度と比例し，蛋白分解系では MMP-9 の濃度と高い相関性があることを報告している。つまり，含有する白血球の濃度により PRP の特質は異なると結論している。

　Xu ら[21]は，PRP 内に含まれる白血球の家兎骨髄間葉系幹細胞の家兎軟骨再生に対する影響を調べている。細胞レベルにおいては，Lr-PRP は Leukocyte-poor PRP（Lp-PRP）に比べて優位に NF-κB signal を活性化させることを報告している。一方，*in vivo* における軟骨再生を評価すると Lp-PRP 群の方が，組織学的な軟骨修復の程度が高かったと述べている。

　Yan ら[22]は，家兎アキレス腱変性モデルを用いて，PRP に含まれる白血球の影響を調べており，Lp-PRP は Lr-PRP に比べて優位に腱再生を誘導させることを報告している。また，Guist ら[23]は，ヒト線維芽細胞および血管内皮細胞を用いて評価しており，PRP に含まれる白血球の有無により，細胞増殖活性，細胞移動能により有意な差を認めなかったと報告している。

　また，近年，Jia ら[24]は，家兎の髄核由来間葉系幹細胞（NPMSCs）を用いた評価を報告している。Lp-PRP および Lr-PRP はともに NPMSCs を髄核細胞に分化させるが，Lr-PRP は有意に NF-κB pathway を活性化し，蛋白異化作用を促進させることを示した。近年のこれらの *in vitro* 培養系の結果からは，PPR 内の白血球の含有は細胞レベルにおいて炎症反応を刺激する可能性が高いことが示唆されている。また，動物実験（*in vivo* 系）の結果から，軟骨・腱組織においては PRP 内に白血球の含有がなくても組織再生・修復が促進される可能性が高い。

　Scott ら[25]は，アスリートの膝蓋腱炎に対する Lr-PRP と Lp-PRP のランダム化比較試験を行い，症状の改善の程度に両群に差が無かったことを報告している。また，Hanisch ら[26]は，アキレス腱炎患者に対して，PRP 治療を行い，Lr-PRP と Lp-PRP の2群間での治療成績を比較した。2群間で疼痛および活動性の改善度に有意な差がないことを報告した。Yerlikaya ら[27]は，上腕骨外顆炎に対して，Lr-PRP あるいは Lp-PRP を局所注入する治療を行い，両群の治療成績を比較している。結果，治療後の疼痛および上肢機能は両群間で差が無かったことを報告している。

　これら最近の臨床試験の結果から，スポーツ整形外科領域の運動器疾患に対して，白血球の含

有の有無により PRP 治療成績に明らかな優劣は見いだされていない。

6.5 PRP の活性化の有無

　PRP 治療は，血小板内から放出される生体活性を有する蛋白質を治療に用いるため，血小板の活性化は重要な過程である。PRP の活性化に関しては，活性化させた PRP を体内に投与する方法（Exogenous 法）と，投与後に生体内で自然に活性化（Endogenous 法）させる 2 通りの方法がある[18]。Exogenous な活性化には，ヒトやウシ由来のトロンビン，塩化カルシウム，1 型コラーゲンなどの platelet activator が使用されている。一方，Endogenous な活性化には生体組織に含まれるコラーゲン，投与時の血小板へのストレスが刺激になり，生体内で自然な血小板活性化が生じると考えられている。血小板の活性化法により，放出される蛋白質やその徐放期間が異なることが報告されているが，どちらが PRP 治療に有効であるかは，現時点で一定の見解は得られていない[28]。

　我々は，PRP に塩化カルシウムと自己血清の混和溶液を platelet activator として用いて PRP を活性化している。PRP を凝固活性化させた後に約 1 時間静置させ，その後に遠心分離した上清（Platelet releasate）を椎間板治療に使用している。

　また，最近，PRP 上清を運動器疾患に用いた動物実験が報告されており，Tasi ら[29]は，PPR 上清をラットの腓腹筋損傷モデルに投与し，筋損傷の修復に有用であることを報告している。Khatab ら[30]は，PRP 上清をマウスの膝変形性関節症（OA）モデルに投与し，疼痛および滑膜炎が改善したことを報告している。

6.6 整形外科領域における PRP 治療の臨床研究

　整形外科領域においては，主にスポーツ整形外科領域における腱，靭帯修復および変形性膝関節症の治療に臨床応用されている。近年，腱，靭帯損傷に対する PRP 治療の臨床研究は多く報告されており，それらのメタ解析（meta-analysis）では，疼痛スコアおよび運動機能評価がともに改善傾向を示すことが報告されている[31,32]。

　変形性膝関節症においても PRP 関節内注入は疼痛および下肢機能スコアを改善させることが示されており，その有効性は比較的高いエビデンスを有することも報告されている[33~35]。しかしながら，無作為化比較試験において PRP の有効性を証明出来ない報告も散見されており，PRP 作製プロトコールの違いによる PRP 特質に統一性がないことも原因の一つと考えられている[36]。また，近年，PRP 治療の疼痛改善機序に抗炎症効果を有することが報告されている[30,37]。

6.7 PRP を用いた椎間板治療

　PRP を用いた椎間板治療に対する基礎研究から臨床試験までを紹介する。

6.7.1 PRP の椎間板細胞への効果（*In vitro* 研究）

　2006 年に PRP に対する椎間板細胞への効果を調べた *in vitro* 研究[38]の結果が発表されて以降，

現在までに 14 論文が報告されている[39]。多くはヒト椎間板細胞が用いられ，その他豚，牛，家兎の椎間板細胞が実験に用いられて，PRP の細胞増殖および基質代謝への影響が調べられている。約半数の論文で PRP は活性化せずに培養系に使用されており，また他の半数では PRP 活性化後の上清（releasate）を培養に用いられている。PRP は細胞増殖を活性化し，基質代謝を亢進することが多くの論文で報告されており，椎間板治療への応用が十分可能であることが考察される。

　ここで我々が 2006 年に行った細胞培養系の結果[38]を紹介する。PRP の作製は豚の全血より血小板濃縮用遠心システム（Symphony 2, DePuy Spine）を用いて行った。牛トロンビンおよび塩化カルシウム溶液を用いて PRP を凝固活性化させ，遠心分離後にその上清（PRP 上清）を抽出した。豚腰椎を摘出後，線維輪および髄核組織を採取し，酵素処理を行うことにより椎間板細胞を分離した。その後，1.2％アルジネートに混和させたビーズ内にて 3 次元培養を行った。椎間板細胞を含むアルジネートビーズを 10％ PRP 上清を含む培養液中にて 72 時間培養を行い，細胞増殖（DNA 量）およびプロテオグリカン，コラーゲン合成を評価した。

　PRP 上清を含む培地にて椎間板細胞を培養することにより，細胞増殖活性は有意に上昇した。また，プロテオグリカン合成は，対照群（無血清群）と比べ髄核細胞で約 2 倍，線維輪細胞で約 3.5 倍に増加することが示された。また，コラーゲン合成は髄核細胞で約 5.5 倍，線維輪細胞で約 8.7 倍に増加することが判明した。さらに生化学的解析により PRP 上清は椎間板細胞の産生するプロテオグリカンの特性に変化を生じさせないことが示された。これらの結果より，PRP 上清に含まれる生体活性蛋白質は椎間板細胞の特性を保ちつつ，著しく椎間板細胞を活性化することが明らかになった。

6.7.2　PRP のヒト椎間板細胞に対する抗炎症効果

　近年，PRP に抗炎症効果を有することが報告されており，椎間板細胞においてもその効果が確認されている。Kim ら[40]は，ヒト椎間板細胞において炎症性サイトカインの刺激にて上昇した，蛋白分解酵素である matrix metalloproteinase-3（MMP3）や Cyclooxygenase-2（COX-2）の発現を PRP は低下させる効果があることを報告している。

　また，我々のグループも，PRP 上清に抗炎症効果を有するかヒト椎間板細胞を用いて評価した[41]。炎症性サイトカインである IL-1β（1.0 ng/ml），10％ PRP 上清のいずれか，または両方の存在下にて培養を行い，Nerve growth factor（NGF），IL-1β，MMP3 の mRNA 発現量を定量的 PCR 法にて評価した。IL-1β の刺激により上昇した NGF，IL-1β，MMP3 の mRNA 発現量は PRP 上清を投与することにより有意に抑制されることを示した（$P < 0.01$）。これらの結果より PRP 上清はヒト椎間板細胞を活性化するのみならず，炎症環境状態を改善し，神経栄養因子の発現を抑制する可能性を考えた。

6.7.3　PRP の椎間板変性動物モデルへの効果（*In vivo* 研究）

　PRP の椎間板変性に対する効果を調べるために，椎間板変性動物モデルの変性椎間板に PRP を注入する *in vivo* 研究が行われている[42]。2007 年に Nagae ら[43]が報告して以降，9 つの研究が

報告されており，その動物モデルには椎間板穿刺モデル，髄核吸引モデル，キモパパイン注入モデルが使用されている。また，PRP は活性化後に使用されている研究や活性化されずに使用されている研究が混在している。2017 年に Li ら[44]は，これらの動物実験結果のメタ解析を行っており，PRP を椎間板内に投与することは，椎間板高の回復，組織学的な椎間板変性度の改善，MRI T2 値の上昇に繋がることを報告しており，椎間板変性に対する臨床応用に大きな可能性があると結論で述べている。

我々は 2012 年に PRP 上清を家兎椎間変性モデルに投与した研究を行ったので[45]，その研究結果をここで紹介する。三重大学動物実験委員会の承認のもと，動物実験取り扱いに関する国内法を遵守し動物実験を行った。12 匹の New Zealand 白色家兎を用いて線維輪穿刺（18G 針）による椎間板変性モデルを作製した。PRP は家兎自己血を遠心分離し作製し，塩化カルシウム溶液および自己血清にて凝固活性化することにより PRP 上清を抽出した。線維輪穿刺にて変性椎間板に PRP 上清を注入し，手術後 2 週間隔で腰椎側面 X 線像を撮影し，椎間板高を計測した。PRP 上清注入の 8 週後に家兎を屠殺し，MRI（T2-mapping 法）撮影および組織学的評価を行った。

家兎椎間板の線維輪穿刺 4 週後，椎間板高は約 70% にまで低下したが，PRP 上清を注入することにより椎間板高は回復傾向を示し，投与後 8 週では無穿刺対照椎間板の約 90% にまで回復した。一方，MRI T2 値は PRP 上清注入により明らかな変化を示さなかったが，組織学的評価では椎間板の髄核領域にて軟骨様細胞数が増加していることが確認された。これらの研究結果より，PRP 上清は椎間板変性モデルの変性椎間板内の細胞を活性化し，微小環境を改善しうる可能性があることを報告した。

6.7.4　腰痛患者に対する PRP の椎間板内注入療法（臨床試験）

PRP の椎間板内内注入療法は 2011 年に初めて腰痛（椎間板性疼痛）患者に対して行われて以降[46]，6 つの臨床研究が報告されている[39]。腰痛の原因は様々である中で，椎間板変性は主な原因の一つである。従って，本臨床試験には椎間板由来の疼痛の診断が重要なポイントとなる。過去の報告では，その殆どで椎間板造影およびブロック検査を行い，椎間板性疼痛患者の抽出が行われている。PRP の作製は，カスタムメイド機器の使用（5 論文）とマニュアル操作（1 論文）に分かれる。PRP の活性化はその殆ど（5 論文）で PRP 自体（活性化なし）が投与されている。また，PRP の特質は，Lr-PRP を用いた研究（4 論文）と Lp-PRP を用いた研究（2 論文）に分かれる。PRP 注入後の腰痛の変化は臨床研究に共通した評価項目であり，すべての臨床研究で疼痛の改善を認めたと報告されている。一方，ランダム化比較試験は Tuakli-Wosornu ら[47]の研究のみである。

我々は，活性化した PRP 上清を用いて，椎間板性疼痛患者に対する安全性および予備的な疼痛改善効果を評価した臨床研究[48]を行ったので，その結果をここで紹介する。対象患者からインフォームド・コンセントを得て，三重大学附属病院倫理委員会の承認のもと行った。慢性腰痛（3 ヶ月以上腰痛が持続）を認め，腰椎 MRI 画像にて下位腰椎（L3/4-L5/S1）に椎間板変性を

認め，椎間板造影およびブロックにて椎間板性疼痛と診断した14症例（男性8例，女性6例，平均年齢33.8歳）を対象とした。当施設の輸血・細胞治療部にて自己血を採取し，閉鎖性パックを用いたマニュアル操作を行い，遠心分離によりPRPを分離した。10%塩化カルシウム溶液に自己血清をPRPに混和させることにより，凝固・活性化し，さらに遠心することによりPRP上清を抽出した。透視下で治療対象となる変性椎間板の中心部に自己PRP上清（2 ml）を注入した。腰痛評価は，visual analogue scale（VAS），Roland-Morris Disability Questionnaire（RDQ）にて評価し，腰椎単純X線側面像にて椎間板高を計測し，腰椎MRI（T2-mapping）を撮影しT2値を定量化した。

　PRP上清注入前（ベースライン時）の平均疼痛関連スコア（VAS 7.5±1.3, RDQ 12.6±2.4）は治療後1ヶ月にて著しく低下し，治療12ヶ月（VAS 2.9±2.8, RDQ 2.8±3.9）に亘って低値を維持した。画像評価による椎間板高は経過観察期間中，明らかな変化を認めなかった。MRI T2-mapping解析では，髄核および線維輪のT2値は治療前と治療後3ヶ月および12ヶ月で有意な変化を示さなかった。一方，明らかな有害事象を認めた症例はなかった。我々の臨床研究の結果より椎間板性疼痛患者に対する自己PRP上清の注入療法の安全性および予備的な疼痛改善効果が示されたことを報告した。

6.8　考察

　PRPは自己血から作製が可能であるため，安全性が高く，臨床応用がし易いことが利点である。一方，血液内の血小板濃度，血小板機能には個人差があるため，治療を標準化することは困難である。また，これまで述べてきたように，PRP作製方法が様々であり，PRPの特質を統一出来ていない点も，PRPの効果の判断を困難にしている。

　椎間板組織は血流に乏しい組織であり，元来，椎間板内に存在しない血小板（および活性化した血小板から放出される生体活性蛋白質）を投与することは組織再生能を向上させる可能性があり，医学的にも興味深い点である。これまでの in vitro および in vivo 研究の結果を総合的に判断すると，PRPは椎間板細胞を著しく活性化するため，椎間板治療に非常に有効な生物学的治療として使用することが出来る。これまでの腰痛患者を対象とした臨床試験より，安全性は高く，疼痛改善に有効である可能性が高いと判断できる。

　我々は，Lp-PRPを活性化後に抽出した，"PRP上清"を臨床試験に用いている[48]。上清は液性成分であるため，凍結保存が可能であり，1回の採血にて複数回の治療に使用が可能である。また，椎間板内に注入する際に滅菌フィルターを使用することで，感染予防に有用である。また，細胞成分を一切含まないため，再生医療法（再生医療等の安全性の確保等に関する法律）の規制外であり，臨床応用がより迅速に行うことが出来る。炎症メディエーターを放出しうる白血球は本来，椎間板内には存在していないため，PRP投与の際には，白血球の混在を可能な限り低減することが理想的であると考える。

　一方，現時点において，変性椎間板内で，組織再生や組織修復が生じているかのエビデンスは

ない。PRP を用いた椎間板治療には，組織修復に伴った疼痛改善が理想的であると考える。今後，PRP 治療のさらなる開発および大規模な臨床試験が必要であると考える。

文　　献

1) Urban JP, Roberts S. Degeneration of the intervertebral disc. *Arthritis Res Ther*, **5**, 120-30 (2003)

2) Teraguchi M, Yoshimura N, Hashizume H, *et al.*, Prevalence and distribution of intervertebral disc degeneration over the entire spine in a population-based cohort : the Wakayama Spine Study. *Osteoarthritis Cartilage*, **22**, 104-10 (2014)

3) Vo NV, Hartman RA, Patil PR, *et al.*, Molecular mechanisms of biological aging in intervertebral discs. *J Orthop Res*, **34**, 1289-306 (2016)

4) Ikuno A, Akeda K, Takebayashi SI, *et al.*, Genome-wide analysis of DNA methylation profile identifies differentially methylated loci associated with human intervertebral disc degeneration. *PLoS One*, **14**, e0222188 (2019)

5) Hoyland JA, Le Maitre C, Freemont AJ. Investigation of the role of IL-1 and TNF in matrix degradation in the intervertebral disc. *Rheumatology* (*Oxford*), **47**, 809-14 (2008)

6) Abe Y, Akeda K, An HS, *et al.*, Proinflammatory cytokines stimulate the expression of nerve growth factor by human intervertebral disc cells. *Spine* (*Phila Pa 1976*), **32**, 635-42 (2007)

7) DePalma MJ, Ketchum JM, Saullo T. What is the source of chronic low back pain and does age play a role? *Pain Med*, **12**, 224-33 (2011)

8) Kirkaldy-Willis WH, Wedge JH, Yong-Hing K, *et al.*, Pathology and pathogenesis of lumbar spondylosis and stenosis. *Spine* (*Phila Pa 1976*), **3**, 319-28 (1978)

9) van Uden S, Silva-Correia J, Oliveira JM, *et al.*, Current strategies for treatment of intervertebral disc degeneration : substitution and regeneration possibilities. *Biomater Res*, **21**, 22 (2017)

10) Buckley CT, Hoyland JA, Fujii K, *et al.*, Critical aspects and challenges for intervertebral disc repair and regeneration-Harnessing advances in tissue engineering. *JOR Spine*, **1**, e1029 (2018)

11) Kennon JC, Awad ME, Chutkan N, *et al.*, Current insights on use of growth factors as therapy for Intervertebral Disc Degeneration. *Biomol Concepts*, **9**, 43-52 (2018)

12) Smith LJ, Silverman L, Sakai D, *et al.*, Advancing cell therapies for intervertebral disc regeneration from the lab to the clinic : Recommendations of the ORS spine section. *JOR Spine*, **1**, e1036 (2018)

13) Sun Y, Leung VY, Cheung KM. Clinical trials of intervertebral disc regeneration : current status and future developments. *Int Orthop*, **43**, 1003-10 (2019)

14) Anitua E, Andia I, Ardanza B, *et al.*, Autologous platelets as a source of proteins for healing and tissue regeneration. *Thromb Haemost*, **91**, 4-15 (2004)

15) Nurden AT. Platelets, inflammation and tissue regeneration. *Thromb Haemost*, **105**, Suppl 1, S13-33 (2011)

16) Wang D, Rodeo SA. Platelet-Rich Plasma in Orthopaedic Surgery : A Critical Analysis Review. *JBJS Rev*, **5**, e7 (2017)

17) Rossi LA, Murray IR, Chu CR, *et al.*, Classification systems for platelet-rich plasma. *Bone Joint J*, **101**-B, 891-6 (2019)

18) DeLong JM, Russell RP, Mazzocca AD. Platelet-rich plasma : the PAW classification system. *Arthroscopy*, **28**, 998-1009 (2012)

19) Magalon J, Chateau AL, Bertrand B, *et al.*, DEPA classification : a proposal for standardising PRP use and a retrospective application of available devices. *BMJ Open Sport Exerc Med*, **2**, e000060 (2016)

20) Kobayashi Y, Saita Y, Nishio H, *et al.*, Leukocyte concentration and composition in platelet-rich plasma (PRP) influences the growth factor and protease concentrations. *J Orthop Sci*, **21**, 683-9 (2016)

21) Xu Z, Yin W, Zhang Y, *et al.*, Comparative evaluation of leukocyte- and platelet-rich plasma and pure platelet-rich plasma for cartilage regeneration. *Sci Rep*, **7**, 43301 (2017)

22) Yan R, Gu Y, Ran J, et al. Intratendon Delivery of Leukocyte-Poor Platelet-Rich Plasma Improves Healing Compared With Leukocyte-Rich Platelet-Rich Plasma in a Rabbit Achilles Tendinopathy Model. *Am J Sports Med*, **45**, 1909-20 (2017)

23) Giusti I, Di Francesco M, D'Ascenzo S, *et al.*, Leukocyte depletion does not affect the in vitro healing ability of platelet rich plasma. *Exp Ther Med*, **15**, 4029-38 (2018)

24) Jia J, Wang SZ, Ma LY, *et al.*, The Differential Effects of Leukocyte-Containing and Pure Platelet-Rich Plasma on Nucleus Pulposus-Derived Mesenchymal Stem Cells : Implications for the Clinical Treatment of Intervertebral Disc Degeneration. *Stem Cells Int* 2018, 7162084 (2018)

25) Scott A, LaPrade RF, Harmon KG, *et al.*, Platelet-Rich Plasma for Patellar Tendinopathy : A Randomized Controlled Trial of Leukocyte-Rich PRP or Leukocyte-Poor PRP Versus Saline. *Am J Sports Med*, **47**, 1654-61 (2019)

26) Hanisch K, Wedderkopp N. Platelet-rich plasma (PRP) treatment of noninsertional Achilles tendinopathy in a two case series : no significant difference in effect between leukocyte-rich and leukocyte-poor PRP. *Orthop Res Rev*, **11**, 55-60 (2019)

27) Yerlikaya M, Talay Calis H, Tomruk Sutbeyaz S, *et al.*, Comparison of Effects of Leukocyte-Rich and Leukocyte-Poor Platelet-Rich Plasma on Pain and Functionality in Patients With Lateral Epicondylitis. *Arch Rheumatol*, **33**, 73-9 (2018)

28) Roh YH, Kim W, Park KU, *et al.*, Cytokine-release kinetics of platelet-rich plasma according to various activation protocols. *Bone Joint Res*, **5**, 37-45 (2016)

29) Tsai WC, Yu TY, Chang GJ, *et al.*, Platelet-Rich Plasma Releasate Promotes Regeneration and Decreases Inflammation and Apoptosis of Injured Skeletal Muscle. *Am J Sports Med*,

46, 1980-6 (2018)

30) Khatab S, van Buul GM, Kops N, *et al.*, Intra-articular Injections of Platelet-Rich Plasma Releasate Reduce Pain and Synovial Inflammation in a Mouse Model of Osteoarthritis. *Am J Sports Med*, **46**, 977-86 (2018)

31) Chen X, Jones IA, Park C, *et al.*, The Efficacy of Platelet-Rich Plasma on Tendon and Ligament Healing : A Systematic Review and Meta-analysis With Bias Assessment. *Am J Sports Med*, **46**, 2020-32 (2018)

32) Fitzpatrick J, Bulsara M, Zheng MH. The Effectiveness of Platelet-Rich Plasma in the Treatment of Tendinopathy : A Meta-analysis of Randomized Controlled Clinical Trials. *Am J Sports Med*, **45**, 226-33 (2017)

33) Ye Y, Zhou X, Mao S, *et al.*, Platelet rich plasma versus hyaluronic acid in patients with hip osteoarthritis : A meta-analysis of randomized controlled trials. *Int J Surg*, **53**, 279-87 (2018)

34) Di Y, Han C, Zhao L, *et al.*, Is local platelet-rich plasma injection clinically superior to hyaluronic acid for treatment of knee osteoarthritis? A systematic review of randomized controlled trials. *Arthritis Res Ther*, **20**, 128 (2018)

35) Dai WL, Zhou AG, Zhang H, *et al.*, Efficacy of Platelet-Rich Plasma in the Treatment of Knee Osteoarthritis : A Meta-analysis of Randomized Controlled Trials. *Arthroscopy*, **33**, 659-70 e1 (2017)

36) Chahla J, Cinque ME, Piuzzi NS, *et al.*, A Call for Standardization in Platelet-Rich Plasma Preparation Protocols and Composition Reporting : A Systematic Review of the Clinical Orthopaedic Literature. *J Bone Joint Surg Am*, **99**, 1769-79 (2017)

37) Huang G, Hua S, Yang T, *et al.*, Platelet-rich plasma shows beneficial effects for patients with knee osteoarthritis by suppressing inflammatory factors. *Exp Ther Med*, **15**, 3096-102 (2018)

38) Akeda K, An HS, Pichika R, *et al.*, Platelet-rich plasma (PRP) stimulates the extracellular matrix metabolism of porcine nucleus pulposus and anulus fibrosus cells cultured in alginate beads. *Spine (Phila Pa 1976)*, **31**, 959-66 (2006)

39) Akeda K, Yamada J, Linn ET, *et al.*, Platelet-rich plasma in the management of chronic low back pain : a critical review. *J Pain Res*, **12**, 753-67 (2019)

40) Kim HJ, Yeom JS, Koh YG, *et al.*, Anti-inflammatory effect of platelet-rich plasma on nucleus pulposus cells with response of TNF-alpha and IL-1. *J Orthop Res*, **32**, 551-6 (2014)

41) Yamada J, Akeda K, Takegami N, *et al.*, Anti-inflammatory Properties of Platelet Rich Plasma-releasate on Human Intervertebral Disc Cells. *Orthopaedic Research Society Annual Meeting.* San Diego, CA, 0851 (2017)

42) Akeda K, Yamada T, Inoue N, *et al.*, Risk factors for lumbar intervertebral disc height narrowing : a population-based longitudinal study in the elderly. *BMC musculoskeletal disorders*, **16**, 344 (2015)

43) Nagae M, Ikeda T, Mikami Y, *et al.*, Intervertebral disc regeneration using platelet-rich

plasma and biodegradable gelatin hydrogel microspheres. *Tissue Eng*, **13**, 147-58 (2007)

44) Li P, Zhang R, Zhou Q. Efficacy of Platelet-Rich Plasma in Retarding Intervertebral Disc Degeneration : A Meta-Analysis of Animal Studies. *Biomed Res Int*, 2017, 7919201 (2017)

45) Obata S, Akeda K, Imanishi T, *et al.*, Effect of autologous platelet-rich plasma-releasate on intervertebral disc degeneration in the rabbit anular puncture model : a preclinical study. *Arthritis Res Ther*, **14**, R241 (2012)

46) Akeda K, Imanishi T, Ohishi K, *et al.*, Intradiscal injection of autologous serum isolated from platelet-rich-plasma for the treatment of discogenic low back pain : Preliminary prospective clinical trial : Gp141. *Spine Journal Meeting Abstracts 2011; Supplement 2011* ISSLS society meeting abstract (2011)

47) Tuakli-Wosornu YA, Terry A, Boachie-Adjei K, *et al.*, Lumbar Intradiskal Platelet-Rich Plasma (PRP) Injections : A Prospective, Double-Blind, Randomized Controlled Study. *PM R*, **8**, 1-10 ; quiz (2016)

48) Akeda K, Ohishi K, Masuda K, *et al.*, Intradiscal Injection of Autologous Platelet-Rich Plasma Releasate to Treat Discogenic Low Back Pain : A Preliminary Clinical Trial. *Asian Spine J*, **11**, 380-9 (2017)

7　高い骨分化能をもつ脂肪由来幹細胞シートの開発

林　克洋*

7.1　骨欠損の治療

　骨は，外傷，感染，腫瘍，骨壊死などによりしばしば欠損することがある。このような骨欠損に対しては，腸骨や腓骨などの自家骨移植や，仮骨延長術，リン酸カルシウムなどの人工骨移植による再建が行われている。しかし，大欠損となった場合に，全てをバイオマテリアルで補填するのは困難であり，人工関節などの金属による置換や，場合によっては患肢の切断術を選択せざるを得ないこともある（図1）。

　自家骨移植はもっとも優れた骨再建材料であるが，採取可能な量に制限があること，手術侵襲が大きい，などの欠点がある。手術でよく採取する場所は，腸骨や腓骨であり，腸骨移植はブロック状に採取したり，海綿骨をチップ状に採取したりして骨欠損の補填に使用する。数 cm 大の欠損に対応できる。腓骨移植は長管骨としての移植であり，生体内で血流を保った血管柄付き

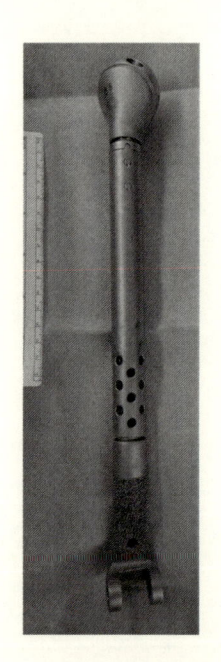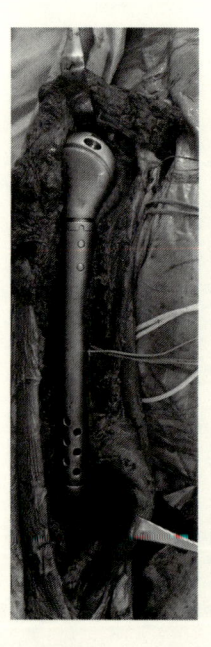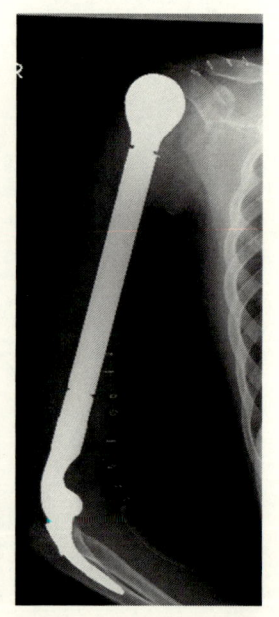

図1　上腕骨悪性骨腫瘍にて上腕骨の全摘術を行った
現状では巨大な金属による再建が主流である。金属は骨と異なり，表面には筋肉が付着せず，手術後に肩を自分で挙上運動するのは不可能である。長期的にも感染や破損などが危惧され，理想的には生きた骨で再建することが望ましい。

　＊　Katsuhiro Hayashi　金沢大学大学院　医薬保健学総合研究科
地域未来医療整形外科学講座　特任教授

骨移植が可能である。臓器移植などと同様に生きた骨の移植となる。長さとしては10cm超まで対応できるが，採取しても問題ない骨だけあって，移植骨の径は細い。血管吻合などマイクロサージェリーの技術を要し，手術時間も長くなるため，簡便な技術とはいえない。同種骨移植は，日本では入手する方法が限定的であり，移植関連の感染や，自骨への置換能力に幅があるなどの問題がある。同種骨はブロックとして移植しても表面の骨再生はおこるが，中心部まで置換されることはむずかしい。人工骨は各種開発されているが，初期強度が高いものは長期的には吸収置換されない傾向で，逆に骨に置換されるものは初期強度が十分ではない傾向がある。理想的には骨折した部位に接着剤のようにつかえ，最終的に骨に置換される素材があれば骨折治療は180度かわるだろうが，現状ではそのようなものはまだない。市販されている骨セメントで一時的にそのような固定は可能だが，骨伝導能，誘導能がない異物をおいても，自力で骨癒合しない限りはいずれ破損，ゆるみなどがおこり破綻する。

　幹細胞や成長因子などを使用した骨の再生医療は古くから行われてきており，一定の成果をおさめている。軟骨や中枢神経，内蔵組織に比べると，骨は生体内で元来ある程度は再生する能力があるため，実現性は高い。前述のように，骨や関節の大きな再建には金属である人工関節が主流で，比較的小さな欠損には人工骨や骨移植がおこなわれている。本来の骨を復元するという意味ではまだまだ骨再生のニーズは大きい。骨髄由来幹細胞や脂肪由来幹細胞などの間葉系幹細胞は骨にも分化するため，骨再生の実験で頻繁に使用されている[1]。動物の骨欠損部に幹細胞を移植実験する際には，様々な投与方法があるが，最も容易なのは，接着している培養細胞をトリプシンで剥がし，バラバラにして注射投与する方法である。しかし，この方法は血管内投与などでは良いが，骨のギャップに移植するなどの局所投与の際には細胞が散ってしまい，目的とするところにとどまらないという欠点がある。そのため，ゲル状の溶媒にとかして移植する方法や，細胞を塊にして移植する方法，シート状にする方法，人工骨などにあらかじめ接着させておく方法など様々な試みがなされている[2〜5]。また，細胞の状態も，採取してからそのまま使う方法，一旦培養して数を増やす方法，培養しながら分化誘導などで目的とする細胞に調節してから使う方法などがある。

7.2　脂肪由来幹細胞について

　2001年脂肪組織の中に多分化能をもつ細胞が同定され，脂肪由来幹細胞と命名された[6]。この脂肪由来幹細胞の実験は飛躍的に世界ですすめられ，*in vitro*, *in vivo*で心筋，骨，軟骨，神経，肝臓などに分化する多能性を有していることが確認された。脂肪由来幹細胞は人間でも局所麻酔で低侵襲に採取可能であり，骨髄細胞の100〜500倍の細胞が採取できるため培養を行わずに使用も可能である。また，脂肪組織を酵素処理し遠心分離することにより，間質血管細胞群（stromal vascular fraction ［以下 SVF］）を分離することができる。SVF は，末梢血由来の細胞群（マクロファージ，好中球など）が有核細胞の半数程度を占め，残りは脂肪由来幹細胞を含む間質細胞，血管内皮細胞，血管壁細胞などの細胞群からなる。著者らはラットの実験的骨延長モ

デルを用いて，自己由来SVF移植による延長仮骨骨形成促進効果について検討を行った[4]。ラットの大腿骨に創外固定器を装着し，0.8 mm/日で8日間の骨延長を行った。延長終了日に鼠径部から1.5 gの皮下脂肪を採取し，コラゲナーゼ，遠心分離を行い，脂肪由来幹細胞を含むSVFを得た。I型コラーゲンゲルに混和し，延長仮骨内に経皮的に注射投与した。生理食塩水のみを投与した群と，コラーゲンゲルのみを投与した群を作成し比較対照とした。移植6週後の摘出した大腿骨では，幹細胞を移植した群で，対照群と比較して有意に高い骨塩量が観察された。同様に3点曲げ試験を行い，骨折強度を測定すると，幹細胞移植後群において有意に骨折強度が上昇した。移植後4週に仮骨延長部の組織学的評価を行ったところ，コラーゲンゲルを単独投与した標本では延長仮骨中央に線維芽細胞様細胞が多数残存し，骨性架橋は完成していないが，細胞移植群の標本では成熟した骨組織による架橋が完成していた。

　脂肪由来幹細胞の残存能力については様々な報告がある。マウス静脈注射モデルで8か月後に移植細胞の残存を確認したという報告もあれば[7]，皮下投与モデルではわずか5日後には全て消失したという報告もある[8]。我々の移植細胞の観察実験では，DiI蛍光標識した細胞を延長仮骨内に移植後，細胞の局在を観察した。移植後1週では標識細胞は延長仮骨内の間質に多く分布し，移植後2週ではその一部は新生骨梁に分布していた。しかし，細胞の残存としては十分とは言えない印象であった。4週以降では標識細胞は減少し，6週ではほぼ消失した。また，延長仮骨の骨形成の促進は移植細胞の液性因子の効果も大きいものと思われる。我々の実験では，移植部位の2週後に取り出した仮骨組織から，BMP-2，VEGF-A，SDF-1のRNA量の発現が有意に高値であり，これらの液性因子により血管新生，骨形成の促進がなされたと考えた（図2）。間葉系幹細胞は試験管内では分化誘導することで様々な細胞のマーカーを発現するが，生体内では液性因子の放出の作用のほうが大きいと考えられるようになっている[9]。

7.3　脂肪由来幹細胞シート

　脂肪からのSVF，幹細胞には骨形成を促進することがわかったが，前述のように，投与方法には工夫が必要である。各種キャリアを用いる方法も利点はあるが，キャリア自体が骨形成を阻害する可能性や，生体由来物質の場合では感染などの危惧もされる。我々の施設では，脂肪由来幹細胞にアスコルビン酸を培養で使用し細胞をシート状に加工する方法を行っている[10,11]。特殊な器具などがいらないため低コストで細胞シートを作成でき，キャリアを使用しないため，前述のようなリスクもない。脂肪由来幹細胞を培養する際に，50 μMのアスコルビン酸リン酸を加える事で，コラーゲンの分泌の促進により，培養約1週間でスクレーパーにて培養皿からシートとして剥離が可能である[12]。シート状にすることで，キャリアが不要で安定した移植ができるようになり，目的とする場所にとどまりやすく，巻く，折り曲げるなどの操作も可能である。このシート培養操作をした細胞と非シート培養の細胞を骨分化誘導培地で培養したところ，シート群ではALPが5日で陽性となり，アリザニンレッド染色では7日で陽性となり，シート状の脂肪由来幹細胞は，非シート状の細胞にくらべ，骨分化能に優れていることが確認された（図3）。

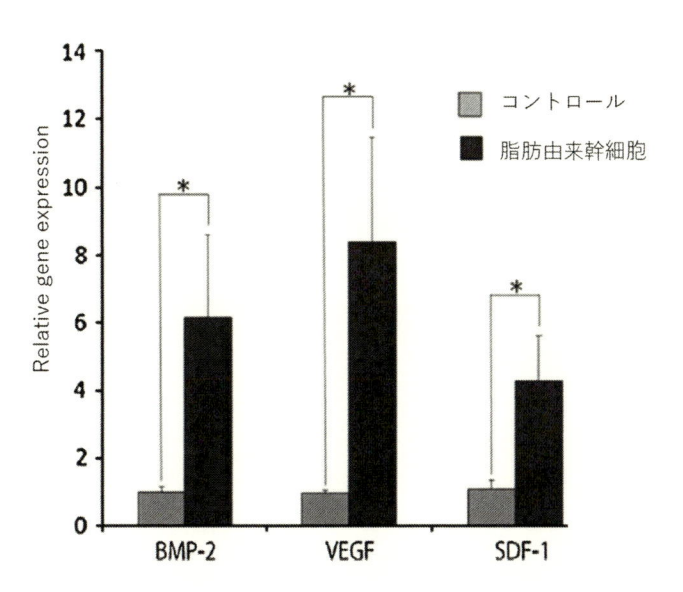

図2　ラットの実験にて大腿骨を骨切り，創外固定で骨延長をし，
骨形成促進のため脂肪由来幹細胞を仮骨に移植した

2週後に仮骨からサンプルを採取，RNA を RT-PCR で測定した。bone morphogenetic protein-2（BMP-2），vascular endothelial growth factor A（VEGFA），stromal cell-derived factor-1（SDF-1）はコントロールに比較し，脂肪由来幹細胞移植群で高発現が確認された（p<0.05）。

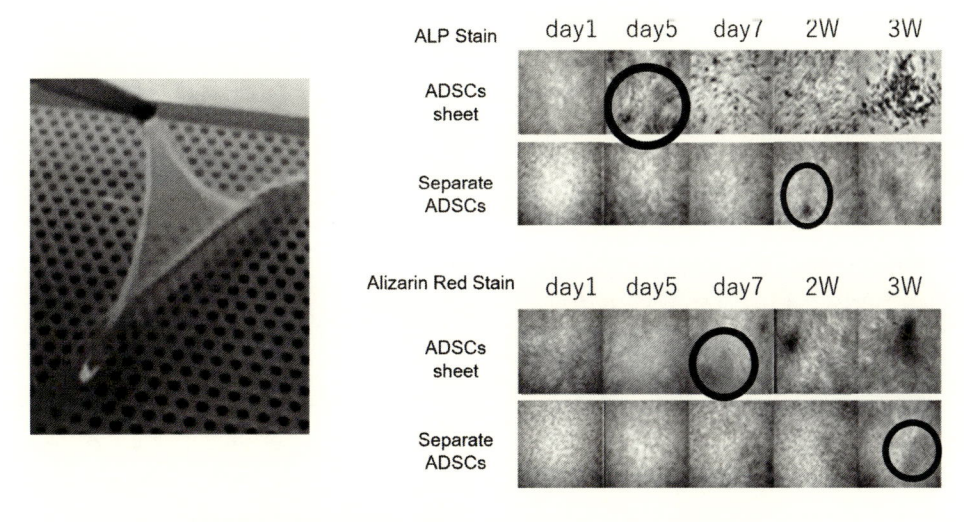

図3　脂肪由来幹細胞を培養する際に，アスコルビン酸リン酸を加えることで，
シートとして剥離が可能である

このシート培養操作をした細胞と非シート培養の細胞を骨分化誘導培地で培養したところ，シート群では ALP が5日で陽性となり，アリザリンレッド染色では7日で陽性となり，シート状の脂肪由来幹細胞は，非シート状の細胞にくらべ，骨分化能に優れていることが確認された。

細胞がシート状になる際，Ⅰ型コラーゲンの分泌が活性化されていることがわかっているが，骨組織にもⅠ型コラーゲンが必要であり，シート状にすることで，骨形成能にも有利に働く[13]。さらに骨形成培地で培養をつづけることで，硬い骨様組織まで分化させることもできている。骨の無機質はリン酸カルシウム（ハイドロキシアパタイト）からなるが，これだけでは生体の骨を再現することにはならず，コラーゲンやオステオカルシン，オステオポンチンなどの蛋白も 10%をしめている。さらには血管や骨芽細胞，骨細胞，破骨細胞などの生きた組織がネットワークを形成することで本来の骨組織が成り立つ。生きた幹細胞シートを骨再生に応用することで，早期に骨組織の形成が期待されることになる。

7. 4 脂肪由来幹細胞シートの動物実験

作成した脂肪由来幹細胞シートをラットの骨欠損の再生に使用した[14]。脂肪組織はメスのFisher 系ラット週齢 7 週の鼠径部より採取し，これまで報告された方法に従って得られたstromal-vascular fraction を通常培地で培養し，3 継代目の脂肪由来幹細胞を準備した。再び細胞が confluent となったところでアスコルビン酸入りのシート培地で培養を行い，脂肪由来幹細胞シートを作製した。この細胞シートをさらに 1 週間骨分化誘導培地で培養し，骨分化細胞シートを作製した。手術では，同ラットの週齢 12 週を用いて大腿遠位部の外側から展開し，大腿骨遠位骨幹端部に直径 1.0 mm の骨孔を作製した。計 45 匹のラットに手術を行い，その後ランダムに以下の 3 群に分けて作製した。①対照群：骨孔に追加処置を行わず閉創。②脂肪由来幹細胞シート付加群：シート（6 cm dish で 1 枚分）を骨孔部に充填し閉創。③骨分化細胞シート付加群：骨分化誘導させたシート（6 cm dish で 1 枚分）を骨孔部に充填し閉創。評価は，各群，術直後から 1 週間毎に術後 4 週まで CT による画像評価（各群 n = 10）を行った。また各群で術後2 週，4 週時に屠殺した検体から HE 染色，オステオカルシン免疫染色，および DiI 染色シートによる組織学的評価を行った。

対照群では術後 4 週の時点で骨孔の一部が残存していたが，脂肪由来幹細胞シート付加群と骨分化細胞シート付加群ではともに骨孔が修復されていた（図 4）。術後 1，3，4 週の時点での骨孔内の骨密度（Houndsfield units）は，対照群に比べ両細胞シート付加群でそれぞれ有意に高く（$p < 0.05$），術後 4 週の時点では骨分化細胞シート群が脂肪由来幹細胞シート群よりも高い傾向にあった。HE 染色では，術後 4 週の対照群で骨孔が一部残存していたが，両細胞シート付加群ではそれぞれが新生骨によって骨孔が修復されていた。特に骨分化細胞シート付加群では，脂肪由来幹細胞シート付加群に比べ，ほぼ完全な骨孔の修復像を示していた。オステオカルシン免疫染色では，各群で骨孔内の単位領域において，それぞれのオステオカルシン陽性細胞数を計測し平均値を比較したところ，それぞれ有意差をもって骨分化細胞シート付加群，脂肪由来幹細胞シート付加群，対照群の順で多いことが示された（各群 n = 10）。また術後 4 週の DiI 評価では，両細胞シート付加群それぞれにおいて各細胞が生着し，さらにそれを取り囲むに新生骨組織が確認された。

day0　　　4week

Control

Sheet
ADSC

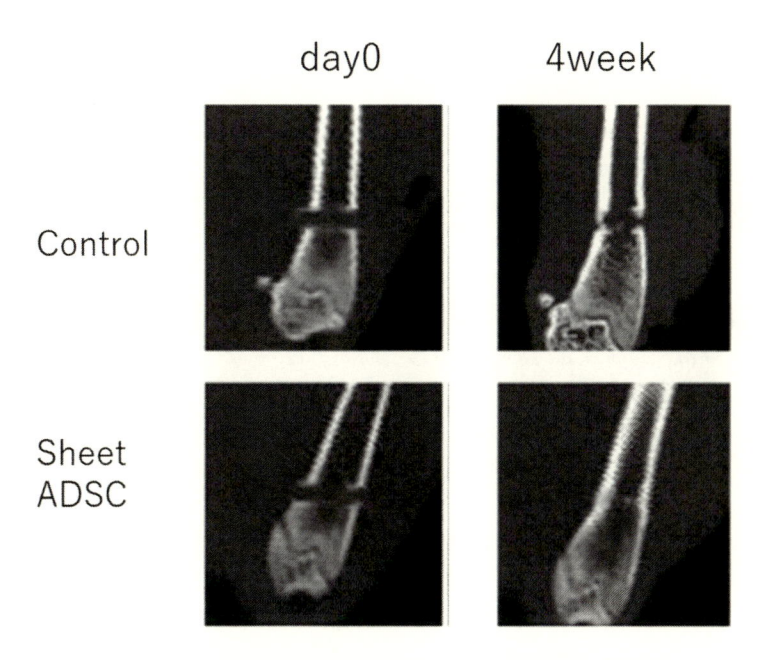

図4　シート状の脂肪由来幹細胞をラットの骨欠損部に充填した
シート状にすることで，異物であるキャリアは不要かつ細胞の定着も良好
になった。細胞シートはⅠ型コラーゲンの発現が高く，骨形成も移植後4
週後良好であった。

　本研究では両細胞シート付加群でそれぞれ有意な骨修復促進効果が認められ，これらシートによる骨形成能を動物実験で評価した。また今回の細胞シートは，アスコルビン酸という安全でありふれた材料を添加することでシート加工ができ，移植の際のキャリアとなるだけでなく，移植部位に細胞を留まらせたことにより DiI 評価では少なくとも術後4週まで細胞が確認できたと考えられる。

　また，シートの移植は，本実験のように外科的に切開して留置する方法もあるが，注射による注入も可能である[15]。一般に骨折の手術では，骨膜を剥離することや，骨折周囲の血腫を除去することは，骨形成に不利といわれており，極力骨折部位は露出しないことが理想とされている。今回のようなシートは注射器で低侵襲に移植可能である点も利点である。更に，シートの重層化，*in vitro* での骨組織の作成，血管組織との共同作成などの研究がすすんでいる[16〜19]。

文　　献

1)　M. Akahane *et al.*, *Tissue Eng. Regen. Med.*, **2**, 196-201（2008）

2)　M. Nakao *et al.*, *Regen. Ther.*, **11**, 34-40（2019）

3)　T. Ueha *et al.*, *J. Stem Cells*, **7**, 873-882（2015）

4)　I. Nomura *et al.*, *Clin. Orthop. Relat. Res.*, **472**, 3798-806（2014）

5)　T. Toratani *et al.*, *Arthroscopy*, **33**, 346-354（2016）

6)　PA. Zuk *et al.*, *Tissue Eng.*, **7**, 211-28（2001）

7)　M. Vilalta *et al.*, *Stem Cells Dev.*, **17**, 993-1003（2008）

8)　S. Wolbank, *et al.*, *Cell Tissue Bank.*, **8**, 163-177（2007）

9)　M. Gnecchi *et al.*, *Methods Mol. Biol.*, **1416**, 123-46（2016）

10)　F. Wei *et al.*, *J. Cell Physiol.*, **227**, 3216-3224（2012）

11)　J. Yu *et al.*, *Biomaterial*, **35**, 3516-3526（2014）

12)　X. Fang *et al.*, *PLoS One*, **9**, e88874（2014）

13)　AK. Kundu *et al.*, *Biochem. Biophys. Res. Commun.*, **347**, 347-357（2006）

14)　Y. Yoshida *et al.*, *PLoS One*, **14**, e0214488（2019）

15)　M. Akahane *et al.*, *J. Tissue Eng. Regen. Med.*, **4**, 404-11（2010）

16)　X. Shan *et al.*, *Exp. Ther. Med.*, **14**, 5007-11（2017）

17)　H. Zhang *et al.*, *Acta Biomater.*, **91**, 82-98（2019）

18)　H. Zhang *et al.*, *Acta Biomater.*, **77**, 212-227（2018）

19)　Y. Inagaki *et al.*, *Biomed. Res. Int.*, **2013**, 842192（2013）

第6章　細胞未使用技術

1　高純度アルギン酸ゲルを使用した軟骨修復治療法の開発

小野寺智洋*

1.1　はじめに

　関節軟骨は組織修復能に乏しいため，大きな軟骨損傷が起こった場合，その欠損部は修復されずに，変形性関節症へと移行していく。本病態への進行を抑制するために，外科的治療として骨髄刺激法（Marrow Stimulation Technique）および自家骨軟骨柱移植術（Mosaicplasty）などの外科的処置が試みられるが，これらの治療法にはいずれも適応限界がある。また，骨髄刺激法によって再生される組織は，硝子軟骨とは力学的特性の異なる線維軟骨であることが多く，自家骨軟骨柱移植術においては移植片採取による手術侵襲の問題がある。かつて本邦では諸外国と比して自家細胞・組織移植の壁は厚かったが，近年では本邦でも軟骨組織に関する組織・細胞移植の臨床応用は進んできている。自家培養軟骨移植術（Autologous Chondrocyte Implantation）は，2019年現在，本邦において保険収載が認められた唯一の軟骨再生医療であり，既にその良好な臨床成績が報告されている[1]。しかし一方で，施術可能な施設が限定されること，細胞採取のため2期的手術が必要であること，骨膜等による移植軟骨の固定に煩雑な手技を要することなどの問題点が指摘されている。近年，海外においては，これらの問題点を克服した新たな治療法として，自家基質誘発軟骨形成（Autologous Matrix-Induced Chondrogenesis；AMIC）に代表される一期的無細胞軟骨修復治療が試みられている。一部では，その臨床成績が徐々に明らかになりつつある。

　一方，我々は，抽出・精製過程においてエンドトキシン含量を低減する処理を施したアルギン酸ゲルを開発し，無細胞軟骨修復治療法の開発を目指している（図1）。本稿では，近年における無細胞軟骨修復治療のあらましと，これまで我々が行ってきた軟骨再生用医療材料としてアルギン酸を応用する近年の試みを紹介する。

1.2　細胞を含まないバイオマテリアルによる軟骨修復とは

　細胞を含まないバイオマテリアルによる軟骨修復の代表として，自家基質誘発軟骨形成（Autologous Matrix-Induced Chondrogenesis；AMIC）が挙げられる。AMICは，2004年にBenthienとBehrensによって骨髄刺激法の適応拡大のために最初の報告がなされた[2]。本術式は，骨髄刺激法を行った損傷部にタイプⅠ/Ⅲコラーゲンを補填することによって，軟骨下の骨

　＊　Tomohiro Onodera　北海道大学病院　整形外科　講師

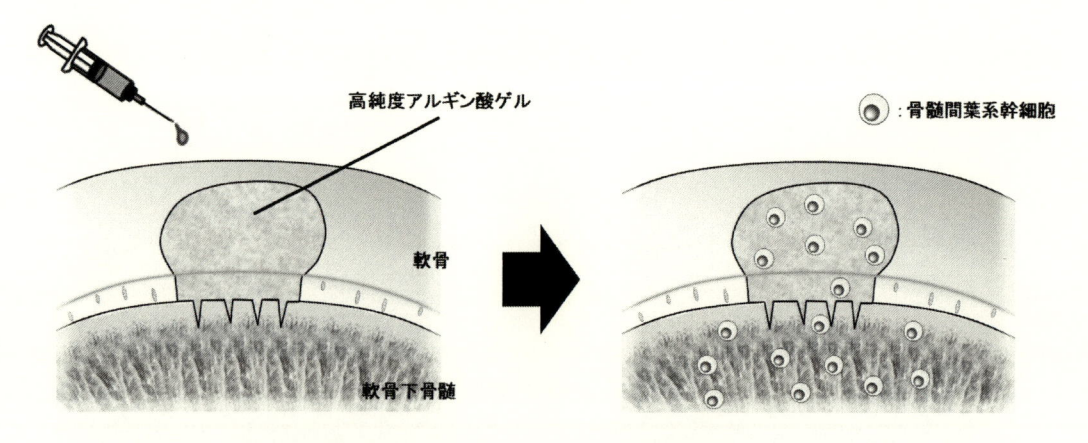

高純度アルギン酸ゲル

：骨髄間葉系幹細胞

軟骨

軟骨下骨髄

図1　高純度アルギン酸ゲルを用いた軟骨再生の開発コンセプト

髄より放出される骨髄間葉系幹細胞やサイトカイン，成長因子などを局所に留めて，関節組織の持つ自己修復能を高める方法である．現在では，自家基質を誘発するためのバイオマテリアルとしては，コラーゲン膜の他，キトサンやヒアルロン酸，合成ポリマーや，それらを組み合わせることによって多彩なバイオマテリアルが開発されている．形状としても，天然材料や不織布，スポンジ，ハイドロゲルやそれらの複合体など多種多様である．動物モデルにおいては，骨髄刺激法単独と比べその有用性を示す報告が数多くなされている[3]．実際に臨床応用された基材も散見され，それぞれの良好な臨床成績が報告されている．しかし一方で，良質なrandomized controlled trialや長期臨床成績のエビデンスが少ないため，今後の追跡調査の結果が待たれる．

1.3　アルギン酸を用いた新規治療法

1.3.1　高純度低エンドトキシンアルギン酸ゲルとは

　我々は，自家基質を誘発するためのバイオマテリアルとしてアルギン酸に着目している．アルギン酸は，海藻より抽出された酸性物質で，D-マンヌロン酸とL-グルロン酸が直鎖上に重合したヘテロポリマーである．アルギン酸は陽イオンと結びついて，塩を作る性質がある．特に2価のカチオンであるCaイオンとの親和性が高く，イオン化したアルギン酸とCaを接触させると，ただちにゲル化が起こる．アルギン酸はゲル化の過程で冷却や加熱を必要としない性質から，ゾル状態で関節内に投与した後に，関節内で硬化させることが可能である．つまり，病変部位に対して関節鏡視下にアルギン酸ゾルを注入し，塩化カルシウムを噴霧することで，冷却や加熱を行わずに関節鏡視下にゲル化させることが可能である（図2）．しかし，商品化されている従来のアルギン酸を直接生体内に投与すると，アルギン酸に含まれるエンドトキシンにより発熱や異物反応などの症状を誘発することが動物実験レベルで知られていた．そのため，ヒト生体内で用いるためには，毒性の少ない特殊なアルギン酸や，Baイオンと架橋させたアルギン酸を用いるといった，エンドトキシンレベルを下げる工夫が必要であった[4~6]．我々が開発した高純度低エン

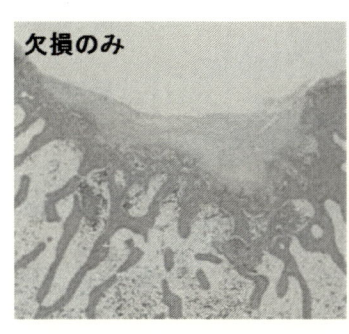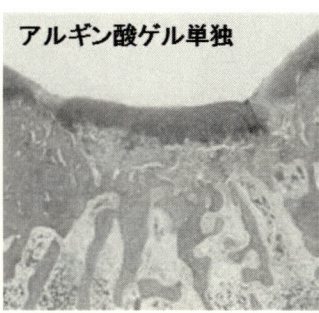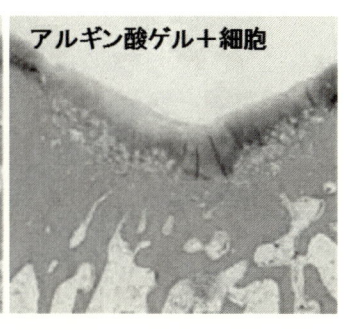

欠損のみ　　**アルギン酸ゲル単独**　　**アルギン酸ゲル＋細胞**

図2　高純度アルギン酸ゲルを用いた軟骨再生（家兎モデル）

ドトキシンアルギン酸（Ultra-purified alginate；UPAL）ゲルは，天然海藻からアルギン酸ナトリウムを抽出・精製する過程でエンドトキシン含量を低減する処理を施すことにより，エンドトキシンによる有害事象の低減を可能にしている。これらの利点から，当初，本基材は細胞移植のための注射可能なスキャフォールドとして開発された。

1.3.2　無細胞移植軟骨再生材料としてのアルギン酸ゲル

　実際の *in vitro* の評価系において，従来 scaffold として用いられてきたアルギン酸ゲルと比べ，細胞毒性が極めて低く，骨髄間葉系幹細胞（bone marrow mesenchymal stem cells；BMSCs）をアルギン酸ゲル内に包埋することによって，BMSCs から軟骨細胞へと，高い分化誘導能を示した[7]。また，*in vivo* の実験系においても，肉眼，および組織学的評価で，BMSCs 移植群では硝子軟骨様組織による良好な修復が得られていた。本検討において，高純度アルギン酸ゲル単独群においても，比較的良好な硝子軟骨様組織による修復がえられていた結果から[8]，新規ゲル単独の移植に加えて内在性細胞を導入することにより，ある程度の軟骨組織修復が可能である可能性を示唆した。そこで，大型動物においても高純度アルギン酸ゲルの軟骨誘導効果を検証したところ，大型動物における評価系においても小型動物とほぼ同等の結果を示した（図3）[9]。

　高純度低エンドトキシンアルギン酸ゲルの単独移植においても，軟骨組織修復が可能であることを見いだして以降，我々は細胞を含まないバイオマテリアルによる無細胞移植軟骨再生治療の可能性を検討した。ウサギ動物評価系において，骨髄刺激法（Marrow Stimulation Technique）にアルギン酸ゲル移植を併用することの治療効果を検討したところ，アルギン酸ゲル移植を併用することによって骨髄刺激法の治療効果を増強させることが可能であった（図4）。同様の研究を大型動物であるビーグル犬に対しても施行し，ウサギと同じく骨髄刺激法の治療増強効果が確認された。これまでの小動物および大動物における実験レベルでの成果を踏まえて，我々は2016 年から高純度アルギン酸ゲルを用いた無細胞移植軟骨再生治療の臨床パイロット試験を施行した。大腿骨顆部・滑車部・および膝蓋骨関節面に 1.0 〜 4.0 cm^2 の症候性全層関節軟骨病変を有する 12 名を対象として，全例に対して直視下に軟骨欠損部に対して UPAL ゲル移植術を行った。術後 72 週時における関節鏡所見，組織学的評価（International Cartilage Repair

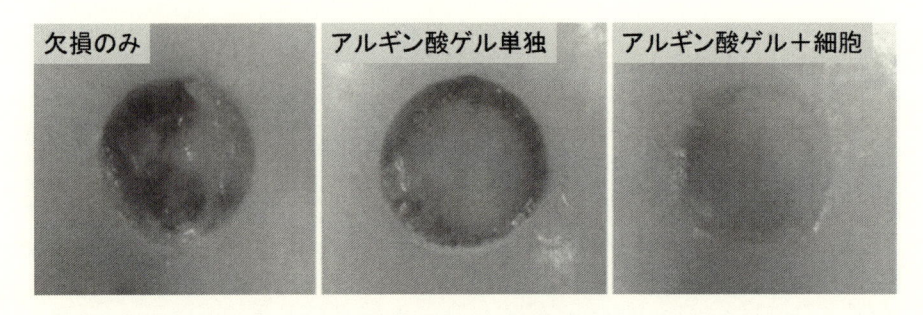

図3　高純度アルギン酸ゲルを用いた軟骨再生（ビーグル犬モデル）

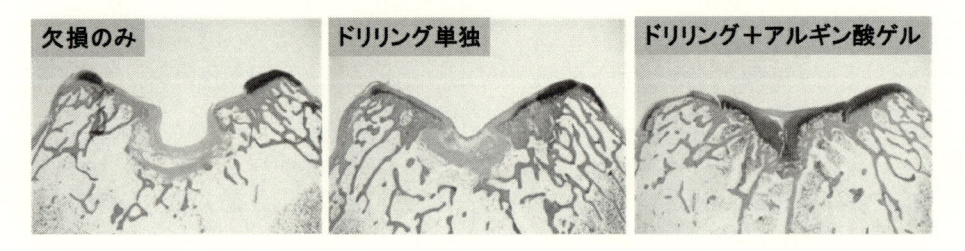

図4　骨髄刺激法を併用した高純度アルギン酸による軟骨再生（AL；アルギン酸）（家兎モデル）

Society Ⅱ（ICRS Ⅱ）scoring system）および，術後96週間までの合併症，患者立脚型臨床成績（Knee injury and Osteoarthritis Outcome（KOOS）score），MRI 所見（Magnetic Resonance Observation of Cartilage Repair Tissue（MOCART）score）を評価したところ，観察期間内にアルギン酸に起因すると考えられる有害事象を認めず，KOOS score は術前平均42点から最終経過観察時89点と統計学的有意に改善した。また，関節鏡検査および MRI において，良好な組織修復が確認できた。MRI スコアおよび組織学的評価においても有意な関節軟骨組織修復が得られた。無細胞 UPAL ゲル移植術は，高い安全性と有効性を有することを初めて明らかにした。本術式は今後，有効性・安全性試験を行い，市場への導入を目指している。

1.4　アルギン酸ゲルを応用したインテリジェントマテリアルの開発

　アルギン酸がゲル化の過程で冷却や加熱を必要としない特性を利用して，ゲル内に細胞遊走促進作用を有するケモカインを含有したインテリジェントマテリアルの開発を行っている[10]。高純度アルギン酸ゲルにケモカイン SDF-1（Stromal cell-derived factor 1）を含有させ，ウサギ骨軟骨欠損部に移植したところ，SDF-1 含有高純度アルギン酸ゲルは，ゲル単独群よりも良好な細胞遊走能を持ち，良好な軟骨修復を示した（図5）。ゲル内の SDF-1 によって損傷部位に誘導された BMSCs が，軟骨分化能を持つ高純度アルギン酸ゲルによって分化誘導された結果として，良好な軟骨修復が得られたと考えられた。更に，幼若個体では成熟個体と異なり軟骨修復に

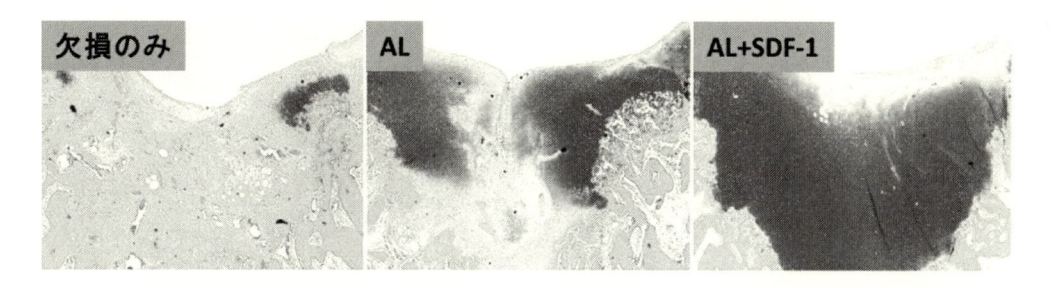

図5　SDF-1を導入した高純度アルギン酸による軟骨再生（AL；アルギン酸）（家兎モデル）

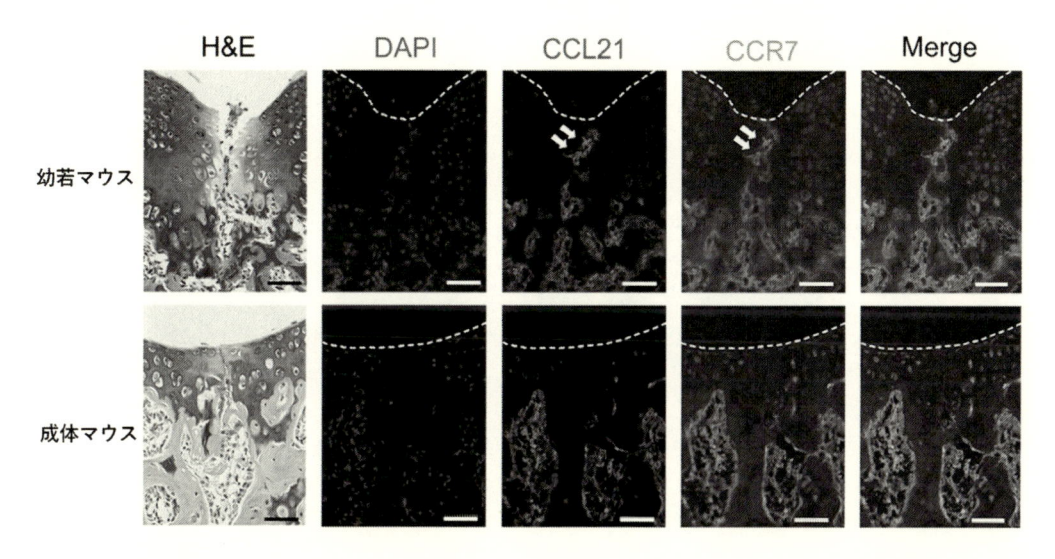

図6　幼若マウス（上段），および成体マウス（下段）におけるCCL21，CCR7の発現様式

も豊富な組織修復能があることに着目し，幼若マウス軟骨損傷部に発現するケモカインの特定を試みた（図6)[11]。幼若個体の軟骨損傷部に特異的に発現しているケモカインを，アルギン酸ゲルとともにウサギ軟骨欠損に埋植することで，良好な軟骨修復が得られることを確認した（図7）。このようにアルギン酸には生理活性物質のキャリアーとしての特性を有しており，インテリジェントマテリアルとしての発展性も期待できる。

1.5　今後の展望

　再生医療用として，今日まで様々な材料がscaffoldとして開発・研究されてきたが，その材料の多くは安全性の問題から認可を得ることができず，臨床応用までには至っていない。アルギン酸は軟骨組織との親和性に優れ，未分化幹細胞から軟骨細胞へと分化誘導させる作用を持つユニークな分子である。また，アルギン酸はゲル化の過程で冷却や加熱を必要としない性質があるため，生細胞や酵素，タンパク質などを，viabilityや活性を落とすことなく材料内に固定化する

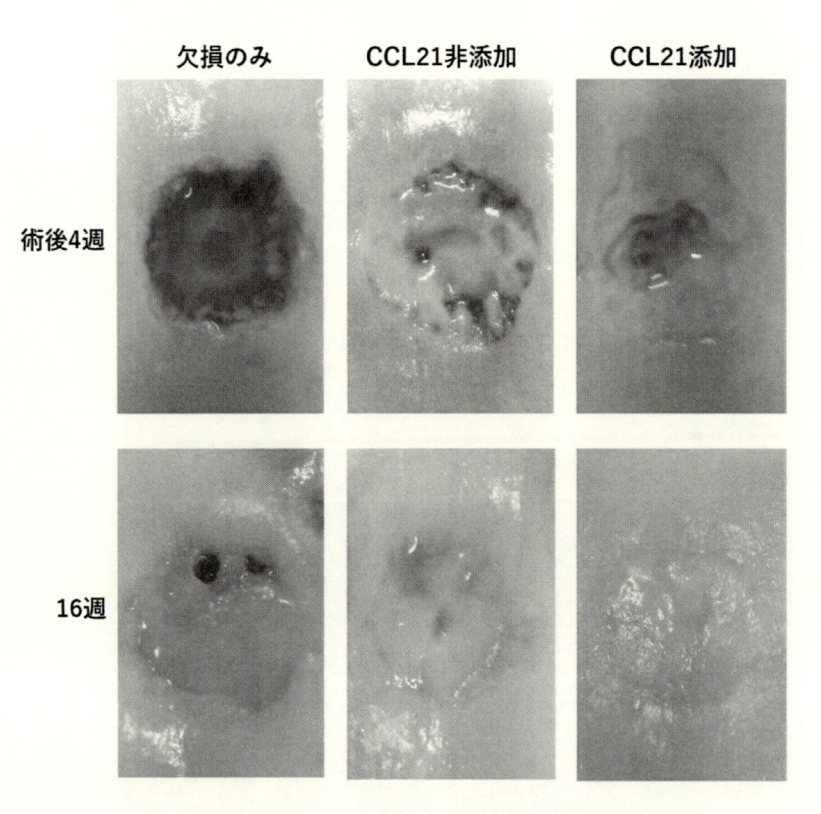

図7　CCL21 を添加したアルギン酸ゲルによる軟骨修復効果（家兎モデル）

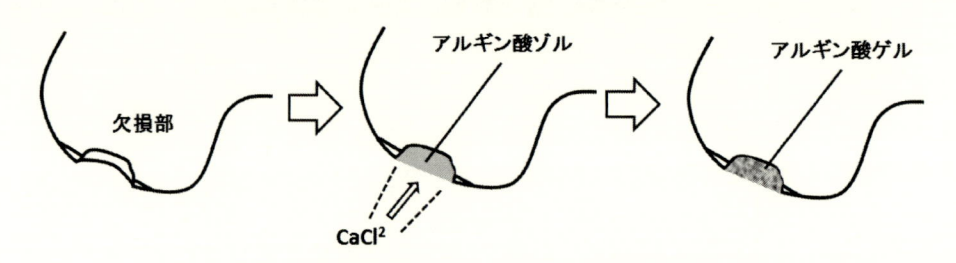

図8　高純度アルギン酸ゲルを用いた細胞移植システム

　ことが可能である。さらにアルギン酸はゾル状態で関節内に投与した後に，関節内で硬化させることが可能であることから，病変部位に対して関節鏡視下にアルギン酸ゾルを注入し，塩化カルシウムを噴霧することで，冷却や加熱を行わずに関節鏡視下にゲル化させることが可能である（図8）。今後は，関節鏡を用いた鏡視下アルギン酸ゲル移植術の開発あるいは機能性を持たせたアルギン酸の臨床応用を実現することで，手術侵襲を軽減し，臨床成績の向上が可能となる。

1.6　おわりに

　近年における無細胞軟骨修復治療のあらましと，アルギン酸を関節軟骨治療用医療材料として利用する我々の試みを概説した。高純度アルギン酸ゲルを骨髄刺激法と併用することで，一期的無細胞軟骨再生医療の実現が可能となる。今後も，低侵襲かつ安全性の高い軟骨再生治療や関節機能改善製剤の実現を目指していきたい。

文　　献

1) Tohyama H, Yasuda K, Minami A, Majima T, Iwasaki N, Muneta T *et al.*, Atelocollagen-associated autologous chondrocyte implantation for the repair of chondral defects of the knee：a prospective multicenter clinical trial in Japan. *J Orthop Sci.*, **14**, 579-88（2009）. 10.1007/s00776-009-1384-1 [doi]
   S0949-2658（15）32086-8 [pii]

2) Behrens P, Bosch U, Bruns J, Erggelet C, Esenwein SA, Gaissmaier C *et al.*, [Indications and implementation of recommendations of the working group "Tissue Regeneration and Tissue Substitutes" for autologous chondrocyte transplantation（ACT）]. *Z Orthop Ihre Grenzgeb.*, **142**, 529-39（2004）. 10.1055/s-2004-832353 [doi]

3) Pot MW, Gonzales VK, Buma P, IntHout J, van Kuppevelt TH, de Vries RB, *et al.*, Improved cartilage regeneration by implantation of acellular biomaterials after bone marrow stimulation：a systematic review and meta-analysis of animal studies. *PeerJ.*, **4**, e2243（2016）. 10.7717/peerj.2243 [doi]
   2243 [pii]

4) Jork A, Thurmer F, Cramer H, Zimmermann G, Gessner P, Hamel K, *et al.*, Biocompatible alginate from freshly collected Laminaria pallida for implantation. *Appl Microbiol Biotechnol.*, **53**, 224-9（2000）

5) Zimmermann H, Zimmermann D, Reuss R, Feilen PJ, Manz B, Katsen A, *et al.*, Towards a medically approved technology for alginate-based microcapsules allowing long-term immunoisolated transplantation. *J Mater Sci Mater Med.*, **16**, 491-501（2005）. 10.1007/s10856-005-0523-2

6) Zimmermann U, Thurmer F, Jork A, Weber M, Mimietz S, Hillgartner M, *et al.*, A novel class of amitogenic alginate microcapsules for long-term immunoisolated transplantation. *Ann N Y Acad Sci.*, **944**, 199-215（2001）

7) Igarashi T, Iwasaki N, Kasahara Y, Minami A. A Novel Cellular Implantation System Using an Injectable Ultra-purified Alginate Gel for Arthroscopic Repair of Osteochondral Defects. 54th Annual meeting of the Orthopaedic Research Society Transaction. **33**, 72（2008）

8) Igarashi T, Iwasaki N, Kasahara Y, Minami A. A cellular implantation system using an

injectable ultra-purified alginate gel for repair of osteochondral defects in a rabbit model. *J Biomed Mater Res A.*, **94**, 844-55 (2010). 10.1002/jbm.a.32762

9) Igarashi T, Iwasaki N, Kawamura D, Kasahara Y, Tsukuda Y, Ohzawa N, *et al.*, Repair of articular cartilage defects with a novel injectable in situ forming material in a canine model. *J Biomed Mater Res A.*, **100**, 180-7 (2012). 10.1002/jbm.a.33248

10) Sukegawa A, Iwasaki N, Kasahara Y, Onodera T, Igarashi T, Minami A. Repair of rabbit osteochondral defects by an acellular technique with an ultrapurified alginate gel containing stromal cell-derived factor-1. *Tissue Eng Part A.*, **18**, 934-45 (2012). 10.1089/ten.TEA.2011.0380

11) Joutoku Z, Onodera T, Matsuoka M, Homan K, Momma D, Baba R, Hontani K, Hamasaki M, Matsubara S, Hishimura R, Iwasaki N. CCL21/CCR7 axis regulating juvenile cartilage repair can enhance cartilage healing in adults. *Sci Rep.*, **9** (1), 5165 (2019)

2 ダブルネットワークゲルを用いた硝子軟骨自然再生への挑戦

安田和則[*1]，田邉芳恵[*2]，龔　剣萍[*3]

2.1 はじめに

　代表的なソフトマターである高分子ハイドロゲル（以下，ゲル）は極めて脆弱な材料であったために，その物性や界面特性を医療へ応用する研究には大きな限界があった。しかし 2003 年に北大の龔ら[1]が驚異的な高弾性・高靭性を有するダブルネットワーク（DN）ゲルを開発し，また我々が数種の高靭性 DN ゲルの生体材料学的特性を報告[2~4]して以来，高分子ゲルには医療への多様な応用の可能性があることが認識された。

　2006 年当時，我々は後述する PAMPS/PDMAAm DN ゲルの力学的特性に着目し，これを用いて人工軟骨を開発するための家兎を用いた埋植実験を行っていた[5]。ある日，その中の 1 羽の家兎の膝で，移植した DN ゲル上に再生した軟骨組織の塊が偶然発見された。この家兎では手術の失敗によって膝蓋骨が脱臼していたため，再生組織が人工軟骨（DN ゲル）に付着して関節内に存在できたのであった。当時，関節（硝子）軟骨組織は生体内では絶対に再生しないと信じられていた。しかし我々は，DN ゲルを応用すれば関節内の骨軟骨欠損部に硝子軟骨を自然再生させることができるのではないかと考えた。そこで我々はこの仮説を証明すべく，様々な角度からこの証明に取り組み，またその臨床応用を目指した基礎研究を行ってきた。本稿ではこれまでの研究成果を概説する。

2.2 PAMPS/PDMAAm DN ゲルの生体材料学的特性

　PAMPS/PDMAAm DN ゲル（図 1）は，各々独立して架橋された poly-(2-acrylamido-2-methylpropanesulfonic acid)（PAMPS）と poly-(N,N'-dimethyl acrylamide)（PDMAAm）の 2 つネットワークから構成される。この DN ゲルの平均水分含量，初期弾性率，破断強度，および破断歪はそれぞれ 94.0%，0.20 MPa，3.1 MPa，73% である[2]。この DN ゲルを家兎の背部へ 6 週間埋植すると，水分含量は 91% へ有意に減少し，初期弾性率および破断強度はそれぞれ 0.37 MPa および 5.4 MPa へと有意に増加し，破断歪は 76% と有意の変化はなかった（図 1）[3]。またこの DN ゲルに対する生体反応を，筋内へのペレット埋植試験を用いて評価した[4]。埋植 1 週目においてこのゲルは，陽性対照よりは極めて弱いが陰性対照よりは有意に強い炎症反応を示した（図 2）。しかし 4 および 6 週においてこの反応は有意に減少して陰性対照と同程度になった。以上の結果は，DN ゲルが生体内で劣化し難い強靭な力学的特性を有すること，およびこのゲルは安全な生体材料であり，埋植後の 1 週間は Bioactive であるが，その後は Bioinert になる

＊1　Kazunori Yasuda　医療法人八木整形外科病院　名誉院長；北海道大学名誉教授

＊2　Yoshie Tanabe　北海道文教大学大学院　リハビリテーション科学研究科　教授

＊3　Jian Ping Gong　北海道大学大学院　先端生命科学研究院　教授

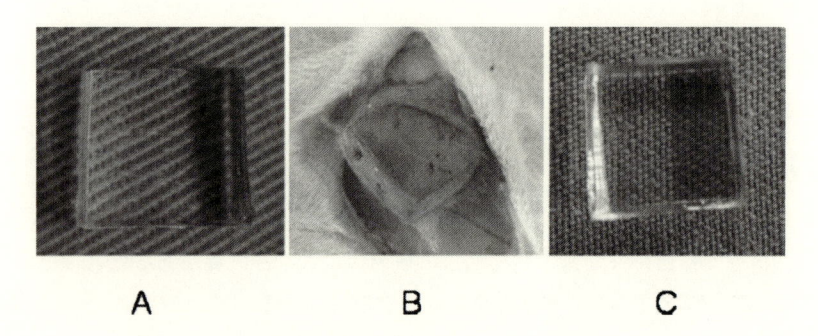

図1　PAMPS/PDMAAm DN ゲル：皮下への埋植前（A），
および埋植6週後（B, C）
埋植によって表面に変化は見られない。
（文献5）より引用）

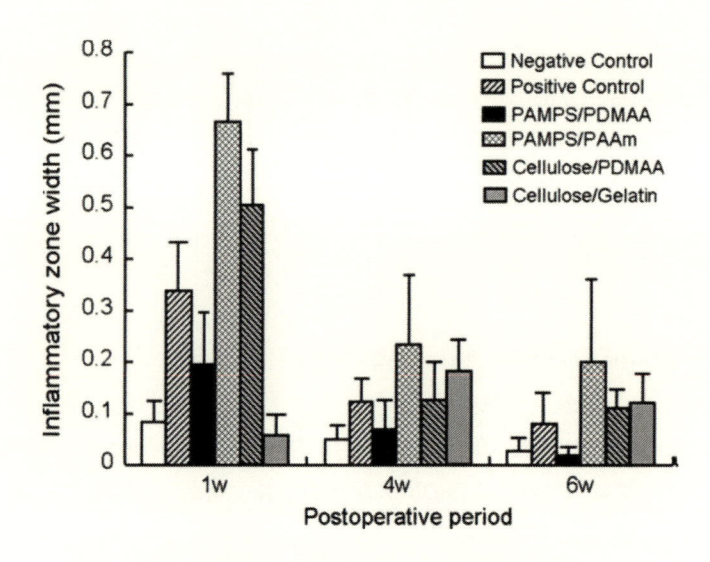

図2　筋内へ4種類の DN ゲルペレットを埋植した後，1, 4,
および6週における炎症反応の程度の比較
黒棒が PAMPS/PDMAAm DN ゲルの特性を示す。
（文献5）より引用）

という興味深い特性を有することを示した。この1週間の Bioactive な特性によって下記の現象が誘導されると考えられる。

2.3　*In vivo* で DN ゲルが誘導する硝子軟骨自然再生現象の発見

我々は家兎の大腿骨滑車部に直径 4.3 mm の骨軟骨欠損を作製し，その基底に 2～3 mm の空隙が残るように PAMPS/PDMAAm DN ゲル製のプラグを埋植した（図3）[6]。術後は膝関節の

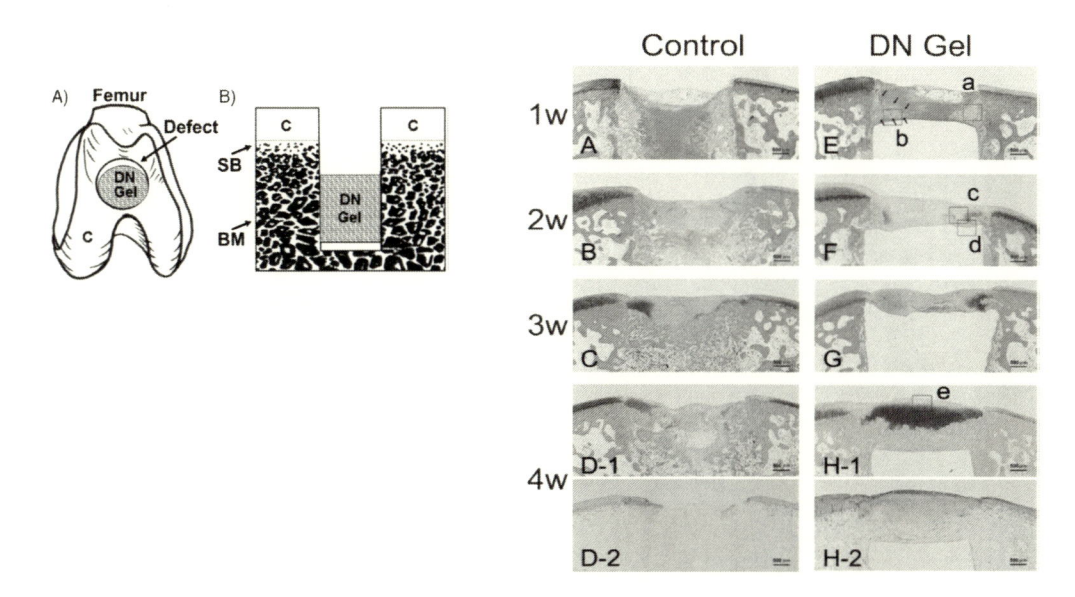

図 3　骨軟骨欠損部の基底への PAMPS/PDMAAm DN ゲルプラグの埋植方法，
およびその後 1，2，3，および 4 週における軟骨の再生
サフラニン O 染色。D2 および H2 は 2 型コラーゲン免疫染色
Control は無処置対照。
（文献 6）より引用）

固定は行わず，動物はケージ内で飼育した。術後 1 週ではこの空隙は肉芽様組織で埋められ，2 週ではその組織内にサフラニン O で染色される軟骨様組織が再生し始め，4 週では欠損部の全体が軟骨様組織で満たされていた（図 3）。この軟骨様組織内の細胞には 2 型コラーゲン，アグリカン，および SOX9 mRNA が高発現しており，その周囲に再生した基質はプロテオグリカンおよび 2 型コラーゲンに富んでいた。一方，DN ゲルの埋植位置が浅すぎる埋植（1 mm）や深すぎる埋植（5 mm）ではこの組織再生現象は見られなかった。また数種の対照材料を埋植しても，この現象は全く見られなかった。4 週において再生した軟骨組織の表層は正常軟骨の表層（tangential zone）と類似の構造を示し，また基底部には軟骨下骨が形成され，自然に再生した組織は関節軟骨の 4 層構造に近似していた[6]。この現象の再現性は，76 羽の成熟家兎を用いた実験によって，術後 12 週においても確認された[7]。

　この再生組織が遺伝子レベルにおいても正常な硝子軟骨であることを確認するため，我々は DNA マイクロアレイを用いて，埋植後 2 週および 4 週における再生組織と正常な成熟関節軟骨の遺伝子発現プロファイルを比較した[8]。再生された組織の遺伝子発現プロファイルは，正常な軟骨のそれと高い類似性を示し（図 4），また既知の腫瘍関連遺伝子の発現は認めなかった。しかしいくつかの違いが存在した。COL2A1，COL1A2，COL10A1，DCN，FMOD，SPARC，FLOD2，CHAD，CTGF，COMP 遺伝子の発現度は，正常な軟骨よりも再生組織で大きかった。

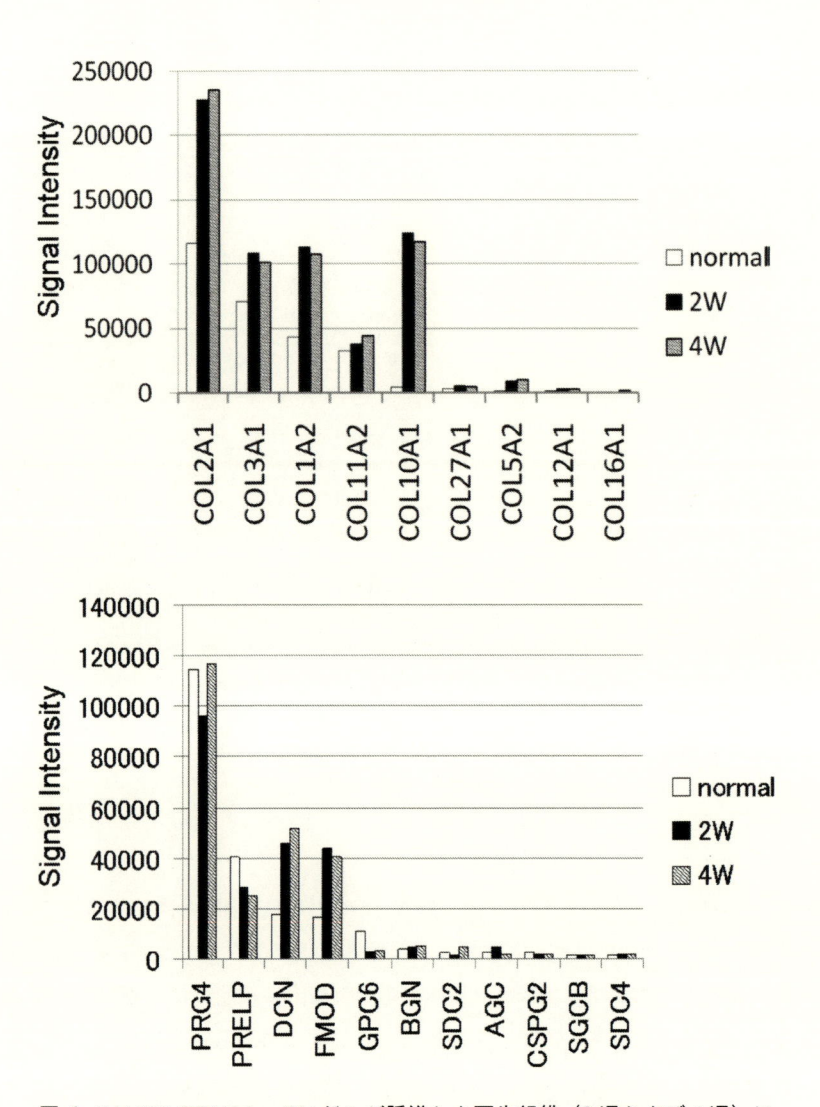

図4　PAMPS/PDMAAm DN ゲルが誘導した再生組織（2週および4週）に
おけるコラーゲン関連およびプロテオグリカン関連遺伝子の発現プロ
ファイルは，正常軟骨のそれと比較して高い類似性を示した
（文献8）より引用）

再生組織において，正常な軟骨と比較して5倍以上に発現した遺伝子の上位30には，2型コラー
ゲン，10型コラーゲン，FN, vimentin, COMP, EF1α, TFCP2, GAPDH 遺伝子などが含ま
れていた。これらの差はこの組織が成長期の軟骨組織に近似している可能性を示唆した。

　以上の事実から，PAMPS/PDMAAm DN ゲルの存在によって空隙に自然に再生した組織は硝
子軟骨であることが確認された。硝子軟骨は生体内で自然に再生することはないと言われてき
た。しかし我々が発見した事実は，少なくとも DN ゲルがその基底に存在するという環境におい

ては，何も存在しない空隙に硝子軟骨は *in vivo* で自然に再生し得る組織であることを示し，これまでの常識に修正を加えた[6]。

2.4　DN ゲルの軟骨再生誘導機序に関する基礎研究

2.4.1　*Ex vivo* 研究

⑴　DN ゲルが ATDC5 細胞のインシュリン誘導軟骨分化へ与える効果

　PAMPS/PDMAAm DN ゲルは *ex vivo* においても様々な細胞の軟骨分化に影響を与えるのであろうか？ ATDC5 細胞はインスリン添加培地を用いて培養すると軟骨細胞に分化する chondroprogenitor clones であり，インシュリン関連シグナル伝達系を介して起こるその軟骨分化過程は *in vivo* における軟骨の発生によく近似することが知られている[9]。我々はこの ATDC5 細胞を用いて一連の研究を行った。

　まず我々は，PAMPS/PDMAAm DN ゲル上で ATDC5 細胞をインスリン添加培地を用いて培養し，その軟骨分化過程を通常のポリスチレン（PS）上で同様に培養した時のそれと比較した[6]。PS 上で培養された ATDC5 細胞は 7 日目に confluent になったが結節は形成せず，その後 14 日間以上の培養によって凝集して結節を形成した。一方，DN ゲル上で培養された ATDC5 細胞は，7 日目に凝集して結節を形成した（図 5）。Alcian Blue 染色および免疫蛍光二重染色により，DN ゲル上で形成された結節中の基質には 2 型コラーゲンおよびプロテオグリカンが豊富に生成されていることが示された（図 5）。一方，PS 上で形成された結節内にはそれらは見られなかった。また PCR 解析により，DN ゲル上の結節内の細胞においては 2 型コラーゲン，アグリカン，および SOX 9 mRNA が，PS 上の細胞よりも有意に多く発現していることが示された。この結果は，インスリン関連シグナル伝達経路を介して起こる ATDC5 細胞の軟骨分化および基質形成を，DN ゲルが有意に促進したことを示した。

⑵　DN ゲルの各構成ゲルが ATDC5 細胞の分化に与える効果

　では DN ゲルを構成するシングルネットワーク（SN）ゲルである PAMPS ゲルおよび PDMAAm ゲルは，*ex vivo* においてどのような機能を有するのであろうか？ PAMPS ゲルは強い負電荷を有し，PDMAAm ゲルは中性である。我々はインスリンを含まない維持培地，およびインスリンを含む軟骨分化誘導培地を用いて，ATDC5 細胞を PAMPS ゲル上，PDMAAm ゲル上，および PS 上で培養した[10]。驚くべきことに，インスリンを含まない維持培地を用いて PAMPS ゲル上で培養した ATDC5 細胞は，7 日目に confluent になり，14 日目に結節を形成した。この中の細胞には II 型コラーゲンとアグリカン mRNA が高発現していた。この現象は PDMAAm ゲル上および PS 上で培養した細胞には見られなかった。この事実は，PAMPS ゲルには *ex vivo* においてインスリンが存在しなくても ATDC5 細胞を軟骨細胞へ分化させる機能があることを示した。一方，インスリンを添加した軟骨分化誘導培地を用いて ATDC5 細胞を培養した場合，PDMAAm ゲル上で培養した ATDC5 細胞は 7 日以内に急速に凝集して大きな結節を形成し，この中の細胞は PS 上および PAMPS ゲル上で培養した細胞よりも有意に高いレベルの 2 型コ

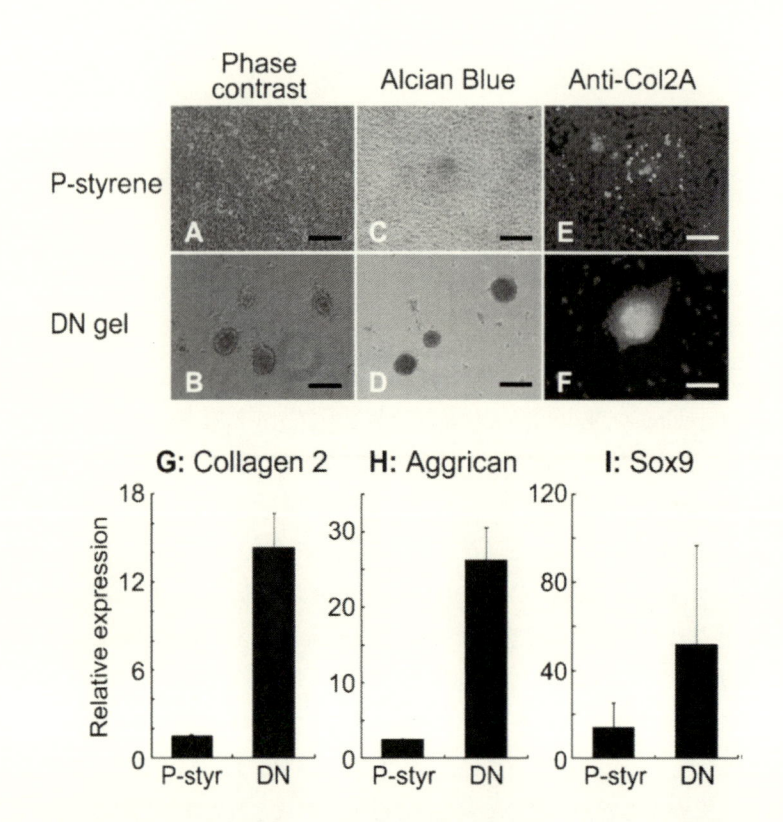

図5　インスリン添加培地を用い，PAMPS/PDMAAm DN ゲル上およびポリスチレン
　　　上で培養して1週後の ATDC5 細胞の結節形成（Alcian Blue 染色および2型コ
　　　ラーゲン免疫蛍光二重染色），および各細胞における PCR 解析による2型コラー
　　　ゲン，アグリカン，および SOX 9 mRNA 発現の比較
（文献6）より引用）

ラーゲンおよびアグリカン mRNA を発現していた。この事実は，PDMAAm ゲルには ATDC5
細胞のインスリン関連シグナル伝達経路を介した軟骨分化を促進させる機能があることを示し
た。

(3)　PAMPS ゲルが ATDC5 細胞を軟骨へ分化させる分子機序

　では *ex vivo* において，PAMPS ゲルはどのような分子機序を介して，インシュリンの非存在
下の ATDC5 細胞を軟骨細胞へ分化させるのであろうか？我々はインスリンを含まない維持培地
を用いて PAMPS ゲル上で ATDC5 細胞を培養し，その中で特異的に活性化されるシグナル伝
達経路を特定した[11]。また，ATDC5 細胞の軟骨分化過程におけるそのシグナル伝達経路の重要
性を評価した[11]。インスリンを含まない維持培地を用いて PAMPS ゲル上で培養を開始して1，
2，および3日目における ATDC5 細胞における遺伝子およびタンパクの発現をマイクロアレイ，
PCR，およびウエスタンブロットを用いて解析した結果，TGF-β/BMP シグナル伝達経路が有
意に活性化されていることが解った（図6）。そこで BMP1 型受容体阻害薬を用いてこの経路を

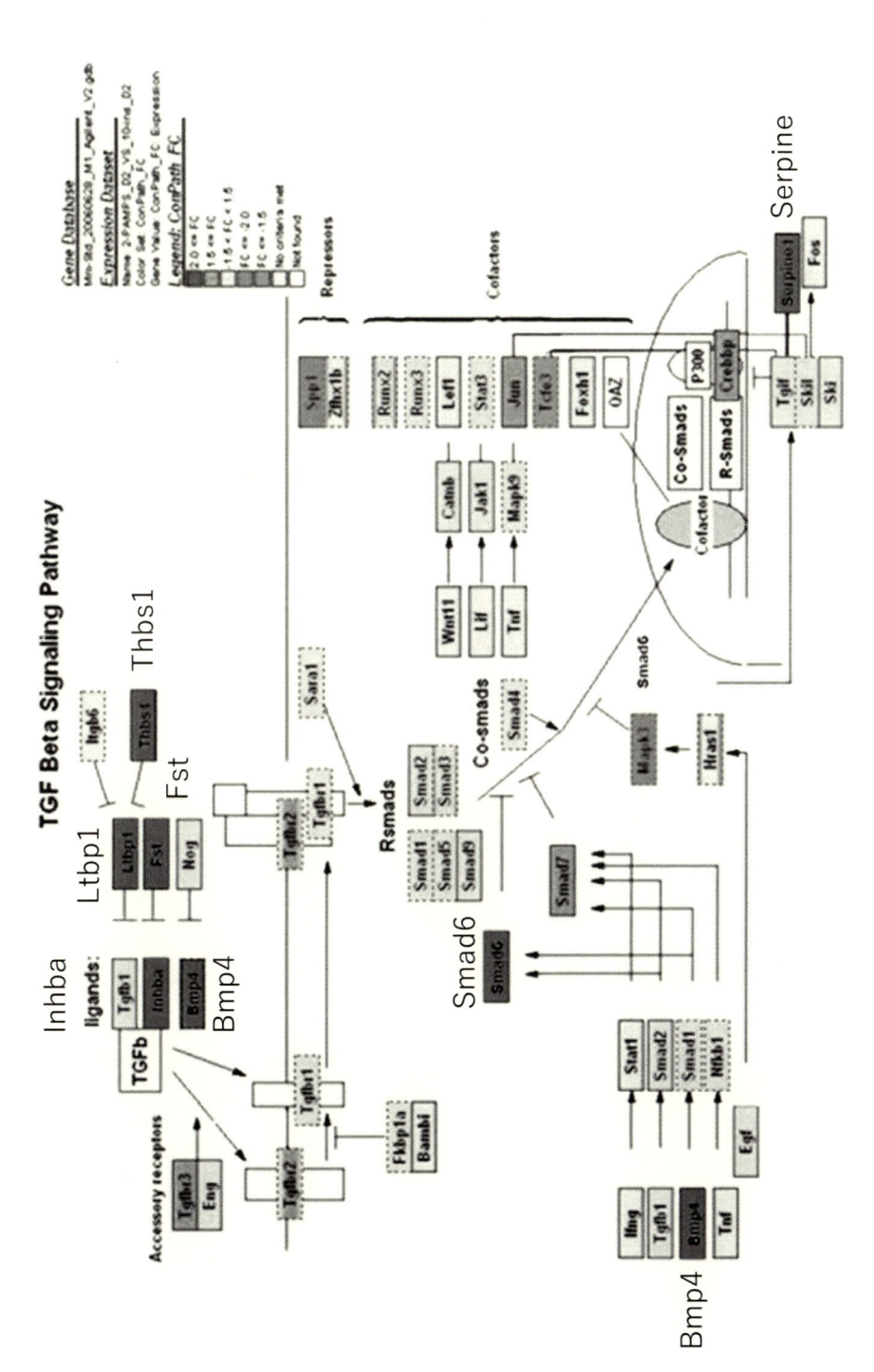

図6　PAMPS ゲル上でインスリン無添加培地を用いた培養 2 日目の ATDC5 細胞のマイクロアレイ解析の結果を，ConPath Software を用いて pathway 解析した。インスリン添加培地を用いた PS 上の培養と比べて TGF-b/BMP シグナル伝達経路が特異的に活性化されていた。赤およびピンク色が 2 倍および 1.5 倍以上発現している遺伝子。

（文献 11）より引用）

阻害すると，培養の13日目にはSmad1/5のリン酸化レベル，細胞の凝集の程度，および2型コラーゲンやアグリカン mRNA の発現が有意に減少し，ATDC5 細胞の軟骨分化が有意に阻害されることが解った。これらの事実は，PAMPS ゲルがインスリンの非存在下で ATDC5 細胞の TGF-β/BMP/Smad シグナル伝達経路を活性化させること，およびこの活性化が ATDC5 細胞の軟骨細胞への分化および基質産生に重要な役割を果たすことを示した。しかし，この伝達経路以外にも活性化される経路が存在する可能性があり，現在，その研究を継続している。

2.4.2 *In vivo* 研究

(1) DN ゲルを構成するゲルの *in vivo* における軟骨再生誘導機能

DN ゲルを構成する2つの SN ゲルである PAMPS ゲルおよび PDMAAm ゲルは，*ex vivo* においては異なる機能を有していることを前述した。では，それらの SN ゲルを関節内の骨軟骨欠損部へ埋植すると，どのような *in vivo* 軟骨再生誘導効果を示すのであろうか？我々は家兎を用いた前述の実験系を用い，大腿骨滑車の骨軟骨欠損部に PAMPS/PDMAAm DN ゲル，PAMPS SN ゲル，PDMAAm SN ゲルを，2 mm の空隙が残るように移植して比較を行った[12]。4週後，DN ゲルを移植した欠損部は硝子軟骨組織で完全に満たされていたが，PAMPS ゲルを移植した欠損部では軟骨組織再生が不均一であった（図7）。一方，PDMAAm ゲルを移植した欠損部には再生が見られなかった。PAMPS ゲル上に再生した組織の評価スコアは PDMAAm ゲル上のそれよりも有意に高かったが，DN ゲル上のそれよりも有意に低かった。これらの結果は，PAMPS ゲルには生体内で硝子軟骨再生を誘導できる能力があるが，DN ゲルのそれには劣るこ

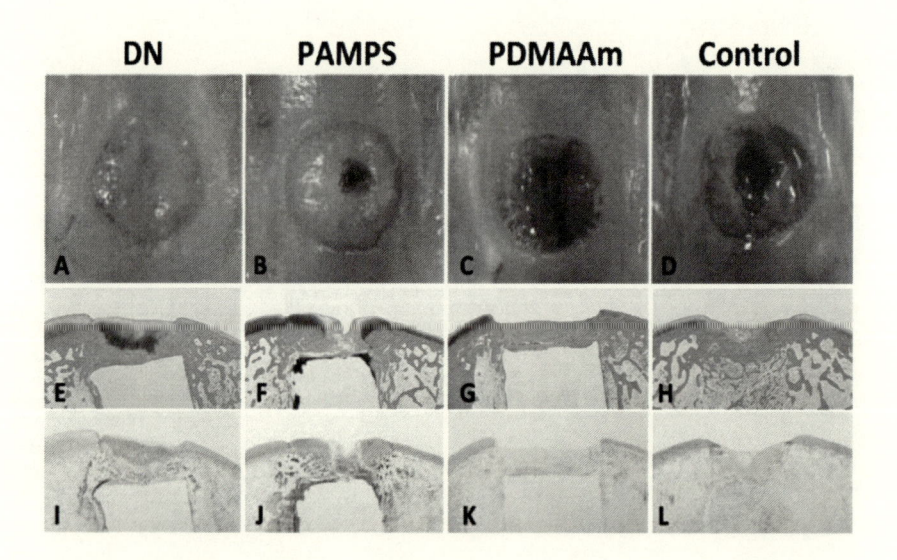

図7　PAMPS/PDMAAm DN ゲル，PAMPS SN ゲル，PDMAAm SN ゲルを骨軟骨欠損部に，
2 mm の空隙が残るように移植して4週後の組織再生の比較
肉眼的観察，サフラニン O 染色，および2型コラーゲン免疫染色。
（文献 12）より引用）

とを示し，また DN ゲルの高い軟骨再生誘導効果は PDMAAm ゲルの存在によって促進された結果である可能性が示唆された。

⑵　DN ゲルの *in vivo* 軟骨再生誘導現象における関節運動の効果

前述した家兎の骨軟骨欠損に対する DN ゲルを用いた軟骨再生実験では，膝関節の固定は行わずに自由な関節運動を許した。この軟骨再生は，関節を固定しても起こるのであろうか？我々は関節の不動化が DN ゲルによる *in vivo* 再生現象に与える効果を明らかにすることによって，この再生現象における関節運動の意義を調べた。20 羽の家兎の大腿骨滑車部に骨軟骨欠損を作製し，その基底に PAMPS/PDMAAm DN ゲル製のプラグを埋植した後，K ワイヤーを用いて膝関節固定を行った群とそれを行わなかった群の 2 群に分けて，2 および 4 週後の軟骨再生を比較した[13]。その結果，関節非固定群では 2 型コラーゲン，アグリカン，SOX9 mRNA の高発現を伴う軟骨様組織の再生を認めたが，関節固定群ではそれが全く認められなかった。この結果は，関節固定は DN ゲルによる *in vivo* 軟骨再生を阻害することを示した。そして本研究は，DN ゲルによって *in vivo* 軟骨再生を誘導するためには，関節運動による細胞への力学的刺激が重要な役割を果たすことを示唆した。

2.5　臨床応用の可能性に関する基礎的検討

2.5.1　軟骨欠損部の大きさが DN ゲルの埋植による軟骨再生に与える影響

臨床においては様々な大きさの軟骨欠損が存在する。我々は軟骨欠損部の大きさが，PAMPS/PDMAAm DN ゲルの埋植によって誘導される軟骨再生に与える影響を調べた[14]。42 羽の成熟家兎を 2 群に分け，I 群では両側の大腿骨滑車に直径 4.3 mm の骨軟骨欠損を作製した。II 群では同様に直径 5.8 mm の骨軟骨欠損を作製した。いずれの群においても，右膝には深さ 2 mm の空隙が残るように DN ゲルのプラグを埋植し，左膝はそのまま放置して対照とした。術後 4 および 12 週において，すべての群の右膝では軟骨が再生していたが，左側では再生はなかった。しかし I 群の再生組織では 12 週間に渡って高い組織学的スコアが維持されたが，II 群の組織学的スコアは，12 週間で有意の減少を示した。幅が約 10 mm である家兎の大腿骨滑車部に作製された直径 5.8 mm の巨大な欠損に軟骨再生が見られたことは注目に値するが，その軟骨の質は直径 4.3 mm の欠損におけるそれには劣った。本研究は，DN ゲルの埋植によって誘導される軟骨再生が欠損部の大きさの影響を受けることを示唆した。臨床応用にあたっては，DN ゲルの埋植によって軟骨再生が確実に起こり得る欠損部の大きさの限界を検討する必要があることが示唆された。

2.5.2　埋植する DN ゲルの厚さが軟骨再生に与える影響

これまでの実験では，厚さ 5 mm の DN ゲルプラグを埋植してきた。しかし臨床治療においては，埋植するゲルの厚さを可及的に薄くする必要がある。そこで我々は，PAMPS/PDMAAm DN ゲルの厚さが硝子軟骨再生誘導能に与える影響を明らかにした[15]。38 羽の成熟家兎の膝蓋大腿関節に直径 4.3 mm の骨軟骨欠損を作成した後，3 群に分けた。I および II 群では厚さ 0.5 およ

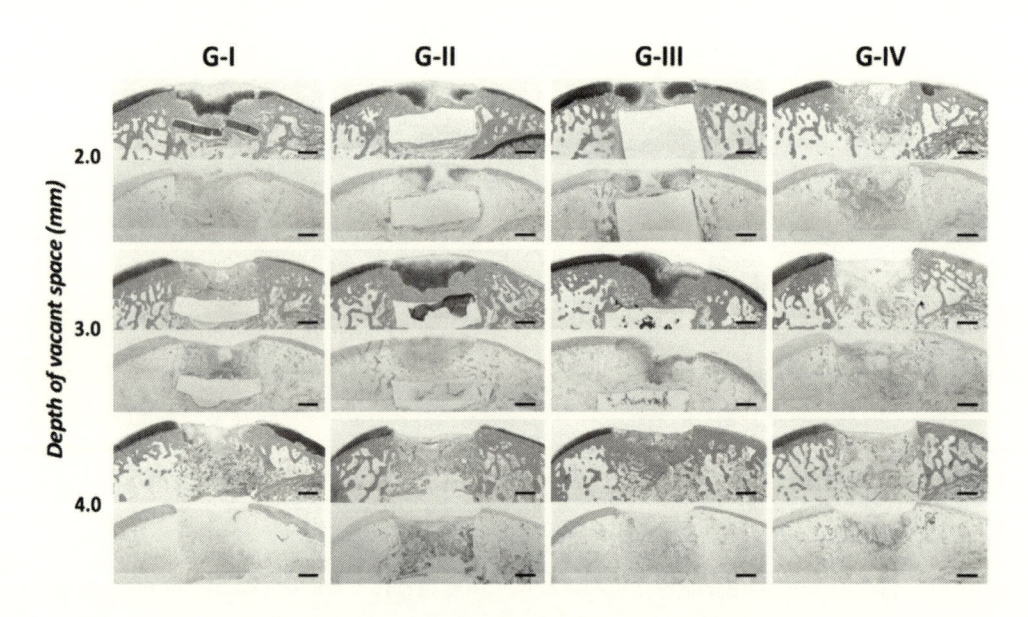

図8　PAMPS/PDMAAm DN ゲルの厚さが硝子軟骨再生誘導能に与える影響
サフラニン O 染色および 2 型コラーゲン免疫染色。
Ⅰ，Ⅱ，およびⅢ群では，それぞれ厚さ 0.5，1.0，および 5.0 mm の
DN ゲルが欠損部の基底に移植された。さらに各群には，ゲル移植
後の空隙の深さが 2，3，および 4 mm となる 3 つの亜群を設けた。
（文献 14）より引用）

び 1.0 mm のゲルシートを，Ⅲ群では 5.0 mm ゲルプラグを欠損部の基底に移植した。さらに各群には，ゲル移植後の空隙の深さが 2，3，および 4 mm となる 3 つの亜群を設けた。4 群では欠損部に何も移植を行わずに対照群とした。すべての群を術後 4 週で評価した結果，空隙の深さが 2 mm の埋植ではⅠ，Ⅱ，およびⅢ群のいずれにおいても 4 群に有意に優る軟骨再生を示し，この 3 群間には有意差がなかった（図8）。一方，空隙の深さが 3 mm の埋植では，Ⅰ群の再生軟骨はⅡおよびⅢ群のそれよりも質において劣った（図8）。この理由としては，ゲル表面の機能以外に，厚さ 0.5 mm の DN ゲルシートは薄すぎて埋植操作が難しいという問題が考えられた。臨床応用に際しては手術時の操作性という視点も必要であり，その見地からみて厚さ 1.0 mm の DN ゲルシートが将来の臨床応用において有用であろうと考えられた。

2.5.3　DN ゲルは大腿骨顆部の軟骨欠損にも軟骨自然再生を起こせるか？

　これまでの実験では大腿骨滑車に骨軟骨欠損を作製してきた。その理由は，これが前臨床試験のための最も一般的な実験モデルだからである。しかし，臨床において軟骨欠損が最も多く起こる部位は大腿骨顆部である。PAMPS/PDMAAm DN ゲルは大腿骨顆部の軟骨欠損にも軟骨自然再生を起こせるのであろうか？我々はこの問いに答えるために，21 羽の成熟家兎の両膝の大腿骨内側顆（幅は約 5 mm）に直径 2.4 mm の骨軟骨欠損を作成し，右膝には DN ゲルプラグを，左膝には何も移植せず対照とした[16]。3 群に分け，Ⅰ群では深さ 1.5 mm の空隙を残し，Ⅱおよ

び III 群ではそれぞれ深さ 2.5 および 3.5 mm の空隙を残した。4 週間後に空隙に再生した組織を肉眼的および組織学的に評価すると，II 群が他の群および対照群と比較して有意に優っていた。また II 群の 2 型コラーゲン，アグリカン，および SOX9 の mRNA 発現レベルは対照群よりも有意に大きかった。本研究は DN ゲルが大腿骨顆部の軟骨欠損にも軟骨自然再生を起こせることを示し，臨床応用の可能性を示唆した。

2.5.4　DN ゲルは大動物にも自然軟骨再生を起こせるか？

　膝関節の様々な構成組織に対する再生治療の実現可能性は，大動物の膝を用いて検討される必要がある。そこで我々は羊を用いて PAMPS/PDMAAm DN ゲルを軟骨欠損部に移植した時の軟骨再生誘導効果を調べた[17]。17 頭の成熟羊において，両膝の膝蓋大腿（PF）関節の大腿骨滑車部および脛骨大腿（TF）関節の内側顆の荷重部に直径 6.0 mm の骨軟骨欠損を作製し（図 9），3 群に分けた。右膝では各欠損部の基底に DN ゲルプラグを埋植し，I 群では 2.0 mm，II 群では 3.0 mm，III 群では 4.0 mm の空隙がゲル上に残るようにした。左膝の欠損部には何の処置も加えずに対照とした。12 週間後において，II 群の PF および TF 関節軟骨欠損部はプロテオグリカンに富む軟骨組織で完全に充填されていた（図 9）。II 群の再生組織の評価スコアおよび軟骨マーカー遺伝子（2 型コラーゲン，アグリカン，および SOX9）の発現レベルは，他の群および

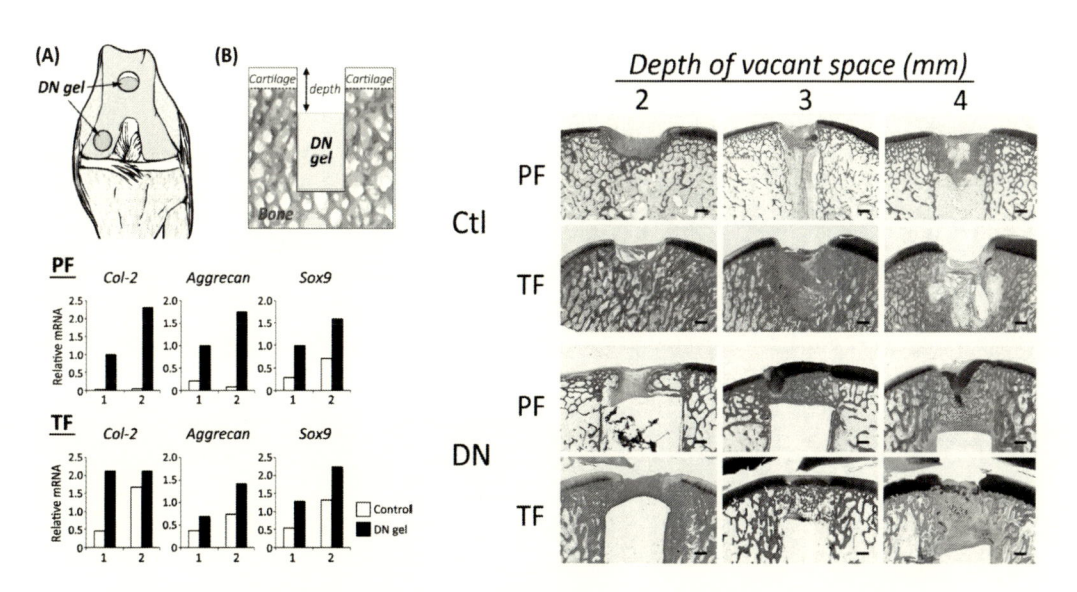

図 9　羊の大腿骨滑車部（PF）および内側顆荷重部（TF）に直径 6.0 mm の骨軟骨欠損を作製し，I 群では 2.0 mm，II 群では 3.0 mm，III 群では 4.0 mm の空隙がゲル上に残るように PAMPS/PDMAAm DN ゲルを移植して 12 週後の骨再生組織のサフラニン O 染色
　　　II 群における 2 型コラーゲン，アグリカン，および SOX9 mRNA の発現レベルは，他の群および対照群（ctl）よりも有意に大きかった。
（文献 15）より引用）

対照群よりも有意に大きかった（図9）。この結果は，DN ゲルが大動物の膝関節においても軟骨欠損部に自然軟骨再生を起こせることを示し，臨床応用が可能であることを示した。

2.6 おわりに

　以上の研究成果は，臨床においても膝関節軟骨欠損部の基底に数 mm の空隙を残して PAMPS/PDMAAm DN ゲルシートを埋植することにより，その空隙に硝子軟骨を含む関節軟骨構造を自然再生させることができる可能性を示唆している。しかし PAMPS/PDMAAm DN ゲルは未だ臨床に使われたことがない合成ゲルであり，また空隙への軟骨自然再生誘導という治療概念は世界に類を見ない再生治療戦略であるため，その臨床応用へのハードルは高いと言わざるをえない。この戦略を実際の臨床治療法として確立するためには更なる基礎研究が必要であり，我々は現在，本邦の企業と連携してそれを行っている。

文　　献

1) J. P. Gong *et al.*, *Adv Mater*, **15**, 1155 (2003)
2) K. Yasuda K *et al.*, *Biomaterials*, **26**, 4468 (2005)
3) C. Azuma *et al.*, *J Biomed Mater Res A*, **81**, 373 (2007)
4) Y. Tanabe *et al.*, *J Mater Sci Mater Med*, **19**, 1379 (2008)
5) K. Arakaki *et al.*, *J Biomed Mater Res A*, **93**, 1160 (2010)
6) K. Yasuda *et al.*, *Macromol Biosci*, **9**, 307 (2009)
7) N. Kitamura *et al.*, *Am J Sports Med*, **39**, 1160 (2011)
8) R. Imabuchi *et al.*, *BMC Musculoskelet Disord*, **12**, 213 (2011)
9) C. Shukunami *et al.*, *J Cell Biol*, **133**, 457 (1996)
10) H. J. Kwon *et al.*, *Acta Biomater*, **6**, 494 (2010)
11) K. Goto *et al.*, *J Biomed Mater Res A*, **104**, 734 (2016)
12) M. Ogawa *et al.*, *J Biomed Mater Res A*, **100**, 2244 (2012)
13) K. Arakaki *et al.*, *J Mater Sci Mater Med*, **22**, 417 (2011)
14) K. Higa *et al.*, *BMC Musculoskelet Disord*, **18**, 210 (2017)
15) H. Matsuda *et al.*, *BMC Musculoskelet Disord*, **14**, 50 (2013)
16) M. Yokota *et al.*, *BMC Musculoskelet Disord*, **12**, 49 (2011)
17) N. Kitamura *et al.*, *J Biomed Mater Res A*, **104**, 2159 (2016)

第7章　関節・軟骨再生用細胞培養技術

1　軟骨再生を促進する複合多孔質足場材料の開発

川添直輝[*1]，陳　国平[*2]

1.1　はじめに

　生体内の軟骨組織では，軟骨細胞は密な細胞外マトリックス中に存在し，そのほとんどが分裂・増殖しない。骨や皮膚などの組織が損傷を受けた場合は，損傷部位の周辺から細胞が供給され，血流によって修復に必要な物質が運搬されるが，軟骨組織にはそのような仕組みが存在しない。そのため，軟骨組織の修復能力は骨や皮膚に比べて極端に低く，大きく欠損を受けた軟骨組織が自然に治癒することは望めない。そこで，人工的に軟骨組織を再生することによって損傷を修復する生体組織工学（図1）の方法が試みられている。

　軟骨組織の生体組織工学では，まず，患者から軟骨細胞を単離し，足場材料とよばれるゲルや

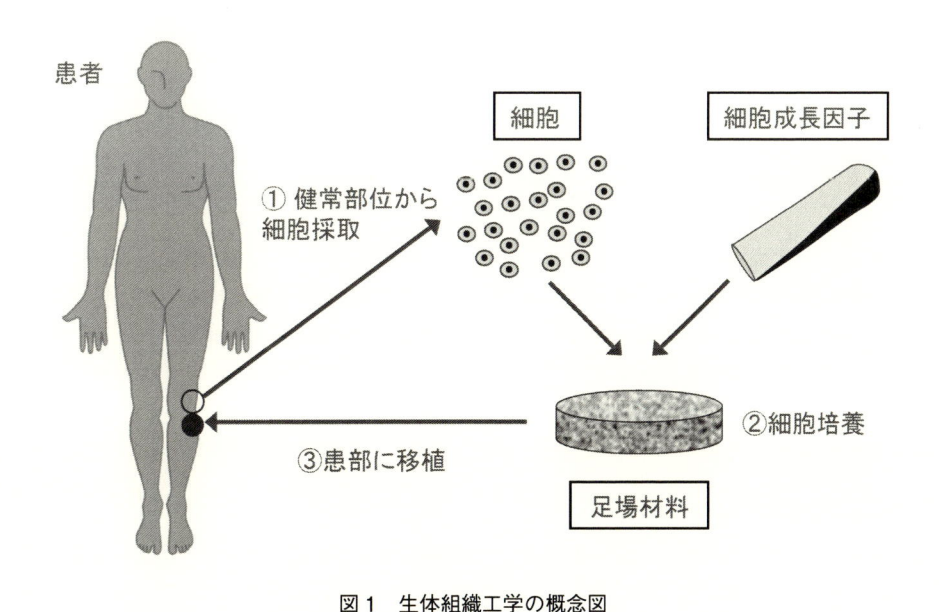

図1　生体組織工学の概念図

＊1　Naoki Kawazoe　（国研）物質・材料研究機構　機能性材料研究拠点
　　　　　　　　　　　生体組織再生材料グループ　主席研究員
＊2　Guoping Chen　（国研）物質・材料研究機構　機能性材料研究拠点
　　　　　　　　　　生体組織再生材料グループ　グループリーダー

多孔質体に播く。これを生体外で培養して組織を再生した後，再び患者に戻して損傷が修復されるのを待つ。足場材料の原材料には，合成高分子，天然高分子が用いられてきたが，近年，これらの原材料を単独で用いるかわりに，複数の原材料を組み合わせて作製した足場材料が開発されている。これらの足場材料は各原材料の長所を兼ね備えているのが特長である。以下では，複合化足場材料のうち，筆者らが開発してきた種々の多孔質足場材料を取り上げ，軟骨組織再生に応用する上での課題もあわせて述べることとする。

1.2 生体組織工学に用いる足場材料の必要要件

　本題に入る前に，ここでは生体組織工学の一般的な知識を概説する。生体組織では，細胞はコラーゲン，プロテオグリカン，グリコサミノグリカン，ヒアルロン酸など，多種類の分子が複合化した細胞外マトリックスに取り囲まれている。細胞外マトリックスは，細胞の支持や生体組織の構造保持の役割を担うほか，細胞表面の受容体を介したシグナル伝達によって，細胞の接着や増殖，分化などの機能を細胞外から制御する働きをもつ。ところが，けがや病気などによって組織が損傷を受けると，細胞だけではなく細胞外マトリックスも失われてしまう。そこで，組織を再生するためには，この失われた細胞外マトリックスを人工的に細胞に供給し，生体内にできるだけ近い環境を与えることが必要である。足場材料は，この人工的な細胞外マトリックスの役割を一時的に担う。再生医療に利用される足場材料には，種々の性質が要求される。細胞の接着，増殖，および細胞外マトリックス産生を促進して細胞の分化を制御できること，生体に悪影響を及ぼさない性質，すなわち，生体適合性が求められる。また，生体組織が再生されるのに伴って，足場材料が組織再生の障害物にならないよう生体吸収性も必要である。組織の欠損部位に応じて目的の形状に成形加工できることも求められる。組織として一定の形状を保つのに十分な力学強度も必要である。さらに，多孔質足場材料では，表面に開いた空孔，および連通した内部空孔を有する多孔質構造をもつ必要がある。このような構造は，細胞が足場材料の内部にまで入り込むことを可能にするだけでなく，細胞への栄養物質や酸素の供給，細胞からの老廃物を排出する役割をもつ。上記で述べた要件を満たすために，様々な合成高分子，天然高分子などを原材料とする足場材料およびその作製技術が開発されている。

1.3 多孔質足場材料における複合化の意義[1]

　前項で述べたように，多孔質足場材料には，合成高分子，天然高分子のいずれもが原材料として用いられる。合成高分子では，生体吸収性をもつポリ乳酸（PLA），ポリグリコール酸（PGA），乳酸とグリコール酸の共重合ポリマー（PLGA），ポリ ε - カプロラクトンがその代表例である。PLGA では，乳酸モノマーとグリコール酸モノマーの共重合組成を変化させることによって，生体に吸収される速度を数週間から数ヶ月に制御することができる。一方，天然高分子では，細胞の接着や増殖を促進する作用をもつコラーゲンが最もよく用いられる。コラーゲンは，生体内では組織の構造を保持する主要なタンパク質ではあるが，酸やアルカリ処理によって

生体から抽出するとコラーゲン繊維はばらばらになってしまう。そのため，抽出したコラーゲンを用いて作製した多孔質材料は綿あめほどの硬さで，足場材料として用いる場合，力学強度が不足する場合がある。これに対して，合成高分子を用いたほうがコラーゲンに比べて高い力学強度をもつ多孔質足場材料が得られるが，その反面，細胞の接着，増殖を促進する効果に乏しい。そこで筆者らは，十分な力学強度と高い細胞親和性の両方を兼ね備えた多孔質足場材料が有用と考え，生体吸収性合成高分子と天然高分子コラーゲンを複合化する方法を開発した。多孔質足場材料において，PLGA は足場材料を支える骨格の役目，コラーゲンは細胞の接着や増殖を促進する役目を担う。

1.4　再生組織の形状を保持する
― 高い力学強度と細胞親和性を兼ね備えた複合多孔質足場材料[2,3] ―

　筆者らは，PLGA ニットメッシュ（PLGA 糸で編んだメッシュ）の網目にコラーゲンのマイクロスポンジを形成させたメッシュシート状の複合多孔質足場材料を開発した。本足場材料において，PLGA ニットメッシュは骨格として役割を果たし，他方コラーゲンスポンジは細胞が足場材料に接着するのを促進する。ここで用いた PLGA ニットメッシュ（共重合組成は乳酸 / グリコール酸 10/90）は，バイクリル（Vicryl®）ニットメッシュの商品名で医療用品として販売されている。図2a に示すように，ニットメッシュの網目寸法は，約 300 〜 500 μm 角である。このニットメッシュの網目にコラーゲンマイクロスポンジを形成させるため，まず上記メッシュを 0.5wt％ I 型コラーゲン水溶液（pH3.2）に浸漬し，−80℃で 12 時間凍結させた。次に，24 時間凍結乾燥を行うことによって，コラーゲンのマイクロスポンジを形成させた。つづいて，グルタルアルデヒド蒸気雰囲気下に静置することによって，コラーゲン分子の架橋反応を行った。さらに，0.1 M グリシン水溶液中に浸漬することによって，未反応のアルデヒド基のブロッキング反応を行い，PLGA ニットメッシュ / コラーゲン複合多孔質足場材料を得た。

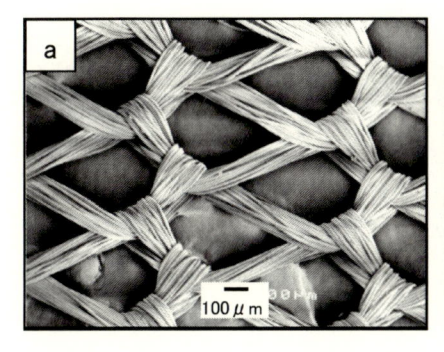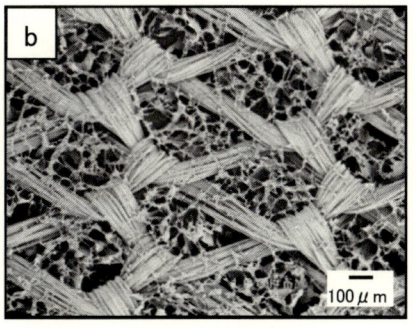

図2　PLGA メッシュ(a)と PLGA メッシュ / コラーゲン複合多孔質足場材料(b)の
　　　走査電子顕微鏡像

　上記で作製したPLGAメッシュ/コラーゲン（以下，特にことわりがない限り，「PLGAニットメッシュ」を単に「PLGAメッシュ」と表記する）複合多孔質足場材料のキャラクタリゼーションを行った。引張試験の結果，複合後のメッシュの弾性率は，$35.42 \pm 1.42\,\mathrm{MPa}$，複合化前のPLGAメッシュでは$35.15 \pm 1.00\,\mathrm{MPa}$，コラーゲンスポンジのみでは$0.02 \pm 0.00\,\mathrm{MPa}$であった。すなわち，PLGAメッシュ/コラーゲン複合多孔質足場材料の弾性率はPLGAメッシュの値と有意な差はなく，コラーゲンスポンジに比べて大幅に増加したことが確かめられた。また，走査電子顕微鏡による観察の結果，PLGAニットメッシュの網目にコラーゲンマイクロスポンジが形成されていること，コラーゲンマイクロスポンジはPLGAメッシュに絡みついていることが明らかになった（図2b）。

　本PLGAメッシュ/コラーゲン複合多孔質足場材料を用いて軟骨組織の再生を行った。まず，ウシ肘関節軟骨から単離した軟骨細胞を播種し，生体外で培養した。細胞は複合多孔質足場材料によく接着し，培養とともに増殖，細胞外マトリックスを産生し，足場材料の空隙を埋めていくことがわかった（図3）。

　また，細胞培養中にPLGAメッシュ/コラーゲン複合多孔質足場材料は変形することはなかった。1週間培養を行った後のメッシュをヌードマウスの背中皮下に移植した。12週間後，光沢を帯びた乳白色の軟骨組織が再生され，光沢度は培養時間の経過にしたがって増した。

　ヘマトキシリン・エオジン，サフラニンO/ライトグリーン，トルイジンブルーによる組織染色の結果から，軟骨細胞は天然組織のものと同様，軟骨細胞と細胞外マトリックスが均一に分布した組織が再生されたことがわかった。免疫染色を行った結果，均一なⅡ型コラーゲンが豊富に検出された。また，ノーザンブロッティング法により，Ⅰ型コラーゲンの発現レベルが低く，Ⅱ型コラーゲンやアグリカンの発現レベルが増加していることがわかった。

1.5　細胞ソースとして幹細胞を利用する ― 間葉系幹細胞の分化誘導による軟骨組織再生 ―

　軟骨組織の大部分が欠損していたり，病変していたりする場合，患者本人から正常な軟骨細胞を十分量確保することは難しい。近年，幹細胞生物学の進歩に伴い，間葉系幹細胞（MSC）などの幹細胞が再生医療の有望な細胞ソースとして注目を浴びている。これは，幹細胞が年齢とは関係なく骨髄や脂肪組織から採取できること，さらに分化能を維持した状態で増殖させることが可能だからである。この多分化能をもつ間葉系幹細胞を軟骨細胞に分化させるためには，分化因子による刺激が必要である。

　筆者らは，これまでに述べたPLGAメッシュ/コラーゲン複合多孔質足場材料を用いてヒト骨髄由来の間葉系幹細胞を培養し，軟骨細胞への分化誘導を行った[4]。まず，継代培養を4回行った間葉系幹細胞を複合多孔質足場材料に播種し，増殖培地で$37\,^{\circ}\mathrm{C}$，$5\%\,CO_2$雰囲気下で1週間培養した。次に，$100\,\mathrm{nM}$デキサメタゾン，$5\,\mathrm{ng/mL}$形質転換増殖因子$\mathrm{TGF}\text{-}\beta 3$を含む軟骨分化誘導培地でさらに10週間培養した。間葉系幹細胞はPLGAメッシュ/コラーゲン複合多孔質足場材料によく接着し，培養とともに増殖し，細胞外マトリックスを分泌した。組織染色と免

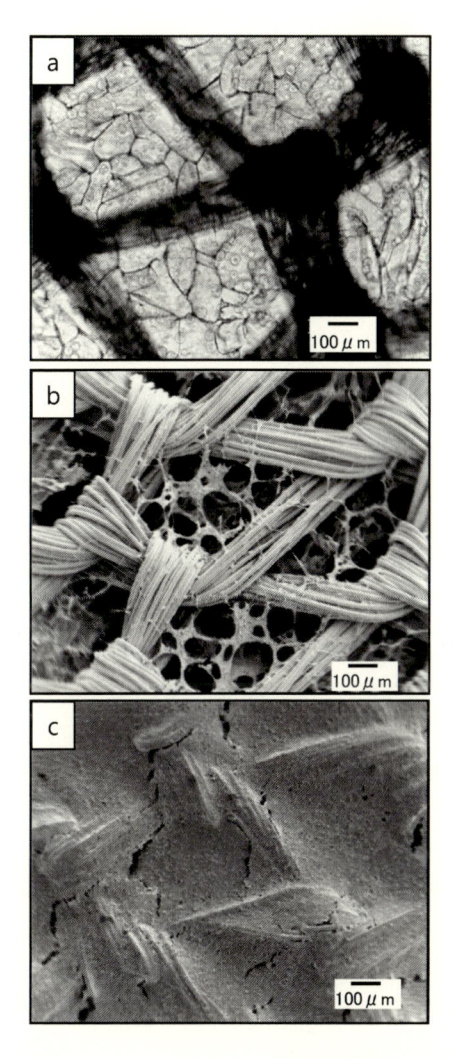

図3　PLGA メッシュ / コラーゲン複合多孔質足場材料に播種
　　　した直後のウシ軟骨細胞の位相差顕微鏡写真(a)，および
　　　1 日間(b)，4 週間(c)培養した軟骨細胞の電子顕微鏡写真

疫染色の結果より，軟骨分化誘導培地で 1 週間培養した時点では，細胞は繊維芽細胞の様な紡錘
形の形態をもち，軟骨組織に特徴的な細胞外マトリックスは検出されなかった。しかし，5 週間
後，一部の細胞は丸みを帯び，軟骨組織細胞外マトリックスが検出された。10 週間後になると，
大部分の細胞は丸みを帯びており，より豊富な細胞外マトリックスが検出された。産生された細
胞外マトリックスは，サフラニンオレンジとトルイジンブルーによって染色された。抗コラーゲ
ン II 抗体と抗プロテオグリカン抗体を用いた免疫染色により，細胞の周りに II 型コラーゲンとプ
ロテオグリカンが検出され，産生されたのは軟骨細胞外マトリックスであることが明らかとなっ

た。リアルタイム RT-PCR 法による遺伝子発現解析の結果から，II 型コラーゲンとアグリカンの遺伝子発現レベルが分化誘導時間とともに増加することがわかった。以上の結果より，PLGA メッシュ / コラーゲン複合多孔質足場材料を用いてヒト間葉系幹細胞を培養し，軟骨組織を再生できることが示された。

1.6 PLGA メッシュ/ コラーゲン複合足場材料の形態制御

これまで，PLGA のメッシュとコラーゲンスポンジを複合化した足場材料の作製について述べた。本足場材料を用いることによって，シート状の軟骨組織が得られる。欠損の度合いによって再生するべき軟骨組織の厚みや形状は様々なので，足場材料の大きさや形状を制御する必要が生じる。そこで筆者らは，PLGA メッシュ / コラーゲン複合多孔質足場材料を重ね合わせたり，ロール状に巻いたりする[5]ことで，厚みを 200 μm から 8 mm まで制御した（図 4）。

本複合多孔質足場材料で培養したウシ軟骨細胞は均一に分布し，天然の軟骨細胞と同様の丸い形態を示すとともに，II 型コラーゲンやアグリカンといった軟骨細胞外マトリックスを産生した。再生軟骨の厚みは足場材料シートを単に重ねたり，ロール状に巻いたりすることによって調整することができる。5 層型の足場材料を用い，軟骨細胞を生体外で培養した後，12 週間マウス

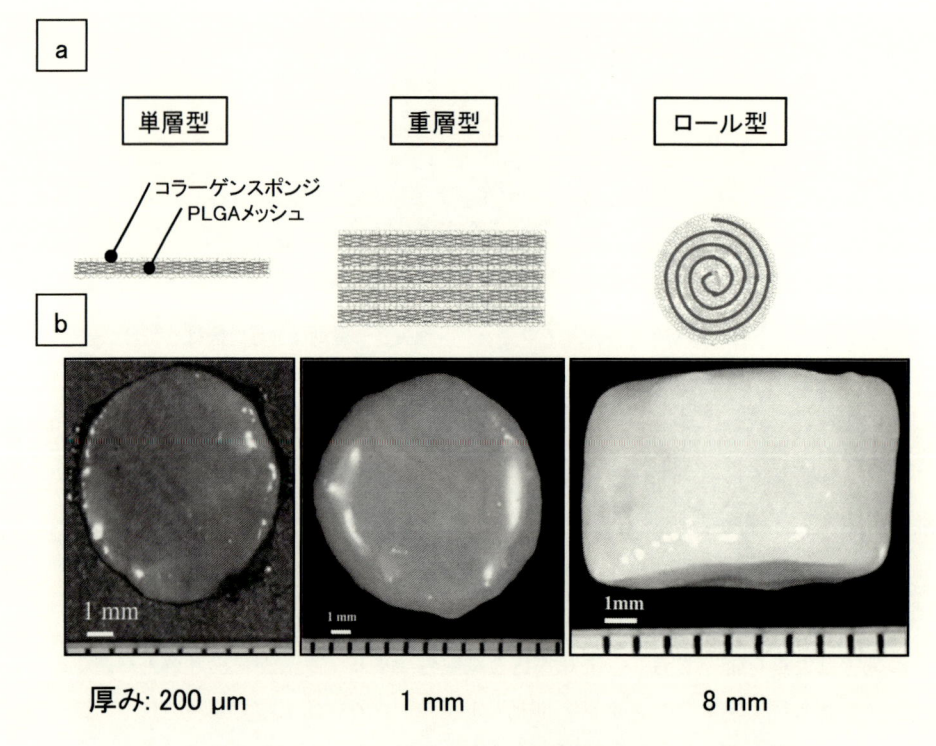

図 4　PLGA メッシュ / コラーゲン複合多孔質足場材料の様々な形態(a)と
これらの足場材料を用いて再生した軟骨組織の外観(b)

に移植して再生した軟骨の動的複素弾性率，スティフネス，位相遅れ（$\tan\delta$）はそれぞれ天然ウシ関節軟骨の 37.8，57.0，および 86.3％に達した。

　また，筆者らは，上記とは別の複合化方法として，PLGA メッシュの片面にコラーゲンスポンジ層を形成させた厚み 3 mm の複合足場材料（片面型とよぶ），サンドイッチ型，すなわちPLGA メッシュの両面に 1.5mm 厚のコラーゲンスポンジを形成させた厚み 3 mm の複合足場材料（サンドイッチ型とよぶ）を作製した[6]（図 5）。

　具体的な作製方法を示す。片面型の PLGA メッシュ / コラーゲン複合多孔質足場材料を作製するため，まず，内寸（縦 80mm，横 60mm），高さ 3.0mm のシリコーンフレームを準備した。PLGA ニットメッシュは 0.5w％コラーゲン水溶液に浸漬した後，銅板の上に置き，表面を平らにした。次に，上記のシリコーンフレームをこの PLGA メッシュの上に置き，フレームの内側にコラーゲン水溶液 15mL を流し込んだ。ポリ塩化ビニリデンフィルムで包んだガラス基板を載せ，過剰なコラーゲン水溶液を取り除いた。その後，−6℃に設定した低温チャンバーに移して 1 時間静置することによって，ゆっくりと氷晶を形成させた。つづいて，凍結物から銅板を取り外し，ディープフリーザーに移してさらに−80℃で 4 時間冷却した。その後，24 時間凍結乾燥を行うことによって，コラーゲンの多孔質構造を形成させた。凍結乾燥後，多孔質体を飽和グルタルアルデヒド蒸気雰囲気下で架橋反応を行い，未反応のアルデヒド基を 0.1M グリシンでブロッキングした。純水で洗浄後，再び凍結乾燥を行った。

　サンドイッチ型の PLGA メッシュ / コラーゲン複合多孔質足場材料を作製するため，まず，内寸（縦 80mm，横 60mm），高さ 1.5mm のシリコーンフレームを 2 個準備した。銅板の上に

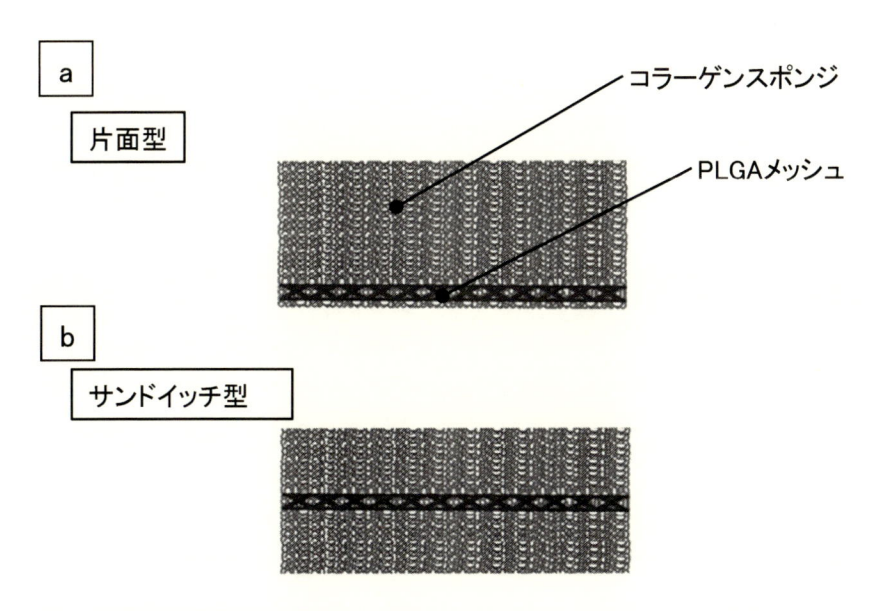

図 5　片面型(a)あるいはサンドイッチ型(b)の PLGA メッシュ / コラーゲン複合多孔質足場材料の模式図（横断面）

シリコーンフレームを置き，フレームの内側に0.5w％コラーゲン水溶液7.5mLを流し込んだ。その上に，あらかじめコラーゲン水溶液で濡らしたPLGAニットメッシュを置き，さらにコラーゲン水溶液を7.5mL流し込んだ。ポリ塩化ビニリデンフィルムで包んだガラス基板を載せ，過剰量のコラーゲンを取り除いた。片面型と同じ条件で，凍結乾燥，架橋反応，ブロッキング反応の工程を行った。

これらの足場材料にウシ軟骨細胞を培養した後，ヌードマウスの皮下に2，4，および8週間移植した。ウシの軟骨細胞を足場材料に播種し，ヌードマウスの背中皮下に4週間埋植した。すべてのサンプルで細胞は天然の軟骨組織中の細胞と同様の丸い形態を示した。Ⅱ型コラーゲンやアグリカンなどの軟骨細胞外マトリックスが豊富に産生された。片面型とサンドイッチ型の足場材料を用いて再生した軟骨のヤング率は，天然の軟骨組織と比べて，それぞれ54.8％，49.3％，スティッフネスは68.8％，62.7％に達した。よって，これらの足場材料を用いることによって，再生軟骨組織の厚みを制御することが可能であった。すべてのサンプルが組織再生後も元の形状を維持していた。ここで述べた方法は形状を制御した軟骨組織再生のための新たなストラテジーを与えるものである。ここでは，PLGAメッシュと複合化する相手としてコラーゲンを用いたが，ゼラチンを利用することも可能である。

1.7　細胞播種効率を高める ― 播種した細胞の漏出を低減する複合多孔質足場材料[7] ―

多孔質足場材料では，空孔を通じて外部から細胞を播種するため，逆に播種した細胞が足場材料から漏れ出してしまう場合があり，播種効率が低下するという問題があった。これでは組織再生の効率低下を招くことになる。足場材料を再生医療に応用するという点から考えると，患者から採取した貴重な細胞ソースをロスしてしまうことになり，好ましくない。

そこで筆者らは，コラーゲンスポンジの外表面をPLGAメッシュで覆うことによって，細胞の漏れを防ぐPLGA-コラーゲン複合足場材料を開発した（図6）。

本PLGA/コラーゲン複合多孔質足場材料は，PLGAメッシュで作製したカップの内側にコラーゲンスポンジを形成させたもので，細胞を播種できるように上面にはPLGAメッシュは被覆されていない。

作製方法を以下に示す。まず，PLGAのウーブンメッシュ（ニットメッシュよりも網目の細かい織物）の片面に，PLGAのクロロホルム溶液を接着剤として塗布し，PLGAニットメッシュと貼り合わせた。次に，ニットメッシュが内側，ウーブンメッシュが外側になるよう直径10mmの筒状に巻き，両端を互いに貼り合わせた。ニットメッシュの役割はコラーゲンスポンジが絡みつくための骨格の役割，他方ウーブンメッシュは細胞の漏れを防ぐ役割を果たす。チューブの底面に上記と同じ二層構造のPLGAメッシュを貼り付けることによって，カップ状のPLGAメッシュ構造体を作製した。このカップに0.5％ウシⅠ型コラーゲン水溶液を注入し，-80℃で4時間凍結した後，24時間凍結乾燥を行った。

上記の複合多孔質足場材料にヒトMSCを播種したところ，細胞播種効率は90.0±2.7％（n＝

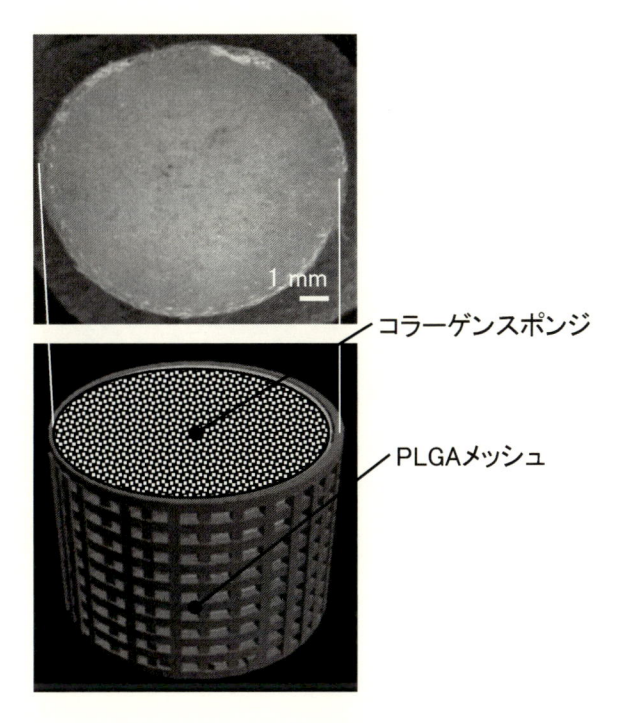

図6　コラーゲンスポンジの外表面を PLGA メッシュで被覆した
足場材料の模式図（下）と実体顕微鏡写真（上）

5）であった。他方，コラーゲンスポンジのみの場合は，$23.1 \pm 1.2\%$（$n=5$）であった。本複合多孔質足場材料において，内側のコラーゲンスポンジは細胞を収容するのに十分な空間を与え，細胞が接着できる。2層構造の PLGA メッシュカップは細胞の漏れを防ぐとともに，コラーゲンスポンジに高い力学強度を賦与し，細胞を培養している間，足場材料の形状を保持する役割を果たす。複合足場材料に播種した MSC は，軟骨分化誘導培地中で4週間培養した後，丸い形態を示した。免疫染色の結果，II型コラーゲンと軟骨プロテオグリカンが細胞外マトリックス中に検出された。リアルタイム PCR による遺伝子発現解析の結果，II型コラーゲン，アグリカン，SOX9 をコードする遺伝子の発現レベルが上昇していた。これらの結果は，MSC をこの PLGA/コラーゲン複合足場材料で培養したとき，細胞が分化し，軟骨様の組織が形成されたことを示している。以上のことから，細胞の漏れを防ぐ複合多孔質足場材料は軟骨の生体組織工学に有用である。PLGA メッシュのかわりに，カップ状に成形した PLLA スポンジでコラーゲンスポンジの外表面を被覆した足場材料[8]も開発した。

1.8　細胞を均一に分布させる ― 空孔の構造を制御した複合多孔質足場材料[9] ―

多孔質足場材料では，播種した細胞が均一に分布するよう，外表面の空孔が開口していること，かつ，内部の空孔が互いに連通している必要がある。足場材料の厚みが増加するにつれて，

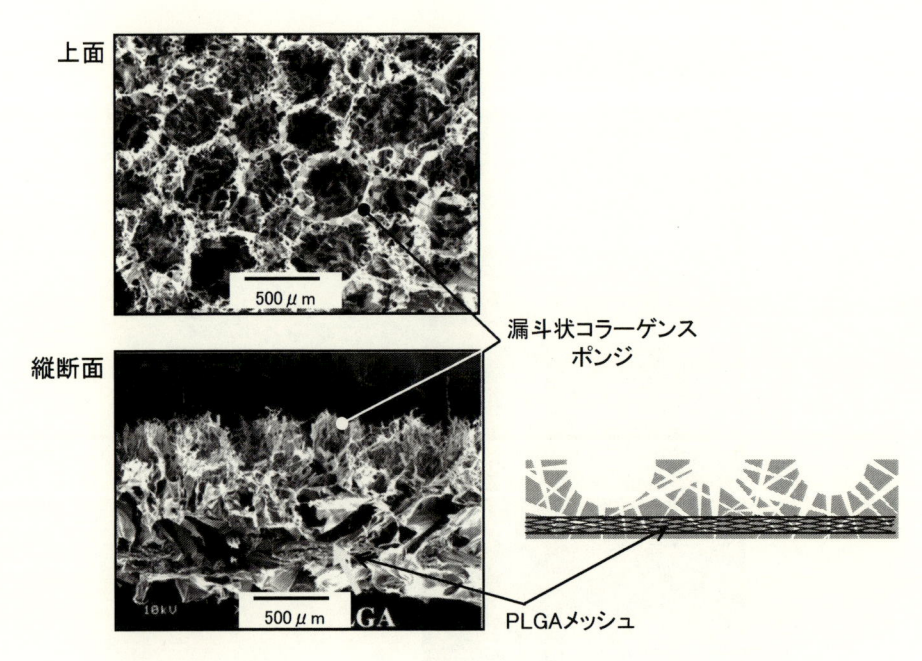

図7　PLGA メッシュ / 漏斗状コラーゲン複合足多孔質場材料の走査電子顕微鏡写真（左）と
　　　縦断面の模式図（右下）

この開口性と連通性はますます重要になる。著者らは，以前の研究で，氷微粒子を空孔の鋳型として用いて，漏斗状の多孔質構造をもつコラーゲンスポンジを開発した。本コラーゲンスポンジによって，細胞および細胞外マトリックスが均一に分布した軟骨組織が得られた。しかし，漏斗状コラーゲンスポンジは力学強度が低く，細胞を培養する間に変形してしまった。そこで，このような問題を解決するために，上記の漏斗状コラーゲンスポンジを PLGA ニットメッシュと複合化した（図7）。

　本複合足場材料を用いてウシ軟骨細胞を培養し，細胞の接着，分布，増殖，および軟骨組織の再生を調べた。漏斗状の多孔質構造によって細胞が均一に分布し，産生された細胞外マトリックスも均一に分布していた。さらに，PLGA ニットメッシュは，軟骨組織が再生する過程で足場材料が変形するのを防いだ。細胞を播種した足場材料をマウスに移植後，これまでに述べた方法と同様にして，組織染色，免疫染色，および遺伝子発現解析を行ったところ，軟骨組織が形成されていることが明らかとなった。以上の結果より，本複合足場材料は軟骨の生体組織工学に有用であることが示された。

1.9　おわりに

　本節では，軟骨組織の再生を促進する複合多孔質足場材料について述べた。合成高分子 PLGA メッシュと天然高分子コラーゲンスポンジとの複合化によって，足場材料の力学強度と細胞親和

性の両方を高めることができた。その結果，細胞培養の過程で足場材料が変形することなく，再生組織の形状を保持することができた。軟骨細胞，間葉系幹細胞ともに足場材料によく接着し，増殖した。足場材料に播種した間葉系幹細胞は軟骨分化誘導培地中で軟骨細胞に分化した。また，再生したい軟骨組織の厚みや形状に応じて，メッシュシート状の複合多孔質足場材料を積層したり，ロール状に播いたりして，厚みや形状を制御することが可能であった。PLGAニットメッシュの片面のみ，あるいは両面にコラーゲンスポンジを形成させることもできた。コラーゲンスポンジの外表面を合成高分子のメッシュで被覆することによって，播種した細胞の漏出を低減することができた。さらに，コラーゲンスポンジの空孔の開口性や連通性を高めることによって細胞を均一に分布させることができた。その他，光熱変換効果をもつナノ粒子と複合化し，がん治療効果を賦与した多孔質足場材料[10]や空孔構造をマイクロパターン状に制御した多孔質足場材料[11]も開発されている。今後，複合化をはじめとする様々な材料手法を駆使した足場材料を開発することによって，軟骨再生医療の早期実現化に寄与していきたいと考えている。

謝辞

　本研究の一部は JSPS 科学研究費補助金（科研費）18K19945，19H04475 の助成を受けて実施された。

文　　　献

1) 　G. Chen *et al.*, *Macromol. Biosci.*, **2**, 67 (2002)

2) 　G. Chen *et al.*, *Chem. Lett.*, **28**, 561 (1999)

3) 　G. Chen *et al.*, *Chem. Commun.*, 1505 (2000)

4) 　G. Chen *et al.*, *Biochem. Biophys. Res. Commun.*, **322**, 50 (2004)

5) 　G. Chen *et al.*, *J. Biomed. Mater. Res. Part A*, **67A**, 1170 (2003)

6) 　W. Dai *et al.*, *Biomaterials*, **31**, 2141 (2010)

7) 　N. Kawazoe *et al.*, *Biotechnol. Prog.*, **26**, 819 (2010)

8) 　X. He *et al.*, *Tissue Eng. Part C-Methods*, **16**, 329 (2010)

9) 　H. Lu *et al.*, *Biomed. Mater.*, **6**, 9 (2011)

10) 　X. Wang *et al.*, *Journal of Materials Chemistry B*, **6**, 7728 (2018)

11) 　Y. Chen *et al.*, *Sci. Rep.*, **8**, 12 (2018)

2 臍帯由来間葉系間質細胞の大量培養技術

河合宏美[*1]，黒木　輝[*2]，湯本真代[*3]，
須田一真[*4]，石井　強[*5]

2.1　はじめに

　間葉系間質細胞（Mesenchymal Stromal Cell：MSC）は，多分化能を有する間質系の細胞の集団であり，1970年にモルモットの骨髄由来細胞より見いだされ[1]，ヒトでは，1999年に骨髄中でその存在が初めて確認された[2]。近年では脂肪，臍帯をはじめとした，生体を構成する多くの組織中に MSC が存在することが明らかにされており[3]，骨芽細胞，脂肪細胞といった中胚葉由来組織を構成する細胞への分化だけでなく，胚葉を超えた神経細胞や肝細胞等に分化する可能性も報告されている[4,5]。さらに，炎症部位や組織障害部位へ集積し，種々の液性因子を分泌することで高い免疫抑制・調節作用を示すことから，組織再生だけではなく，移植片対宿主病（GvHD）をはじめとする難治性免疫疾患に対する作用についても幅広く研究されている[6,7]。

　軟骨・関節疾患の分野においては，2005年，半月板切除術後の治療を目的に，骨髄由来 MSC を用いた臨床試験が米国で実施されて以来，関節リウマチや変形性関節症といった，関節（骨，軟骨，滑膜，腱）障害に対する治療を中心に多くの報告がなされてきた[8]。2009年には，軟骨損傷，変形性関節症を対象に，臍帯血由来 MSC を用いた臨床試験が韓国で開始され，2012年，変形性関節症治療薬 CARTISTEM[®]（Medipost）として承認された（表1）。これは，世界初の他家細胞治療薬となった。その後現在に至るまで，臍帯，脂肪由来 MSC を中心に多くの臨床試験が継続中である。

　このように，関節組織の再生医療への応用が期待されている MSC であるが，組織からの単離，培養時に，分化能や増殖能といった機能が低下することも少なくない。特に，培地や培養方法は，単離後の細胞の性質に大きく関わることが報告されている[9]。各々の対象疾患に最適な MSC を組織から簡便に単離し，かつ機能を維持した状態で効率よく大量に増殖させることは，MSC を用いた治療法を確立させるための一つの鍵となる。

　本稿では，関節障害に対する治療効果が期待され，かつ非侵襲的に組織採取可能な臍帯由来 MSC の，培養技術と課題について報告する。

＊1　Hiromi Kawai　ロート製薬㈱　基礎研究開発部　細胞技術グループ

＊2　Hikari Kurogi　ロート製薬㈱　再生医療研究企画部

＊3　Masayo Sasaki-Yumoto　ロート製薬㈱　再生医療研究企画部　基礎研究グループ　　　　　　　　　　　　　　　　　　　　グループリーダー

＊4　Kazuma Suda　ロート製薬㈱　基礎研究開発部　細胞技術グループ　グループリーダー

＊5　Tsuyoshi Ishii　ロート製薬㈱　基礎研究開発部　部長

表 1　軟骨修復治療に使用される，世界市場で入手可能な細胞治療製品リスト*

商品名	会社	国	承認	適応	備考
Carticel®	Vericel	米国	1997 FDA	大腿骨顆部軟骨欠損（内・外側，滑車部）	自己軟骨細胞移植/2017 中止
MACI®	Vericel	米国	2016 FDA	膝軟骨全層欠損	自己軟骨細胞移植
ChondroCelect®	TiGenix	欧州	2009 EMA	膝大腿骨顆部軟骨欠陥	自己軟骨細胞移植/2016 中止
MACI®	Vericel	欧州	2013 EMA	膝軟骨全層欠損	自己軟骨細胞移植/2014 中断
Spherox (chondrosphere®)	co.don	欧州	Jul 2017 EMA	大腿骨顆部と膝蓋骨の関節軟骨の欠陥	自己軟骨細胞移植
Chondron™	Sewon Cellontech	韓国	2001/2008 MFDS	関節軟骨欠損（膝／足首）	自己軟骨細胞移植
CARTISTEM®	Medipost	韓国	2012 MFDS	変形性関節症 反復性外傷による変形性関節症	他家 臍帯血由来 MSC 治療薬
Invossa™ (TissueGene-C)	Kolon Life Sciences	韓国	Jul 2017 MFDS	3 ヶ月以上の保存的治療にもかかわらず症状が持続する中程度の変形性膝関節症	TGF-β を発現する他家軟骨細胞
JACC	Japan Tissue Engineering	日本	2012 MHLW	外傷性関節炎 膝の離断性骨軟骨炎	自己軟骨細胞移植

このリストには，2017 年 8 月 1 日に各国の規制当局によって発表された市場の製品が含まれる。アメリカ合衆国の場合，FDA 承認製品がリスト化されているが，361 HCT／P 製品はリスト化されていない。欧州医薬品庁（EMA）については，EMA 承認製品がリストされているが，病院の免除製品はリストされていない。韓国については，MFDS 承認製品がリスト化されている。日本では，厚生労働省が承認した製品がリスト化されている。*引用文献 8）より一部改変

2.2　臍帯由来 MSC について

　臍帯（Umbilical cord：UC）組織は，胎児と胎盤とを繋ぐ白い管状の組織であり，臍帯動脈，臍帯静脈と，それらを包むワートン膠質（Wharton's jelly：WJ），羊膜（Amnion：AM）から成る（図 1）[10]。一般的に，臍帯由来 MSC とは，臍帯から血液を除去した構造物全体から得られた MSC を指すが，この構造物をさらに組織ごとに分類し，動脈，静脈，UC lining（UCL），AM，WJ 由来の MSC に分類される場合もある。本稿では臍帯由来 MSC とは，臍帯構造物全体より単離した MSC を指す。以下に，臍帯由来 MSC の特徴・利点について述べる。

①　非侵襲的な組織採取

　MSC は骨髄や脂肪をはじめ様々な組織より単離可能であるが，多くの場合，組織採取は侵襲的である。例えば骨髄液は，主に腸骨に骨髄刺針を皮膚の上から刺して採取されるため，非常に

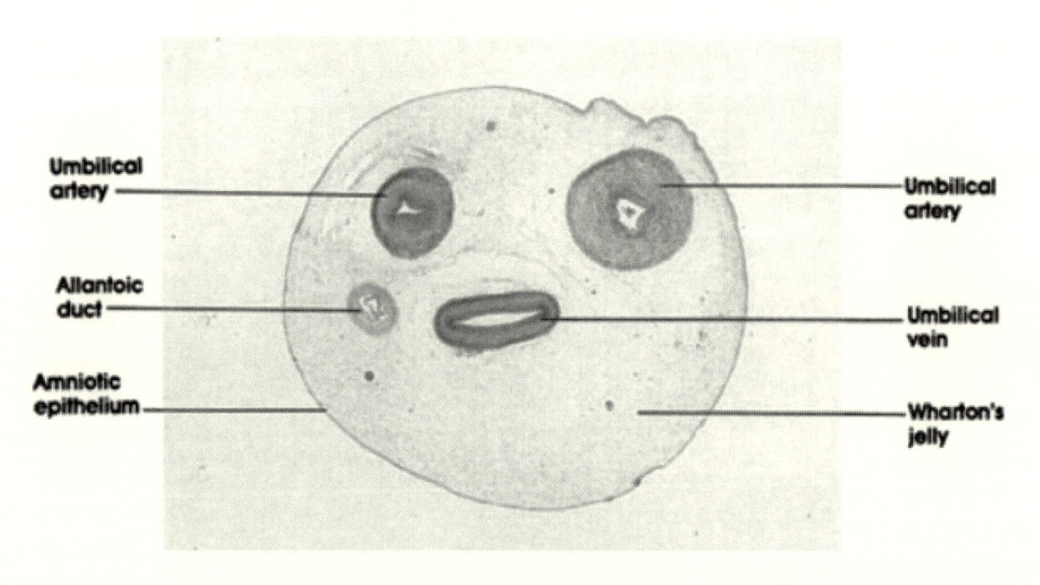

図1　ヒト臍帯（10％ホルマリン固定，HE 染色，×8.5)[10]

侵襲性が高い。脂肪は，主に形成外科手術時の余剰組織や，美容整形の吸引脂肪術より採取される。骨髄液と比較すると，採取後の疼痛は極めて小さいものの，侵襲性がある。一方，臍帯は分娩時，あるいは帝王切開時，胎児に付随して必然的に母体から排出される。このため非侵襲的に採取可能で，提供者への身体的負担がない。加えて，臍帯長は妊娠週数と共に長くなり，妊娠 40 ～ 41 週で 59.6±12.6cm[11] と一度に得られる組織も大きいため，多くの MSC を得ることができる。

②　高い増殖能

MSC を用いた細胞療法では，1 回あたり，$10^7 \sim 10^8$ 個もの多数の MSC を必要とすることが多い[12]。このため，単離後，MSC が効率よく増殖することは非常に重要である。図 2 に示すように，臍帯由来 MSC は，各種 MSC の中でも高い増殖能を有していることが報告されている[13]。このことから，臍帯由来 MSC は治療に必要な細胞数の確保が容易であり，細胞治療のコストダウンや効率化につながると考えられる。

③　低免疫原性

MSC は，主要組織適合抗原である HLA-DR を含む MHC クラス II 抗原を発現しないため，低免疫原性であることが知られている[14]。中でも，臍帯由来 MSC は，骨髄由来 MSC に比べ，リンパ球混合反応活性が低いという報告[15]や，脂肪由来 MSC に比べ，IFN-γ 刺激下での HLA-DR の発現がより低いという報告[16]が見られ，より安全な他家細胞治療薬として注目されている。

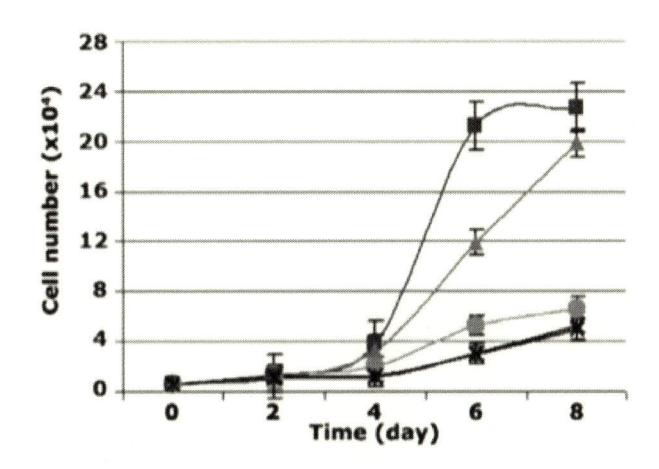

図 2　臍帯，骨髄，胎盤，AM，WJ 由来 MSC の成長曲線（Passage 2）[13]
　　　Day0 で 6×10³ 個の MSC を播種し，2，4，6，8 日目に細胞数を
　　　計測した細胞増殖曲線を示す。
　　　■：臍帯由来，▲：WJ 由来，●：骨髄由来，＊：胎盤由来，
　　　×：AM 由来 MSC

2.3　臍帯由来 MSC の単離方法

　臍帯組織からの MSC の単離方法には，大きく分けて酵素法，及び Explant 法の 2 種類がある。酵素法は，細切した臍帯組織を酵素処理し，得られた組織分散液を細胞培養容器に播種することで MSC を単離する方法である[17,18]。コラゲナーゼ，ヒアルロニダーゼといった酵素が多く用いられているが，最近ではリベラーゼ（Roche Diagnostics）等，複数の酵素が混合された製品も使用され始めている。Explant 法は，細切した臍帯組織を細胞培養容器に付着させ，遊走してくる MSC を単離する方法である[19]。その他，酵素処理時間を調整することで，臍帯組織を完全に溶解させず，Explant 法と併用する単離方法もある[20]。

　いずれの方法でも約 7 〜 15 日程度で紡錘状の，継代可能な量の MSC（passage 0，P0）が得られる。なお，単離に使用する培地により，P0 の MSC の収量に差が出ることが報告されているため，培地の種類には注意が必要である（図 3）[21]。

2.4　臍帯由来 MSC の大量培養方法と培養容器
2.4.1　大量培養方法

　MSC を大量培養する方法としては，二次元培養法（平面培養法），三次元培養法（3D 培養法，本稿では，3 次元環境下での培養法も含める）いずれも選択することが可能である。平面培養法では，細胞培養フラスコ等を使用する最も一般的かつ古典的な培養法が，3D 培養法では，ローラーボトルを用いる回転培養法や，バイオリアクターや袋状の容器を使用し，細胞をマイクロキャリア等の担体表面に接着させて培養する培養法等が報告されている（図 4）[22]。

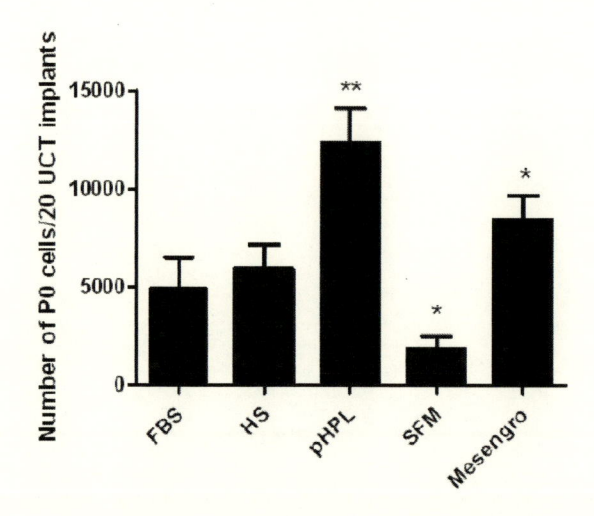

図3 様々な培地より単離できる MSC の細胞数[21]
臍帯組織を $0.5\,cm^2$ に細切し，$25\,cm^2$ フラスコに付着させて 15 日間培養した際の P0 細胞回収量を示す。使用する培地の種類によって回収量に差が見られている。FBS：10％ FBS 含有 Alpha MEM，HS：10％ヒト血清含有 Alpha MEM，pHPL：10％ヒト血小板溶解物添加 Alpha MEM，SFM：Invitrogen 社 STEMPRO® MSC SFM Xenofree，Mesengro：StemRD 社 Mesengro®）（★/★★＝P<0.05/0.01 FBS との比較，Bonferroni post-test）

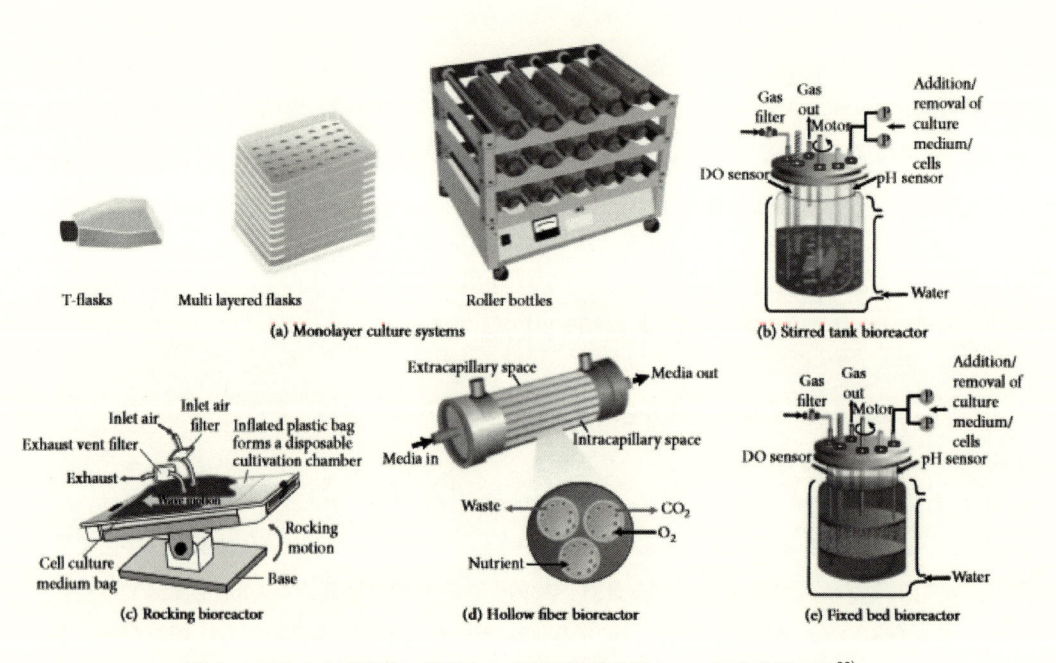

図4 MSC の大量培養に使用される平面培養容器と 3D 培養容器の例[22]

2.4.2　培養容器

① 平面培養容器

　平面培養法における MSC の大量培養時には，培養表面が層状に重なった，多層式の培養容器が汎用されており[22]，培養面積は，実験室規模でも取り扱い可能な，3層，約525 cm^2（Corning, Falcon® Cell Culture Multi-Flasks）のものから，大規模培養の52層，約32,864 cm^2（Thermo Fisher Scientific, Nunc™ High Density Cell Factory™ 52）のものまでが販売されている。これらの大型の平面培養容器は，実験室規模での平面培養環境と近い条件で培養できるため，既に細胞製造の分野でも広く応用されている。

② 3D 培養容器

　回転培養法ではローラーボトルが使用されることが多く[22]，標準型の滑らかな培養表面の容器や，拡大表面型の波型の培養表面の容器がある。培養面積は，最大でも4,250 cm^2（Greiner, CELLMASTER™）程度で，平面培養容器と比べると圧倒的に小さいが，相対的に少量の培地で効率的なガス交換が可能であると言われている。

　回転培養法以外の3D培養法では，一般的に，MSC をマイクロキャリア等の何らかの担体，または中空糸に接着させ，バイオリアクターを使用して培養する[22]。バイオリアクターの種類は，図4に示すように，Stirred tank bioreactor, Rocking bioreactor, Hollow fiber bioreactor, Fixed-bed bioreactor 等がある。Stirred tank bioreactor は，マイクロキャリアに接着させた細胞，あるいはスフェロイドを形成させた細胞を撹拌培養するバイオリアクターで，FDA で承認されているバイオ医薬品の多くが，このバイオリアクターで製造されている[22]。Rocking bioreactor は，マイクロキャリアに接着させた細胞を，緩やかに振盪培養するバイオリアクターである。Hollow fiber bioreactor は，半透過性を有する中空糸膜により内部が2つのスペースに分けられているバイオリアクターで，細胞は中空糸外側スペース培養され，新鮮培地は中空糸内側スペースを循環する。種々のバイオリアクターの中でも，より低剪断応力な条件下で培養できる。Fixed-bed bioreactor は，細胞が接着するための固定化されたキャリアを含むカラムで構成されたバイオリアクターで，Hollow fiber bioreactor と同じく，培地を循環させて使用する。ただし，使用する担体の種類によっては MSC の回収が容易ではなく，収率が低下するという報告[26, 29]もあり，目的に応じて担体を選択する必要がある。3D 培養容器の多くはシングルユースであり，チューブやバッグ類等周辺のアクセサリも各社で豊富なラインナップが揃えられている。培養容器とアクセサリの組み合わせを工夫することで，製造コストや製造時間，人手に合わせた製造工程の組み立てが可能である。

　表2及び表3に，各種培養容器を使用した際の MSC の収量を示した。バイオリアクターの種類にもよるが，Stirred tank bioreactor では3L から2,000L の大きさの容器（Merck, Mobius® Single-use Bioreactors 等）が販売されており，平面培養法に比べ，3D 培養法ではその培養規模の大きさがうかがえる。近年，臍帯由来 MSC の3D 培養法の比較検討から，バイオリアクターごとに，MSC の増殖能，収量・収率，タンパク質発現，分化能等に差が認められることが報告

表2 各種多段式平面培養容器と増殖能の比較（引用文献 23～25）より改変）

メーカー	容器名	培養面積 (cm²)	培地の種類	培養日数	増殖能 (Fold increase)
n. r.	T175 フラスコ	175	BD Mosaic™ hMSC SF 骨髄 CCE	5	5.92～7.40
Corning	Falcon® Cell Culture Multi-Flask (3層)	525	Lonza社 MSCGM	5	2.74～3.43
Corning	HYPERStack® (36層)	18,000	Lonza社 MSCGM	5	1.71
Thermo Scientific	Nunc™ Cell Factory™ Systems (10層)	6,320	Lonza社 MSCGM	5	1.74
Corning	Falcon® Cell Culture Multi-Flask (3層)	525	BDMosaic™ hMSC SF CCE	5	6.46～8.08
Thermo Scientific	Nunc™ Cell Factory™ Systems (1層)	632	MEMα/10% FBS または MSCBM/10% supplement	8	31.25
Thermo Scientific	Nunc™ Cell Factory™ Systems (4層)	2,528	MEMα/10% FBS または MSCBM/10% supplement	8	68.03

n. r. : not reported

表3 各種3D培養容器におけるMSCの増殖能の比較[22]

メーカー	容器のタイプ	基材	MSCの由来組織	培地	液量 (mL)	培養日数	増殖能 (Fold increase)
Greiner	ローラーボトル	TC Treated	臍帯	MEMα/15%ヒト血清/アルブミン	200	6	7.0
EMD Millipore	攪拌翼付き バイオリアクター	コラーゲンコート マイクロキャリア	骨髄	DMEM/10% FBS	2400	12	62
Sartorius	攪拌翼付き バイオリアクター	Cytodex-3™	骨髄	DMEM/10% FBS	1000	8	12
Terumo BCT	中空糸型 バイオリアクター	-	骨髄	DMEM/10% FBS		8	5.5～14
GE Healthcare	ウェーブ型 バイオリアクター	Cytodex-3™	胎盤	LGDMEM/20% FBS	2000	7	10
GE Healthcare	ウェーブ型 バイオリアクター	Cultispher-S™	胎盤	LGDMEM/20% FBS	2000	7	15
New Brunswich	Fixed-bed型 バイオリアクター	Fibra-Cel® discs	臍帯	MEMα/10% FBS	500	7	7
New Brunswich	Fixed-bed型 バイオリアクター	Fibra-Cel® discs	骨髄	MEMα/10% FBS	2500	9	9.2

されている[26,27]。ゆえに、それぞれのバイオリアクターの特徴をよく理解し、培養規模や剪断応力、収率等、目的に応じて適切な培養方法と容器を選択することが重要である。

2.4.3 培養基材

MSCの平面、回転培養法では、培養基材として、ポリスチレン樹脂（PS）が汎用されているが、PSそのものは疎水性が高く、MSCを含むほとんどの細胞は接着しない。そこで、PS表面

にプラズマ表面処理を施し，親水性官能基を導入して適度な親水性を持たせることで細胞接着性を改善した組織培養用 PS（Tissue culture polystyrene：TCPS）が用いられている。その他，さらに接着性を向上させるための基材として，培養表面を正電荷に帯電させるポリ-L-リジンや，コラーゲンやフィブロネクチン等の細胞外マトリックス（Extracellular matrix, ECM）を構成するタンパク質が広く利用されている。ただし，多くの ECM 製品は動物由来成分を含有していることから，MSC を含む再生医療等製品の製造に際しては安全面で課題となり得る。近年では，合成ペプチドである Synthemax Ⅱ（Corning）や，Vitronectin（VTN-N）（Thermo Fisher Scientific）等，動物由来成分不含の製品が開発されている。

　一方，回転培養法を除く MSC の 3D 培養法では，マイクロキャリア，繊維状の素材からなる構造体（Eppendorf, Fibra-Cel® Disks 等），中空糸膜等に MSC を接着させ，培養する。いずれも，平面，回転培養法と同様の基材を使用することができ，既に表面処理済みの製品が多く販売されている。

　3D 培養法の中でも，マイクロキャリアを用いた MSC の培養に関する報告が特に多く，既に市販されている多くのマイクロキャリアが，Stirred tank bioreactor と組み合わせて検討されている[28]。そこで，表4 に，市販されているマイクロキャリアの特徴をまとめた。製品のほとんどは PS 製であるが，デキストランやセルロース，ゼラチン製の製品も販売されている。これらは万が一，マイクロキャリアの破片等が最終製剤に残留した場合の安全性を考慮して開発されている。また，平面培養容器と同じ表面処理を施したマイクロキャリアが各社で販売されている（例えば Corning 社の CellBIND® 製品は平面培養フラスコでもマイクロキャリアでも入手可能であ

表4　市販されているマイクロキャリアの例[28]

メーカー	商品名	直径（μm）	素材	コーティング
GE Healthcare	Cytodex Ⅰ™	147-248	デキストラン	diethylaminoethyl
GE Healthcare	Cytopore Ⅰ™	200-280	セルロース	diethylaminoethyl
Corning	Enhanced Attachment	125-212	ポリスチレン	CellBIND®
SoloHill	Glass	125-212	ポリスチレン	シリカガラス
SoloHill	Hillex®	160-180	デキストラン	triethylammonium
SoloHill	Hillex® CT	90-212	ポリスチレン	triethylammonium
SoloHill	Plastic	125-212	ポリスチレン	無し
SoloHill	Plastic Plus	125-212	ポリスチレン	無し
SoloHill	Star Plus	125-212	ポリスチレン	無し
Corning	Synthemax Ⅱ®	125-212	ポリスチレン	Synthemax Ⅱ®
SoloHill	コラーゲン	125-212	ポリスチレン	ブタ由来コラーゲン
Percell Biolytica	CultiSpherG®	130-380	ゼラチン	無し
GE Healthcare	Cytodex 3™	141-211	デキストラン	ブタ由来コラーゲン
SoloHill	FACT Ⅲ®	125-212	ポリスチレン	ブタ由来コラーゲン
SoloHill	ProNectin® F	125-212	ポリスチレン	リコンビナント フィブロネクチン

る）。このため，細胞の性質を大きく変える事無く，平面培養法から 3D 培養法への移行が実現できる。

2.5 平面・3D 大量培養方法の特徴

先述の通り，多層式の培養容器に代表される平面培養容器は，実験室規模での検討で使用される T フラスコ等の一般的な細胞培養フラスコに類似した条件で培養出来るため，既に様々な細胞の大量培養に用いられている。一方で，平面培養容器を使用する上で，培養面積が大きくなるにつれて，操作の均一性が欠けることが危惧される[22]。例えば，数十層からなる平面培養容器のほとんどは，幅，奥行き，高さ全てが数十センチメートル以上となる。これら大型の多層操作は，マニュアル，オートメーション共に可能であるが，細胞の播種時にムラが出来てしまう可能性があり，増殖期の培地の pH や，培地中の溶存酸素，栄養成分，及びそれらの代謝物について，容器内で濃度勾配が生じることが考えられる[22]。また，細胞を回収する際のトリプシン等の酵素処理時においても，同様に温度や酵素への暴露時間が不均一になる可能性がある。

培養環境が一定に保たれにくいことは，製剤の品質に大きく影響するため，大型の平面培養容器を扱う際には，以上の点に十分に配慮すべきである。なお，このような課題に対応すべく，ハイパーフラスコ™（Corning）のように，培養表面がガス透過性の多層式フィルムから成り，効率よくガス交換を行うよう工夫された製品等も販売されている。

3D 培養容器は，平面培養容器に比べ，複数の利点を有している。例えばマイクロキャリアを使用することで，培地量に対する培養面積を容易に増大させることが可能となり，単位培地体積当たりの細胞収量の向上につながる。また，撹拌や灌流を行うことで，培地中の溶存酸素や栄養成分等の濃度が均一になりやすいため，細胞の品質を均一に保つことができる。培養容器も，相似的に様々なサイズの製品が開発されているため，細胞の品質を維持した状態で，スケールアップやスケールアウトが容易である。また，バイオウェルダーや無菌コネクターを使用して培養容器と様々なチューブ等を無菌的に接続できるため，従来の安全キャビネット内での作業を前提とした平面培養法と比べ，バクテリア等のコンタミネーションの可能性が低い。

一方で，3D 培養法では，多くの場合 MSC をマイクロキャリア等の担体に接着させているため，細胞の回収方法や収率が課題となることがある[26, 29]。また，培養が三次元的かつ動的であるため，平面培養法で培養した MSC と比べ，性質が変化することも報告されている[30, 31]。このため，例えばスケールアップに伴い，製造方法を平面培養法から 3D 培養法への変更を検討する際には，品質の同等性の担保が課題となり得る。

2.6 おわりに

本稿では，関節・軟骨疾患に対する臍帯由来 MSC の臨床応用の可能性，及び，培養容器，培養基材の観点から，臍帯由来 MSC の平面，3D 大量培養方法を紹介した。目的やスケールによって培養方法を選択することが可能である一方で，平面培養法から 3D 培養法への移行や，使用す

る基材によって MSC の性質が変化することは，既に多くの論文で報告されている[31~33]。MSC を含む再生医療等製品の品質管理は，非常に難しい。これは，製品が生細胞を含むため，ロット差が大きいこと，製造工程が統一されていないこと，生物活性試験のための適切な標準品がないこと等から，最終製品の試験項目のみでは製品の品質を保証するのは困難なためである。現時点で「再生医療等製品（ヒト細胞加工製品）の品質，非臨床試験及び臨床試験の実施に関する技術的ガイダンス」にて医薬品医療機器総合機構は，「再生医療等製品の品質は，製品の各製造工程の管理を総合した，品質管理戦略（原料及び材料の管理，工程パラメータ，工程内管理，中間製品の管理，最終製品の規格等）によって品質保証を確保する」と示している。大量培養は，MSC を再生医療等製品として製造・加工する上で必要な工程の一部である。選択した大量培養方法において，目的とする MSC の重要な品質特性を見極めるためにベリフィケーションを実施し，取得したデータの蓄積と共有化がなされ，今後さらに安全性，有効性の高い MSC の開発につながることが期待される。

文　　献

1) A. J. Friedenstein *et al.*, *Cell Tissue Kinet*, **4**, 393 (1970)
2) M. F. Pittenger *et al.*, *Science*, **284**, 143 (1999)
3) M. L. da Silva *et al.*, *J Cell Sci.*, **119**, 2204 (2006)
4) R. T. Visconti *et al.*, *World J Gastroenterol.*, **12** (36), 5834 (2006)
5) Y. S. Takeda *et al.*, *PLoS One.*, **10** (8), e0135111 (2015)
6) I. Müller *et al.*, *Blood Cells Mol Dis.*, **40**, 25 (2008)
7) V. K. Prasad *et al.*, *Biol Blood Marrow Transplant*, **17**, 534 (2011)
8) T. Negoro *et al.*, *NPJ Regen Med.*, **3**, 1 (2018)
9) S. Hagman *et al.*, *BMC Musculoskelet Disord.*, **14**, 223 (2013)
10) R. A. Bergman *et al.*, Anatomy Atlas™, Plate 13.261 Umbilical Cord
11) 今中基晴，臨床婦人科産科，**53** (7)，923，医学書院 (1999)
12) J. Galipeau *et al.*, *Cell Stem Cell.*, **22** (6), 824 (2018)
13) L. Meesuk *et al.*, *Biochem Biophys Rep.*, **8**, 34 (2016)
14) M. Dominici *et al.*, *Cytotherapy.*, **8** (4), 315 (2006)
15) R. N. Bárcia *et al.*, *Stem Cells Int.*, Published online 2015 May 12. doi: 10.1155/2015/583984
16) J. H. Kim *et al.*, *Stem Cells Int.*, Published online 2018 Apr 1. doi: 10.1155/2018/8429042
17) Y. F. Han *et al.*, *Cytotechnology.*, **65** (5), 819 (2013)
18) L. Fu *et al.*, *Exp Ther Med.*, **10** (5), 1851 (2015)
19) Y. Mori *et al.*, *Tissue Eng Part C Methods.*, **21** (4), 367 (2015)
20) J. H. Yoon *et al.*, *Biomed Res Int.*, Published online 2013 Apr 9. doi: 10.1155/2013/428726
21) A. Arati Inamdar *et al.*, *J Regen Med Tissue Eng.*, Published online 2013. doi: 10.7243/2050-

1218-2-10

22) A. Mizukami *et al., Stem Cells Int.*, Published online 2018 Apr 11. doi: 10.1155/2018/4083921

23) Corning テクニカルレポート，https://us.vwr.com/assetsvc/asset/en_US/id/10033371/contents

24) Corning アプリケーションノート 491, https://www.corning.com/media/emea/cls/documents/Stem_Cell_Initiative_Litterature/CLS-DL-CC-011_A4_DL.pdf

25) Thermo Scientific アプリケーションノート，
https://assets.thermofisher.com/TFS-Assets/BPD/Application-Notes/culture-human-mesenchymal-stem-app-note.pdf

26) A. Mizukami *et al., Biochem Eng J.*, **135**, 36 (2018)

27) T. Lambrechts *et al., Tissue Eng Part B Rev.*, **22** (6), 485 (2018)

28) D. G. Phinney *et al., Cytotherapy.*, **21** (7), 782 (2019)

29) A. Mizukami *et al., Biotechnol Prog.*, **29** (2), 568 (2013)

30) J. Hupfeld *et al., Biotechnol Bioeng.*, **111** (11), 2290 (2014)

31) A. Shekaran *et al., BMC Biotechnol.*, **15**, 102, Published online 2015 Oct 31. doi: 10.1186/s12896-015-0219-8

32) M. Sun *et al., Stem Cell Res Ther.*, **9**, 52, Published online 2018 Mar 1. doi: 10.1186/s13287-018-0798-0

33) Y. K. Wang *et al., J Cell Mol Med.*, **17** (7), 823 (2013)

3 脂肪組織由来間葉系幹細胞の培養技術とその受託加工概要

早川宗一郎[*1]，普天間寛子[*2]，片川統博[*3]

3.1 はじめに

間葉系幹細胞は骨髄由来の細胞として研究がはじまり，細胞そのものを移植して組織修復を促進する治療法の主流の一つとなっている。当初はその多分化能により細胞そのものが直接に修復を構築する細胞として定着することが期待されたが，近年では幹細胞が細胞外に分泌する多彩な再生シグナルが重要な機序として理解されつつある[1]。いずれにしても細胞治療の確立のためには機能が安定した細胞の製造プロセスが重要であろう。

脂肪組織由来幹細胞（Adipose-derived Stem Cell）は間葉系幹細胞に属するが，皮下脂肪組織の採取が低侵襲であること，脂肪組織が ASC を多く含むことなどから細胞再生療法の分野で臨床応用が進んできている[2]。

本邦での脂肪組織由来幹細胞（以下，ASC）を用いた臨床研究の対象は，肝硬変・皮膚潰瘍，褥瘡・重症下肢虚血・不妊治療など多岐にわたる。また，変形性膝関節症・乳房再建など自由診療の下で臨床応用されている。世界的に見てそれらの研究や治療の多くには SVF と呼ばれる間質血管細胞群（Stromal Vascular Fraction：以下，SVF）が投与されているが，脂肪採取量に伴う外科的侵襲や脂肪量の少ない高齢者やアスリートなどには適応しにくい場合がある。一方，培養技術から得られた ASC による再生医療では，SVF 治療と同様に安全性及び有効性を保ちつつ，必要な組織量が少量であるので，脂肪採取による侵襲を軽減するなどのメリットがある[3]。

国内で ASC を用いた再生医療を実施するためには，「再生医療等の安全性の確保等に関する法律（以下，再生医療等安全性確保法）」に準ずる必要がある。本法律の下，細胞加工施設を適切に維持管理するためには，構造設備や人材など，さまざまな要求事項に適合する必要がある。一方，その細胞加工を外部業者に委託することが同法で許容されており，細胞加工を委託することで医療機関は再生医療により専念できると考えられる。

セルソース株式会社（以下，当社）は，再生医療等安全性確保法が施行された翌年の 2015 年 11 月に創業され，2017 年 2 月には同法に基づいた特定細胞加工物の製造の許可を取得し，ASC の細胞加工を「セルソース再生医療センター」で受託できる。

本稿では先ず，セルソース再生医療センターの構造設備を紹介し，次に当センターで実施している ASC の受託細胞加工などの一連の基本的なプロセスを紹介する。

＊1　Soichiro Hayakawa　セルソース㈱　CPC 事業部　CPC 事業部長

＊2　Hiroko Futenma　セルソース㈱　経営管理本部　管理部

＊3　Nobuhiro Katakawa　セルソース㈱　再生医療事業本部　メディカルデータ室

3.2 セルソース再生医療センターの運用

3.2.1 構造設備と許可要件

　一般的に，細胞培養センター（Cell Processing Center：以下，CPC）を設けるには，設備費用の初期投資や温度管理・清浄度を保つための維持費用がかかるため，医療機関内に CPC を設置するハードルは高くなる。他にも培養士などの専門技術員などの人員確保や，特定細胞加工物の製造や品質管理にかかる基準書・手順書等の文書の備え付け及び記録の保存等が必要であるため，これらを外部に委託できることは，医療機関の負担を軽減し，安全かつ効率的に再生医療を推進することにつながると考える。

　医療機関から特定細胞加工物の製造を受託するにあたって，製造事業者は，予め「特定細胞加工物の製造の許可」（再生医療等安全性確保法第 35 条）が必要とされており，同法に基づく構造設備の基準への適合性が求められる。

　当社の CPC（以下，セルソース再生医療センター）の特徴は，医療機関から届いた細胞の受け入れから培養，品質検査，保管，輸送まで，加工に係る全工程の作業手順の最適化を図り，作業者の動線を考慮し，機器を配置したことで，細胞加工室は円滑かつ適正な作業を行うのに支障のない広さを確保しつつ可能な限りコンパクトな設計とした。作業効率の徹底化を図ることで，稼働率の高い運用ができている。

　作業所の構造は，作業管理区域，清浄度管理区域，無菌操作等区域からなり，作業管理区域から清浄度管理区域，無菌操作等区域への細胞の動線は交差することがないよう十分に配慮している（図1）。

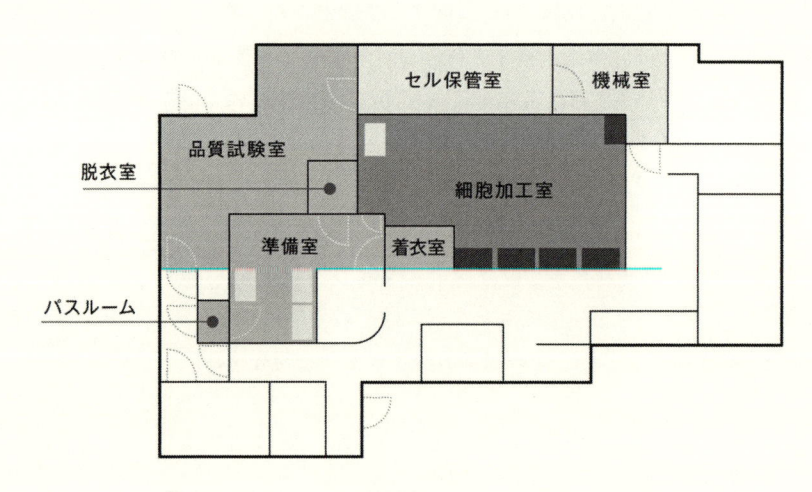

図1　セルソース再生医療センター（CPC）の図面

3.2.2　受託加工サービス

　ASC による再生医療を始める医療機関は，再生医療等安全性確保法第4条第1項に基づき，再生医療等に関する計画（以下，再生医療等提供計画）を厚生労働大臣に提出する必要がある。同法に基づく再生医療等の提供を行う医療機関（以下，医療機関）の管理者は，同法施行規則第8条に基づき，特定細胞加工物の名称，構成細胞及び製造方法等を記載した特定細胞加工物概要書（以下，概要書）の作成が義務付けられている。特定細胞加工物製造事業者は，医療機関から提供された概要書を基に作成した標準書及び基準書・手順書等に従い，医療機関から輸送された脂肪組織の受入から脂肪幹細胞を単離，培養，品質管理試験，保管及び輸送までをセルソース再生医療センターで実施する（図2）。

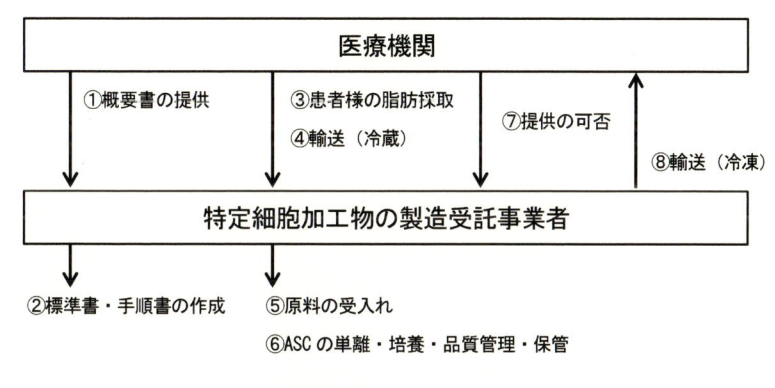

図2　細胞加工受託サービスのフロー

　また，一般社団法人日本再生医療学会では「細胞調製に関する施設及び運用に対する考え方」において，混同防止を目的として，①ドナー識別情報による識別，②ドナー識別情報の表示及び移動，③人為ミス防止措置，④作業区域等での管理，⑤患者情報の管理，⑥出荷先施設情報，⑦直接の容器・被包への表示について提言している[4]。

　それらの提言に基づき，セルソース再生医療センターでは物理的な動線対策に加え，検体の受入れから出荷までを ID コードで管理，培養期間や保管場所のシステム管理などのシステム化，検体番号の確認以外に検体容器の色分けによる視覚的な対策，複数検体の同時扱いの禁止，培養操作と周辺作業の作業分担などの運用により，人為的ミスの防止対策を講じている。

3.3　脂肪組織由来間葉系幹細胞の受託加工サービスにおける培養技術

　セルソース再生医療センターで実施する脂肪組織由来間葉系幹細胞（Adipose-derived Stem Cell：ASC）を用いた受託培養加工サービスの技術について紹介する。

3.3.1　脂肪組織の採取

　再生医療等提供計画において登録された担当医は，カニューレ及びシリンジ（写真1）を用いて，清潔操作にて患者から約20ml脂肪組織を採取する。脂肪組織の採取方法の一例を紹介する。ポビドンヨード液で腹部を2回消毒し，ポビドンヨード液が完全に乾いたら両腕に滅菌ドレープをかける。切開部位の局所麻酔を行い，切開用ドレープを貼付する。切開部のマーキングに合わせて切開し，皮下組織を剥離する。チューメセント液が入ったシリンジに麻酔カニューレを装着し吸引範囲にチューメセント麻酔を行う。脂肪吸引用カニューレとシリンジを接合し，カニューレを切開創から皮下組織に進めシリンジの内筒を引き，陰圧をかける。陰圧をかけたままシリンジを固定し，カニューレを皮下組織中で動かし脂肪組織を吸引する。シリンジ内が脂肪組織で満ちたら三方活栓を使用しロックシリンジに移す。

3.3.2　脂肪組織の輸送

　採取した脂肪組織が充填されたシリンジは，吸水シート入りバイオハザードバッグに封入し緩衝材で包装した後，専用箱で梱包し，指定した輸送業者にてセルソース再生医療センターへ発送する。

3.3.3　受入検査

　医療機関から発送された脂肪組織は，特定細胞加工物の製造の許可を受けた細胞培養加工施設の「原料受入エリア」で受入検査を行う。受入検査は，脂肪組織に異物の混入や容器の破損等の異常が認められないことを目視で確認し，原料情報の突合作業を実施する。受入検査に適合した脂肪組織のみ細胞加工室に繋がるパスボックスを通して細胞加工室内に搬入する。

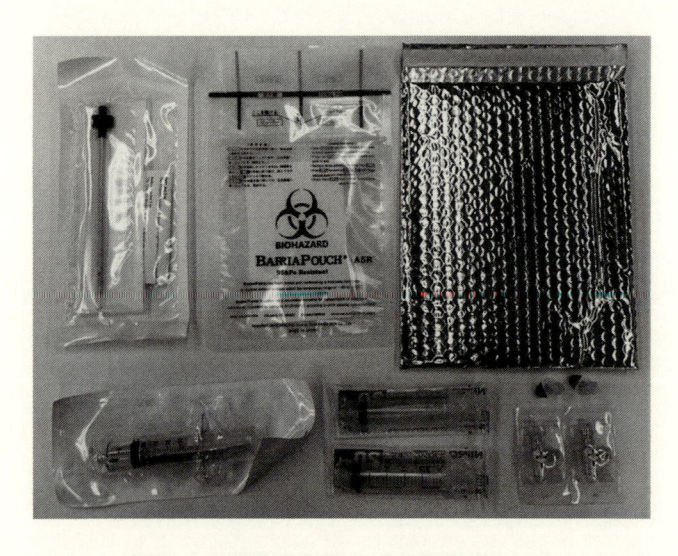

写真1　脂肪採取・輸送に必要な器具の一例

3.3.4　工程内検査

細胞加工の工程において，培地交換の作業前，継代の作業前及び凍結の作業前に培養フラスコを目視にて以下の基準に適合することを確認する。

① 微生物の混入等による培地の濁りを認めないこと。

② カビ等の発生を認めないこと。

③ 異物の混入を認めないこと。

3.3.5　単離

細胞加工室内に搬入された脂肪組織は，シリンジに入った状態で室温の下，静置し脂肪組織と廃液の分離を行う。静置後，廃液をシリンジより除去し，脂肪組織を滅菌済み遠沈管に移す。遠沈管を遠心機で遠心し，オイル，廃液，及び遊離細胞層を除去する。乳酸リンゲル液を加え，脂肪組織の洗浄を行う。洗浄済み脂肪組織に酵素溶液を添加し，一定の条件下で振盪し酵素処理を行う。酵素反応を停止させた後，遠心機で遠心を行い，上清を除去し，細胞培養用培地を加えてよく攪拌した後，再び遠心機にて遠心を行い，上清を除去し細胞懸濁液を加える。細胞懸濁液から少量サンプリングし，細胞数を計測する。計測した細胞数を基に細胞懸濁液を培養フラスコに適切な濃度で播種し，インキュベーターで培養を開始する。

3.3.6　培地交換

工程内検査（①微生物の混入等による培地の濁りを認めないこと②カビ等の発生を認めないこと③異物の混入を認めないこと）に適合することを確認する。工程内検査後，培養フラスコから細胞培養用培地を除去し，新しい細胞培養用培地を添加する。細胞を単離し，培地の交換を行う。以降，定期的に培地交換を実施する。

3.3.7　継代

工程内検査に適合することを確認すると共に，顕微鏡で培養フラスコ内の細胞を観察し，サブコンフルエントの状態であることを確認する。培養フラスコから細胞培養用培地を除去した後，適量のリン酸緩衝食塩水（Phosphate Buffered Saline：以下，PBS）(-)で培養面を洗浄しPBS(-)を除去する。PBS(-)で細胞を洗浄した後，トリプシンを添加しインキュベーター内に静置し，細胞を剥離する。顕微鏡にて細胞が剥離したことを確認した後，添加したトリプシンと等量の細胞培養用培地を添加し，酵素反応を停止させた後，細胞懸濁液を回収する。回収した細胞懸濁液を遠心機にて遠心した後，上清を除去し，細胞培養用培地を添加し細胞懸濁液を回収する。細胞懸濁液から少量サンプリングし，細胞数を計測する。計測した細胞数を基に適切な濃度で播種し培養する。以降，定期的に培地交換を実施する。

3.3.8　凍結

工程内検査に適合することを確認すると共に，顕微鏡で培養フラスコ内の細胞を観察し，サブコンフルエントの状態であることを確認する。培養フラスコ内の細胞培養用培地を除去した後，適量のPBS(-)で培養面を洗浄しPBS(-)を除去する。PBS(-)で細胞を洗浄した後，トリプシンを添加し，インキュベーター内に静置し細胞を剥離する。顕微鏡にて細胞が剥離したことを確認

した後，添加したトリプシンと等量の細胞培養用培地を添加し，酵素反応を停止させた後，細胞懸濁液を回収する。回収した細胞懸濁液を遠心機にて遠心する。上清を除去し，細胞培養用培地を添加し細胞懸濁液を回収する。細胞懸濁液から少量サンプリングし，細胞数を計測する。遠心機にて遠心する。上清を除去し細胞凍結保存液で懸濁する。細胞懸濁液の一部をサンプリングし，無菌試験，マイコプラズマ否定試験及びエンドトキシン試験の検体とする。細胞を懸濁した後，凍結保存用チューブに分注する。分注後，凍結保存用チューブに原料情報のラベルを貼付し，液体窒素凍結保存容器内で保管する。

3.3.9 検査

以下の4項目を実施しており，全て適格となったものを出荷する。

(1) 異物検査

特定細胞加工物の安全性に影響を与えるため，凍結前に細胞が分注されたチューブ内で異物が見られないことを目視で確認する。

(2) 無菌試験

菌の汚染は特定細胞加工物の安全性に重大な影響を与えるため，ビオメリュー・ジャパン社製バクテアラート3Dを用いたガス測定法（細菌の増殖に伴う二酸化炭素の産生や酸素の消費等のガスの変化を利用する方法）により汚染の有無を確認している。専用ボトルにシリンジを用いてサンプルを播種し，同装置にボトルを設置することにより，専用ボトル内をモニタリングしながら培養し，汚染の有無を自動的に判定される。

(3) エンドトキシン試験

エンドトキシンはグラム陰性菌の細胞壁の構成成分で代表的な発熱物質である。微量でも血中に入ると発熱などの様々な生体反応を示し，場合によってはエンドトキシンショックや意識障害などを引き起こす危険性があることが知られている。エンドトキシンの汚染が特定細胞加工物の安全性に影響を与えるため，富士フィルム和光純薬社製トキシノメーター®を用いて比濁法にて検査を実施している。

(4) マイコプラズマ否定試験

マイコプラズマは自己増殖能を持つ非常に小さい微生物であるため視覚的に確認が困難である。マイコプラズマに汚染された場合，細胞の増殖能，形態，代謝，染色体異常，サイトカインの誘導，免疫反応など様々な影響を及ぼすことが知られている。菌の汚染は特定細胞加工物の安全性に重大な影響を与えるため，サーモフィッシャーサイエンティフィック社製自動核酸生成装置（Automate express™）によりDNA抽出をし，アプライドバイオシステムズ社製リアルタイムPCR装置（7500 Fast）を用いて測定し，汚染の有無を確認している。

なお，培養工程が適切であることを確認するために，試験用組織を用いて上記工程の培養を行った細胞で分化能について評価した（写真2）。

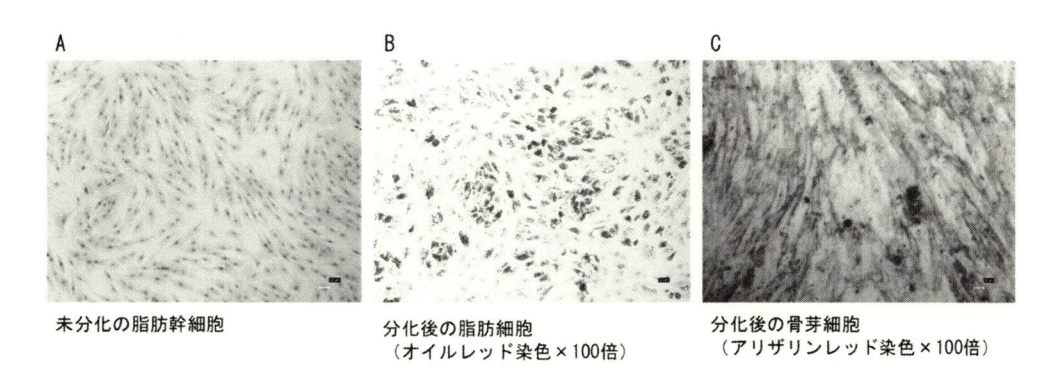

未分化の脂肪幹細胞

分化後の脂肪細胞
（オイルレッド染色×100倍）

分化後の骨芽細胞
（アリザリンレッド染色×100倍）

写真2　A：未分化の脂肪幹細胞，B：分化後の骨芽細胞（オイルレッド染色×100倍），
C：分化後の骨芽細胞（アリザリンレッド染色×100倍）

3.3.10　出荷

投与日にあわせて，医療機関より引出の依頼を頂く。引出の依頼を基に ID 番号・製造状況・品質管理状況・逸脱の有無等を確認し，再生医療等提供計画に登録されている担当医に報告する。担当医は，当社から提供する製造，品質等の情報に基づき，提供の可否を決定し，提供可能となった特定細胞加工物のみ出荷の手配を進める。

3.3.11　梱包・輸送

液体窒素凍結保存容器内から出荷する凍結保存用チューブを取り出し，滅菌済み吸収シートで覆い，フリーザーバッグ，緩衝材の順で確りと保護する。発泡スチロールの箱の最下部に板状のドライアイスを置き，その上に緩衝材で保護された凍結保存用チューブを置き，その周りをドライアイスで覆う。その上に板状のドライアイスを積み重ね，発泡スチロールの箱を封じ，更に発泡スチロールを段ボールに入れて封をする。輸送にあたっては，指定の輸送業者を利用し，医療機関の指定の日時に届くように発送する。

3.4　まとめ

2017 年の事業開始より，当社での ASC 加工受託数は約 1,300 件を請け負った（2019 年 8 月時点）。その加工された ASC は変形性関節症治療や乳房再建術などへの実臨床で使用されており，すべてにおいて重篤な有害事象の報告はなく安全に使用されていることは特筆すべき事項である。医療機関が当社への委託に至る理由は様々であるが，外部委託することで CPC を設置するための投資や運営維持費等が不要となる事が大きいと考える。それは各医療機関が再生医療に取り組むうえでのハードルが低くなり，新しい治療を必要としている方へ届けられることになる。これからも当社事業を医療のアンメットニーズに近づけるとともに，全国の医療機関や研究者との協力関係を築き再生医療の発展に寄与できれば幸いである。

文　　献

1)　JL Spees *et al., Stem Cell Res Therapy.,* **7**, 125（2016）

2)　中山享之，加藤栄史，日本輸血細胞治療学会誌，**59（3）** 450（2013）

3)　N. Yokota, N. Nakamura *et al, Am J Sports Med.* **47（11）**, 2577（2019）

4)　岡野光夫ら，細胞調整に関する施設及び運用に対する考え方，p.5，一般社団法人日本再生医療学会（2013）

4 細胞のみで作製した三次元組織による骨軟骨再生医療への挑戦

秋枝静香[*1]，國富芳博[*2]

4.1 はじめに

軟骨組織は血流が存在しないことから，ひとたび損傷を受けると再生が困難な組織として知られている。しかし股関節や膝のような関節軟骨は関節への衝撃を緩衝するという役割のため，日常動作や運動による摩耗，外傷や過負荷による直接的な損傷を受けやすい。変形性膝関節症（OA）はこうした膝関節軟骨の摩耗や損傷が原因で歩行など膝の動作時に痛みを伴う疾患であり，中高年の女性に多く見られる[1]。軽度のOAに対しては通常，保存療法が第一選択になるが，症状が進行し軟骨損傷が広範に渡る場合には人工関節置換術の適応となる。人工関節の性能向上により製品の耐用年数は改善されつつあるが長期的には再手術が必要となる可能性が高く，高齢になってからの再置換術は体力的に大きな負担となることから，骨髄刺激法や自家骨軟骨柱移植など，関節を保存する治療も行われている。しかし骨髄刺激法では線維性の低密度な軟骨しか再生されず，自家骨軟骨柱移植ではドナーサイトからの採取量に限りがあるなど[2]，治療満足度は必ずしも高くない。また，高齢者人口の増化や診断技術の進歩により，OA患者の数は年々増え続けており，新たな治療法の開発が望まれている。

近年，細胞を活用して組織や臓器の失われた機能を再生させる再生医療が急速に発展している。なかでも軟骨組織再生は多くの研究機関や企業で取り組まれているテーマであり，軟骨細胞や間葉系幹細胞，iPS細胞由来の分化細胞など，多様な細胞を用いて様々な治療法の開発が試みられている。

例えば，患者本人の関節軟骨を非荷重部などから採取し，体外で培養した後に患部に移植する方法や，同様に培養した軟骨細胞をコラーゲンなどのスキャフォールドと組み合わせて移植する方法，軟骨細胞ではなく骨髄や脂肪，滑膜に含まれる間葉系幹細胞やiPS細胞から分化誘導した細胞を移植する方法などが知られており，国内外で実用化に向けた開発が進められている。日本では自家軟骨細胞をアテロコラーゲンゲルに包埋した「ジャック®」（㈱ジャパン・ティッシュ・エンジニアリング）が外傷性軟骨欠損症または離断性骨軟骨炎を対象とした再生医療等製品（自家培養軟骨製品）として製造販売承認を受けている（2012年の承認時は医療機器としての承認）。

本稿では細胞凝集塊（スフェロイド）をもとに立体的な組織を作り上げるサイフューズ（以下，当社）の技術について紹介し，本技術を用いた軟骨再生研究の試みについて現状を概説する。

＊1　Shizuka Akieda　㈱サイフューズ

＊2　Yoshihiro Kunitomi　㈱サイフューズ

4.2　細胞の凝集現象とその活用

　浮遊系細胞など一部の例外を除き，ヒトや動物の細胞は接着分子を介して細胞外基質や他の細胞と接着する性質を持つため，特定の環境で培養すると細胞同士が三次元的に集合し，スフェロイドが形成される。接着細胞で構成されるスフェロイド同士もまた，細胞と同様に接着性を有し，近接状態で培養すると互いに融合することが知られている。こうした細胞の凝集やスフェロイドの融合は古くから知られており[3,4]，細胞培養が行われるようになった 20 世紀初頭には海綿動物やウニの細胞を用いた凝集実験が報告されている。現在ではスフェロイド培養の普及とともにスフェロイドを作製するための培養基材が複数のメーカーにより開発されており，様々な製品が市販されている。例えば，表面に細胞非接着性のコーティングが施された 96 well プレート規格の培養容器では，播種された細胞が基材へ接着する代わりに互いに凝集することでスフェロイドが形成される。このプレートに濃度を調整した細胞懸濁液を一定量播種することで均一なサイズのスフェロイドを得ることができる。また培養容器底面に微細加工を施し，一度に大量のスフェロイドを得ることが出来る培養容器も開発されている。スフェロイドを用いた実験手法は発生学やがん，創薬など様々な研究分野で活用されており，近年では再生医療領域での応用も広まってきている。

4.3　スフェロイドを用いた三次元組織構築技術

　当社は佐賀大学医学部附属再生医学研究センターの中山功一教授が発明した「細胞だけで立体的な組織・臓器を作製する基盤技術」をもとに設立した再生医療ベンチャー企業であり，独自技術を活用し三次元組織による再生医療等製品の実用化，創薬支援ツールの開発を行っている。

　当社における三次元組織の作製はスフェロイドを基本の構成単位として，より大きな三次元組織を構築するものであり，鋳型方式と自動積層方式，主にふたつの手法を用いて製品開発を行っている。「鋳型方式」はスフェロイドを型枠の中で融合させる組織構築法であり，内部への培地循環を考慮して設計された鋳型にスフェロイドを充填して培養することで，鋳型の形状に合わせた細胞ブロックを形成する（図1）。一方の「自動積層方式」はバイオ 3D プリンタを使用し，金

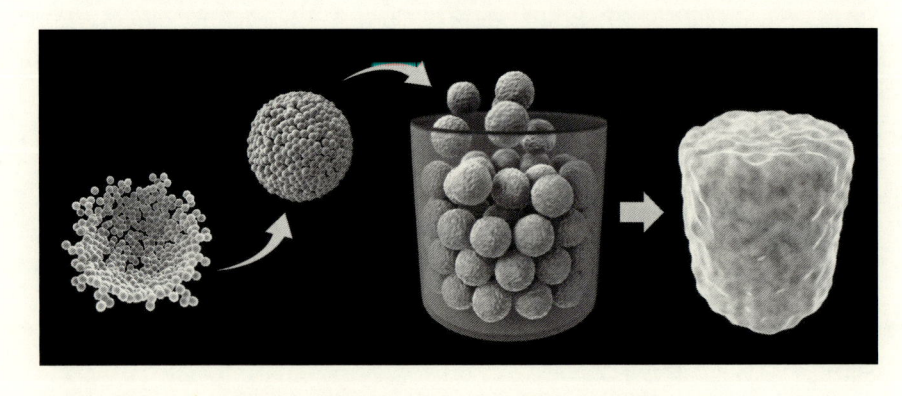

図1　鋳型方式による三次元組織作製の概略

属ニードルを用いてスフェロイドで任意の形状の三次元組織を作製する組織構築法であり，我々が開発している「regenova®（レジェノバ）」（図2）や「S-PIKE®（スパイク）」（図6）などのバイオ3Dプリンタを用いる。鋳型方式では作製する組織の形状が型枠に依存するのに対し，自動積層方式ではスフェロイドを指定の空間座標上に配置することで任意形状に組織を積み上げることができる。積層の際，形状を保持するためにスフェロイドを金属ニードル上に"仮止め"することが自動積層方式の最大の特徴である。以下，レジェノバを例に自動積層方式による三次元組織の構築法について説明する。

　レジェノバではスフェロイドを仮止めするために「剣山」という治具を使用する。剣山は金属ニードルを一定の間隔で整列配置させたものであり，華道で用いられる剣山と外観が似ていることから名付けられた（図3）。レジェノバにスフェロイドと剣山をセットし，専用ソフトで作製した三次元組織のデザインをインプットすることで，積層工程が自動的にスタートし，ロボットアーム先端のノズルがスフェロイドを拾い上げ，インプットされたデザイン通りにひとつひとつのスフェロイドを剣山上の正しい座標へと積み上げていく。積層直後のスフェロイドは剣山上に整列して仮止めされた状態だが，数日間培養することで隣接するスフェロイド同士が融合する。最終的にスフェロイドを仮止めしていた剣山を外すことで細胞のみからなる三次元組織を得ることができる（図4）。自動積層方式では鋳型方式より複雑な形状をデザインすることができ，例えば管状，板状，格子状など，様々な形状の立体組織を作製することが可能である（図5）。スフェロイドを用いて作製する当社の三次元組織は，細胞だけで構成されており人体にとって異物となる人工物や異種由来のスキャフォールドを必要としないことから，移植用の組織として安全

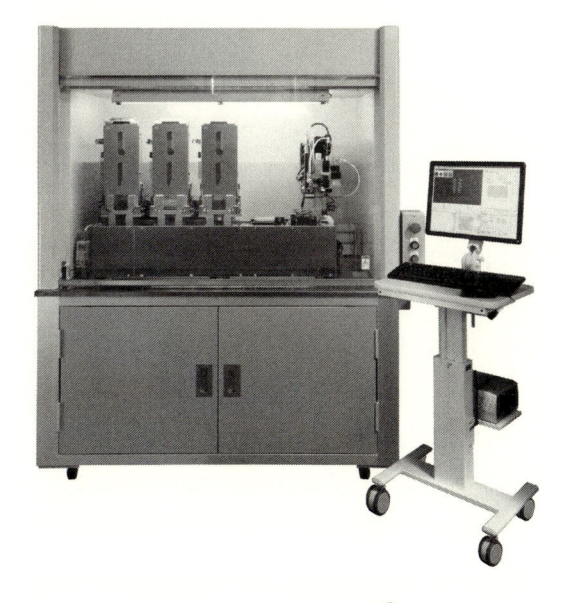

図2　バイオ3Dプリンタ "regenova®（レジェノバ）"

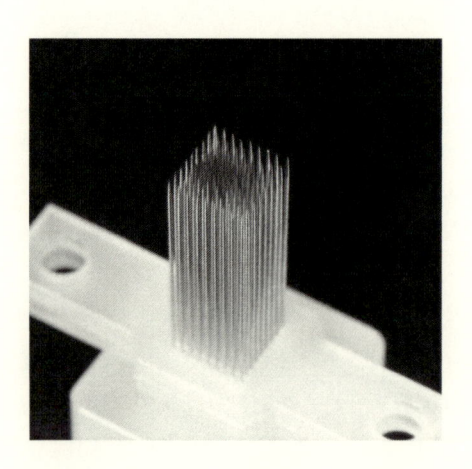

図3　レジェノバで使用する「剣山」

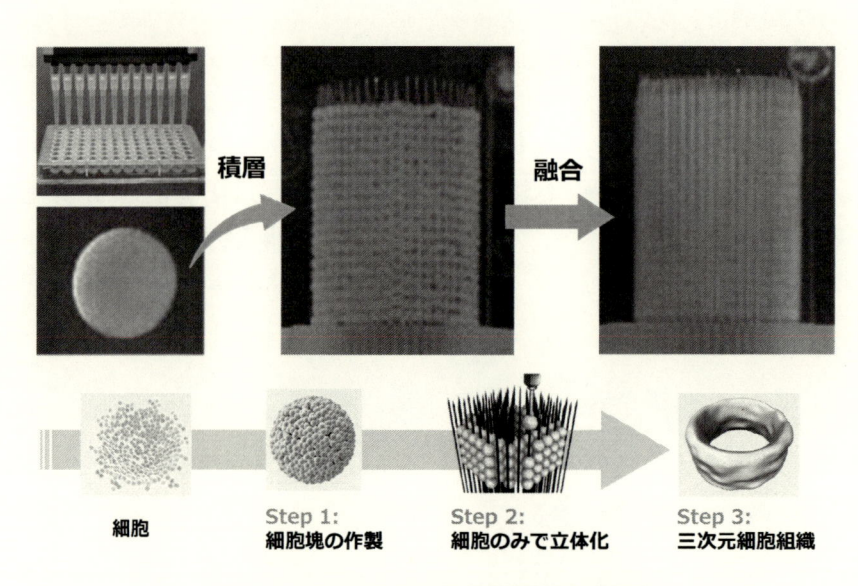

図4　レジェノバによる三次元組織作製の概略

性の点で大きなアドバンテージを有する。

4.4　鋳型方式で作製した三次元組織による骨軟骨再生研究

　当社では，これら三次元組織構築技術を活用し，創業時から骨と軟骨の同時再生を特徴とした再生医療等製品の開発に取り組んでいる。鋳型方式で作製した三次元組織については，本技術の発明者である中山らのグループがその有用性を報告している[5]。中山らはウサギの膝関節に円柱形の骨軟骨欠損を作製し，鋳型方式により自家間葉系幹細胞から作製した円柱形の三次元組織を

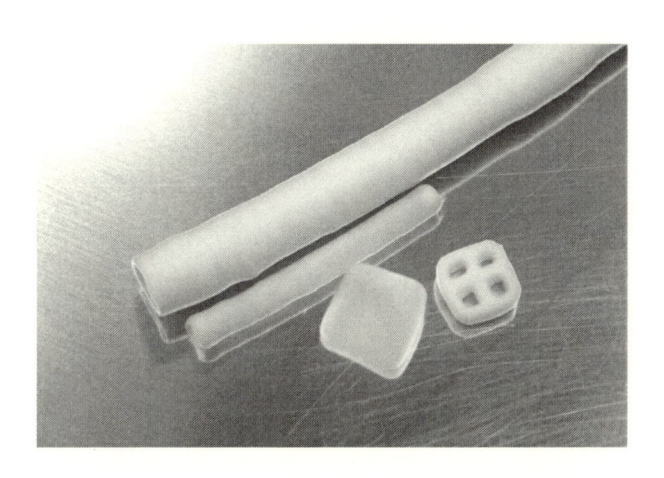

図5　バイオ3Dプリンタで作製した三次元組織

移植することで骨と軟骨が同時に再生されることを確認した。中山らはその後，ミニブタを用いてより大きな骨軟骨欠損を作製し同様の結果が得られることを確認している[6]。これらの成果をもとに「高密度スキャフォールドフリー脂肪由来幹細胞構造体（High Density Mesenchymal stem cell scaffold free Autologous Construct：HDMAC）」の呼称で九州大学病院において臨床研究を実施した。当社は本技術並びに本研究の実用化に向けて，引き続き開発を行っている。

4.5　自動積層方式で作製した三次元組織による骨軟骨再生研究

　膝の関節軟骨を構成する硝子軟骨は優れた力学的強度と摩擦特性を持つが，軟骨組織における細胞成分の割合は5％程度と言われており，軟骨組織の物理的特性は軟骨細胞が産生した非細胞成分（細胞外基質）が担っている。我々は間葉系幹細胞を用いて自動積層方式による三次元組織の作製法を検討し，高弾性三次元組織を構築する条件を見出すことができた。こうして作製した高弾性三次元組織を解析すると，組織内にコラーゲンが多く存在しており，三次元組織に含まれる細胞外基質の量が力学的強度に影響するとの考えを支持した。自動積層方式を用いて作製した三次元組織の骨軟骨再生研究として，鹿児島大学共同獣医学部との共同研究において，ミニブタの膝骨軟骨欠損への移植試験を実施した。まずミニブタの脂肪組織から脂肪由来間葉系幹細胞を分離し，約1ヵ月間の拡大培養により必要な細胞数を確保した。次にスフェロイド形成用の96wellプレートで直径約500μmのスフェロイドを作製し，レジェノバを用いて直径5mm，高さ5mmの円柱状組織を作製した。この三次元組織をミニブタの膝関節の骨軟骨欠損孔に移植し，術後6ヵ月間，CTおよびMRIで経時的な観察行った。結果，CT撮影から計算される軟骨下骨欠損体積は移植群で有意に縮小し，三次元組織の移植により骨再生が加速されることが示された。また，MRIによる評価，剖検時の肉眼的評価，組織学的評価から移植群において有意に軟骨の再生が促進されることが示された[7]。自動積層方式で作製した間葉系幹細胞の三次元組織

が骨軟骨の再生に有効であることが確認できたため，今後の実用化に向けて開発を進めている。

4. 6　骨軟骨以外の領域における三次元組織を用いた再生医療研究

　当社のバイオ 3D プリンタはスフェロイドを用いて三次元組織を構築するものであり，スフェロイドを形成できる細胞であればどのような細胞種でも使用することができる。また，複数種の細胞を任意の比率で混合したスフェロイドを積層することや異なる細胞で作製したスフェロイドを組み合わせて積層することが可能であり，目的に応じて形状，細胞の種類と構成比，それらの立体的な配置を設計することができる。例えば皮膚組織の様な立体組織を作製するときには，異なる種類の細胞を層状に重ねて配列させ，重層化した組織を作製することが可能である。これまで述べてきた，当社のバイオ 3D プリンタ「レジェノバ」の特徴は臓器再生の研究と親和性が高く，国内外の大学や企業と連携しながら再生医療等製品の開発に取り組んでいる。現在，国立研究開発法人日本医療研究開発機構（AMED）の支援を受け佐賀大学と共同で細胞製人工血管の開発，京都大学と共同で細胞製神経導管の開発に取り組んでいる。また，*in vitro* で培養可能な三次元組織は再生医療以外の領域においても有用であり，創薬支援や研究を目的とした細胞製品の開発にも取り組んでいる。例えば当社ではヒト肝細胞を用いてミニ肝臓を作製し，毒性評価用肝組織や，線維化をはじめとした病態モデルの開発を進めている。

4. 7　次世代型バイオ 3D プリンタの開発

　当社ではまた，レジェノバに続く次世代のバイオ 3D プリンタとして「S-PIKE®（スパイク）」を開発し，2019 年より販売を開始した（図 6）。スパイクはレジェノバと同様に，自動積層方式

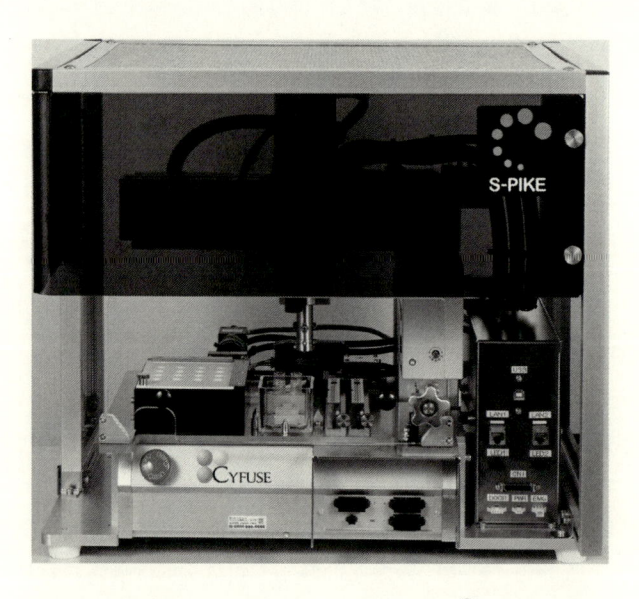

図 6　次世代型バイオ 3D プリンタ "S-PIKE®（スパイク）"

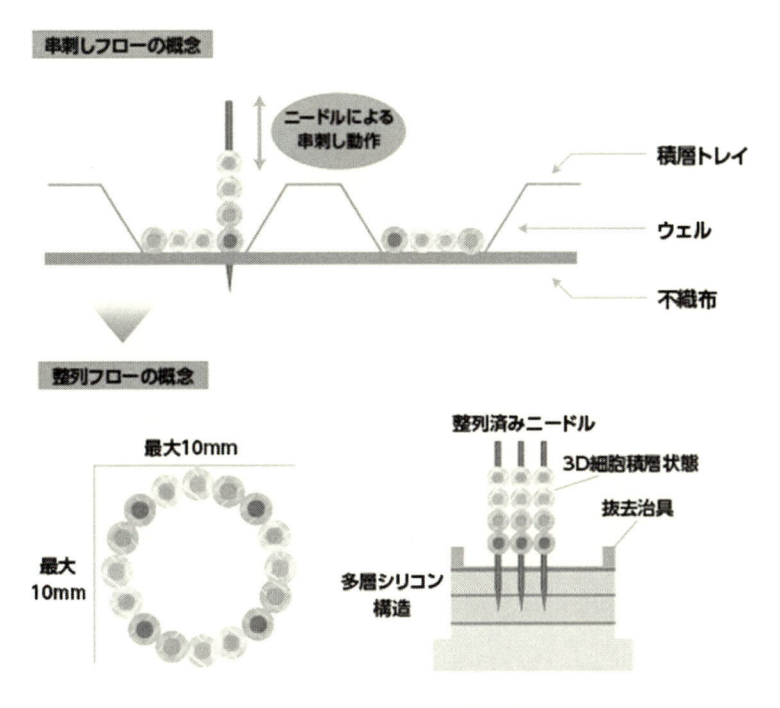

図7　スパイクによる三次元組織作製の概略

で三次元組織を作製するバイオ3Dプリンタであるが，レジェノバがスフェロイドを拾い上げて剣山上に配置する動作をするのに対し，スパイクは針を持ち上げてスフェロイドを"つついて"拾い上げるという，逆の動作をする。この動作を繰り返して作製した「串団子」を任意の形状に整列配置することで立体組織を作製するものである（図7）。スパイクは研究現場へ設置する際の利便性を考慮して，本体サイズを小型化し安全キャビネット内に設置できるよう設計した。また，立体組織のデザインの自由動を高め，簡易的な組織作製や試作検討速度の向上，省コスト化を達成し，三次元組織を用いた研究の初期段階から細胞製品開発まで幅広く活用することができる仕様となっている。

4.8　今後の展望

　以上，当社における骨軟骨領域の再生医療等製品の開発に関する現状とバイオ3Dプリンタについて紹介をした。

　当社では今後，細胞の自動培養システム開発や三次元組織の非破壊検査法開発，AI技術と連携した高効率製造システム開発など，三次元組織による再生医療を実用化するために必要な技術開発を進めるとともに，患者様へ少しでも早く再生医療という新たな治療の選択肢をお届けできるよう，細胞のみからなる立体組織の活用と技術の普及を通して医療の発展とより良い未来の実現へと貢献していきたいと考えている。

文　　献

1) Muraki S, Oka H, Akune T, *et al.* Prevalence of radiographic knee osteoarthritis and its association with knee pain in the elderly of Japanese population-based cohorts : the ROAD study. *Osteoarthritis Cartilage.*, **17**, 1137-1143 (2009)

2) Bentley G, Biant LC, Carrington RW, *et al.*, A prospective, randomised comparison of autologous chondrocyte implantation versus mosaicplasty for osteochondral defects in the knee. *J Bone Joint Surg Br.*, **85**, 223-230 (2003)

3) Wilson H, On some phenomena of coalescence and regeneration in sponges. *J. Exp. Zool.*, **5**, 245 (1907)

4) Townes P L, & Holtfreter J, Directed Movements and Selective Adhesion of Embryonic Amphibian Cells. *J. Exp. Zool.*, **128** (1), 53-120 (1955)

5) Ishihara K, Nakayama K, Akieda S, Matsuda S, Iwamoto Y. Simultaneous regeneration of full-thickness cartilage and subchondral bone defects in vivo using a three-dimensional scaffold-free autologous construct derived from high-density bone marrow-derived mesenchymal stem cells. *J Orthop Surg Res.*, **14** (9), 98 (2014)

6) Murata D, Akieda S, Misumi K, Nakayama K, Osteochondral Regeneration with a Scaffold-Free Three-Dimensional Construct of Adipose Tissue-Derived Mesenchymal Stromal Cells in Pigs. *Tissue Eng Regen Med.*, **15** (1), 101-113 (2018)

7) Yamasaki A, Kunitomi Y, Murata D, Sunaga T, Kuramoto T, Sogawa T, Misumi K. Osteochondral regeneration using constructs of mesenchymal stem cells made by bio three-dimensional printing in mini-pigs. *J Orthop Res.*, **37** (6), 1398-1408 (2019)

第Ⅲ編

関節・軟骨再生医療等製品の管理・評価

第8章　修復軟骨のMRI評価法

1　はじめに

関節軟骨損傷に対する治療法として，従来マイクロフラクチャー法（microfracture：MF）[1]や自家骨軟骨柱移植術（Osteochondral autograft transplantation：OATS）[2]が行われてきたが，近年自家培養軟骨細胞移植術（autologous chondrocyte implantation：ACI）[3,4]が保険適応となり，我が国でも軟骨の再生医療は身近なものとなった。またより硝子軟骨に近い良好な修復，より広範な軟骨損傷への対応を目指し，細胞源として間葉系幹細胞やiPS細胞などを用いた様々な軟骨修復法が研究されている[5,6]。一方再生医療による修復軟骨であっても，症例によっては必ずしも良好な修復が得られず，線維軟骨など力学的に脆弱な組織で修復される問題が指摘されている。不良な修復軟骨は荷重に伴う力学的負荷により早期に変性，崩壊し，組織の脱落を生じる可能性がある。このため個々の症例における修復軟骨の詳細な評価により，治療効果の判定や長期予後の予測を行うことが重要である。

核磁気共鳴撮像（magnetic resonance imaging：MRI）は，軟部組織の非侵襲的評価法として最も優れたモダリティーであり，修復軟骨，及び周囲組織の詳細な形態的，質的情報が得られる。また3T MRIの普及や，撮像シーケンスの進歩などに伴い，より空間分解能の高い画像を高速に撮像することが可能となってきた。本項では，我が国で用いられる修復軟骨のMRI評価法について解説する。

2　修復軟骨のMRI評価法

修復軟骨のMRI評価では，プロトン密度（PD）強調像，及び脂肪抑制を併用したPD強調像又は横緩和時間（T2）強調像を中心とした撮像が用いられる。PD強調像は，縦緩和時間（T1）強調像とT2強調像の中間的な画像が得られ，軟骨と関節液，軟骨下骨との間に比較的良好なコントラストが得られる。脂肪抑制法を併用したPD強調像又はT2強調像では，関節液は強い高信号に，海綿骨は低信号に描出されるため，修復軟骨周囲の関節液や，骨髄内の浮腫性変化などをを鋭敏に捉えることが可能である。

MRI撮像法としては，一般に高速スピンエコー（fast spin echo：FSE）法を用いた二次元（two-dimensional：2D）撮像が用いられるが，近年軟骨全体をボリューム撮像し，多断面再構

成（multi planar reconstruction：MPR）を用いてワークステーション上で任意の断面で評価可能な三次元（three-dimensional：3D）MRI 撮像が併せて用いられる。3D MRI 撮像法では，ボクセルの形態が長方体となる異方性ボクセル（anisotropy voxel）撮像が一般に用いられるが，薄く複雑な曲面構造をとる軟骨ではボクセルの形態が立方体となる等方性ボクセル（isotropic voxel）撮像が有効である。等方性ボクセル撮像では，一度オリジナルの画像を撮像すれば，そこから矢状断，冠状断，横断，斜冠状断など任意の断面に画像の劣化なく再構成できるため，一度の撮像で複数断面での評価が可能となる利点がある。また一般的な 2D 撮像で経時的な評価を行う場合，撮像方向の違いやスライスギャップによる撮像断面のずれなどにより，撮像時期の異なる撮像において対象部位が必ずしも同じ断面内に含まれず，比較評価が困難となることがある。一方，3D 等方性ボクセル撮像では軟骨全体を 3D 収集して MPR 処理を行うことで，異なる撮像時期間でも常に同一部位を同一断面で評価することが可能となり，精度の高い経時的評価が可能となる。

3 修復軟骨の包括的評価法と質的評価

修復軟骨と周囲組織を含む修復部の客観的な評価を目的として，MOCART（Magnetic Resonance Observation of Cartilage Repair Tissue）[7] などの包括的 MRI 評価法が用いられる。MOCART では，推奨条件に沿って撮像された MRI 画像と，統一化された評価基準を用いることにより，多施設研究で利用可能な修復部の包括的評価が可能である。従来の MOCART では，2D 撮像を用いた推奨条件が示されていたが，近年 3D 撮像を推奨条件（表 1）に加えた 3D MOCART が互換性のある上位評価法として利用されている[8]。

3D MOCART では，病変は① Defect fill（周囲軟骨の厚さを基準として再生軟骨の厚さを 0％から 200％の 10 段階で評価），② Cartilage interface（周囲軟骨と再生軟骨との境界の間隙の有無や大きさを 2 つの直交する断面でそれぞれ 4 段階で評価），③ Bone interface（再生軟骨と軟骨下骨との間の剥離の有無や程度を 4 段階で評価），④ Surface（再生軟骨表面の損傷の程度，軟骨表面と周囲組織との癒着の有無などを 4 段階で評価），⑤ Structure（再生軟骨内の構造を均一，不均一の 2 段階で評価），⑥ Signal intensity（周囲軟骨の信号強度を基準として，修復軟骨の信号強度を同等から異常まで 3 段階で評価），⑦ Subchondral lamina（再生軟骨とその深層

表 1　3D MOCART の推奨撮像条件

MRI 装置	1.5 Tesla 以上（3.0 Tesla 推奨）
Coil	膝専用コイル（8 ch phased array coil 以上推奨）
撮像シーケンス	・高空間分解能 PDWI（移植部位に合わせ撮像断面を選択） ・PDWI 又は Dual contrast FSE（矢状断） ・脂肪抑制 PDWI 又は STIR（冠状断） ・3D Isotropic voxel MRI for cartilage imaging（冠状断）

の骨組織との修復を正常，異常の 2 段階で評価），⑧ Chondral osteophytes（再生軟骨内の骨棘の有無や程度を 3 段階で評価），⑨ Bone marrow edema（再生軟骨下の骨髄浮腫の有無や程度を 5 段階で評価），⑩ Subchondral bone（再生軟骨下の軟骨下骨の形態を骨嚢腫の有無や硬化像の有無などにわけて 4 段階で評価），⑪ Effusion（関節水腫の量を 4 段階で評価）の計 11 項目に分けて評価する。また Effusion を除き，部位や範囲などの評価も併せて行われる。3D MOCART による評価の主目的は，点数化により修復の良否を判断することではなく，評価時点における修復部の状態を詳細に記述することである。

　再現性の高い評価を行うためには詳細な修復部の形態評価が重要となるため，より高い空間分解能での撮像が可能な高磁場強度 MRI を用いたり，3D 等方性ボクセル MRI 撮像を行うなど，適切な撮像を行うことが必要である。

4　再生軟骨の質的評価

　軟骨の質的評価が評価可能な MRI 評価法として，遅延相軟骨造影 MRI（delayed gadolinium enhanced magnetic resonance imaging of cartilage：dGEMRIC）[9]，T2 マッピング[10]，T1ρ（spin-lattice relaxation in the rotating frame）マッピング[11] などが主に変性軟骨を対象として臨床応用されており，修復軟骨の質的評価法としても期待されている。

　dGEMRIC は，軟骨中のプロテオグリカン（proteoglycan：PG）濃度が評価可能な MRI 撮像法である。PG は陰性荷電を有する極性分子 GAG（glycosaminoglycan）を有し，健常軟骨中に豊富に含まれる。dGEMRIC では同じく陰性荷電を有する MRI 用造影剤（Gadopentetate dimeglumine；Gd-DTPA2-）を経静脈投与すると，電気的反発力のため Gd-DTPA2- が軟骨内の GAG 濃度と反比例して浸透することを原理としている。すなわち PG 濃度が高い良好な軟骨ほど組織中の造影剤濃度が低くなり，T1 値が長く示される。dGEMRIC は修復軟骨の PG 濃度評価にも有用であるが，修復軟骨の評価では造影前後の T1 測定を行い，再生軟骨内に浸透した造影剤濃度を算出する必要があるとされる[12]。

　T2 マッピングは，軟骨中のコラーゲンの配列と水分含有量が評価可能な MRI 撮像法である。軟骨中のコラーゲン配列の不整化，水分含有量の増加はともに T2 値を延長させる。すなわちコラーゲン配列が規則的で，水分含有量の少ない健常軟骨では，T2 値は短く示される。T2 マッピングは修復軟骨の水分含有量などを反映し，修復軟骨部の同定や経時的観察などに有用とされる[13]。一方基礎研究において，コラーゲン配列の未熟な再生軟骨では，T2 値の変化はコラーゲン濃度，コラーゲン配列，水分含有量のいずれにも特異性は高くないことが示されている[14]。

　T1ρ マッピングは，軟骨中の PG 濃度と水分含有量の評価が可能な MRI 撮像法である。軟骨中の PG 濃度の低下，水分含有量の増加はともに T1ρ を延長させる。すなわち PG 濃度が高く，水分含有量の少ない健常軟骨では，T1ρ 値は短く示される。T1ρ マッピングの修復軟骨評価への有効性に関する研究はまだ少なく不明な点も多いが，dGEMRIC と比較し PG 濃度への特異性

が低いことなどが問題点としてあげられている[15]。

　現在のところ，質的 MRI 評価法の臨床的有用性に関しては必ずしもコンセンサスが得られておらず[16]，また質的 MRI 評価法の評価能は，細胞源，足場素材の有無や組成の違いなどによっても変化する可能性があり，結果の解釈は慎重になされる必要がある。このため再生軟骨の質的 MRI 評価は一般的な MRI 撮像法を用いた評価や，包括的 MRI 評価の補助的な評価として用いられるべきである。

5　各軟骨修復法の MRI 評価のポイント

　軟骨修復術後の MRI では，修復軟骨及び周囲組織の形態と信号強度を主に観察する。MF，OATS，ACI いずれの術式においても，理想的な修復軟骨の MRI 所見は，a）修復軟骨が周囲健常軟骨と同等の厚さ，信号強度を有する，b）修復軟骨が周囲健常軟骨と段差や間隙無く滑らかに連続する，c）移植部に骨髄浮腫や骨嚢腫形成などを認めず，健常構造に近い軟骨下骨が形成される，である。一方で術式の違いから，MRI で観察すべきポイントはそれぞれ異なる。以下に各軟骨修復法の典型例について，MRI 評価のポイントを PD 強調像又は脂肪抑制 PD 強調像の所見を用いて解説する。

5.1　MF 術後の MRI

　MF は軟骨損傷部の母床の軟骨下骨に小さな孔を複数作成して血液を流出させ，間葉系幹細胞を誘導することにより損傷部を修復する方法である。術後早期の MRI では，修復部に比較的強い高信号に示される薄い組織を認める（図 1a）。この組織はしばしば関節液との境界が不明瞭で

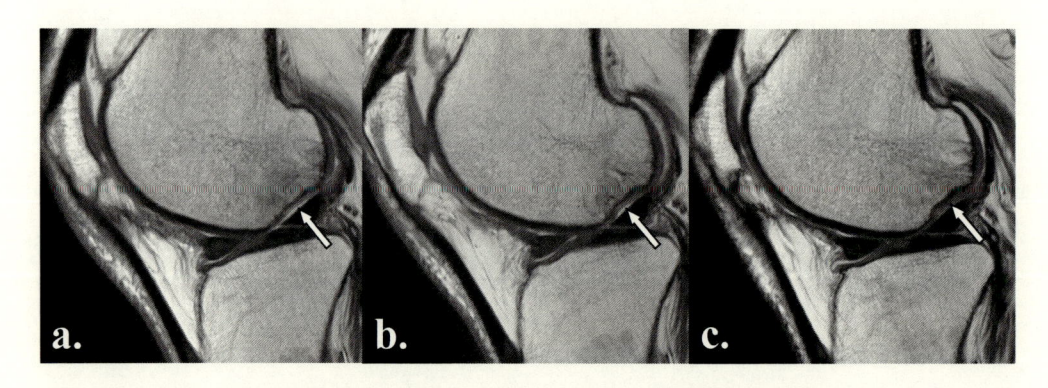

図 1　大腿骨外側顆の MF 法術後の矢状断 PD 強調像による評価
a. 術後 1 ヶ月，b. 術後 6 ヶ月，c. 術後 1 年。修復軟骨は移植後経時的に信号強度が低下し，術後 1 年では健常軟骨よりやや高い信号強度で示されている。また修復軟骨は移植後経時的に厚みを増し，術後 1 年では健常軟骨よりやや薄く，表面は滑らかな組織として描出されている（矢印）。

あり，血餅や将来線維軟骨となる未熟な組織と考えられる。修復部の骨髄は穿孔による浮腫性変化を反映し，脂肪抑制像で広範な高信号に示される。術後 3 ～ 6 ヶ月では，修復部に健常軟骨より高信号に示される線維組織又は未熟な線維軟骨を認め，関節液との境界は明瞭となる（図 1b）。修復部の骨髄浮腫は縮小し，軟骨下骨下に限局して認められるが，広範な骨髄浮腫が残存する症例では，成績不良例となることがある。軟骨下骨は骨髄穿刺を行った部分を中心に不整化し，軽度の肥厚が認められる。術後 1 ～ 2 年では，修復軟骨は健常軟骨よりやや高信号で，周囲健常軟骨と同等かやや薄く描出される（図 1c）。修復軟骨の表面は円滑となるが，軽度の不整は認められることがある。修復軟骨と周囲健常軟骨とのあいだに大きな間隙が認められる症例や，修復軟骨と軟骨下骨とのあいだに関節液の流入を示す線状の高信号域を認める症例では，将来的に同部の剥離や菲薄化を来す可能性がある。軟骨下骨下に軽度の骨囊腫が形成されることがあるが，周囲に骨髄浮腫を認めなければ必ずしも成績不良例とはならない。軟骨下骨は修復が進み，不整像は軽快し，連続性も明瞭となる。軟骨下骨に強い肥厚や，連続性の途絶が認められる症例や骨髄浮腫が残存するでは，成績不良例となることがある。

5.2　OATS 術後の MRI

OATS は，大腿骨滑車部の非荷重部などから健常軟骨を骨軟骨柱として円筒状に摘出し，この骨軟骨柱と同等の大きさにくり抜いた軟骨欠損部に移植する方法である。術後早期の MRI では，修復軟骨と健常軟骨，修復軟骨と隣接する修復軟骨との間に間隙や表面の不整を認めることが多い（図 2a）。修復部の骨髄は浮腫性変化を反映し，脂肪抑制像で広範な高信号に示される。術後 3 ～ 6 ヶ月では，修復軟骨と周囲軟骨との間隙は縮小，消失し，表面の不整も平坦化する（図 2b）。また骨髄浮腫はあってもわずかであり，骨癒合の進行を反映し修復部と健常部との骨髄の境界はやや不明瞭となる。術後 1 ～ 2 年では，修復軟骨は健常軟骨と同等の厚さ，信号強度

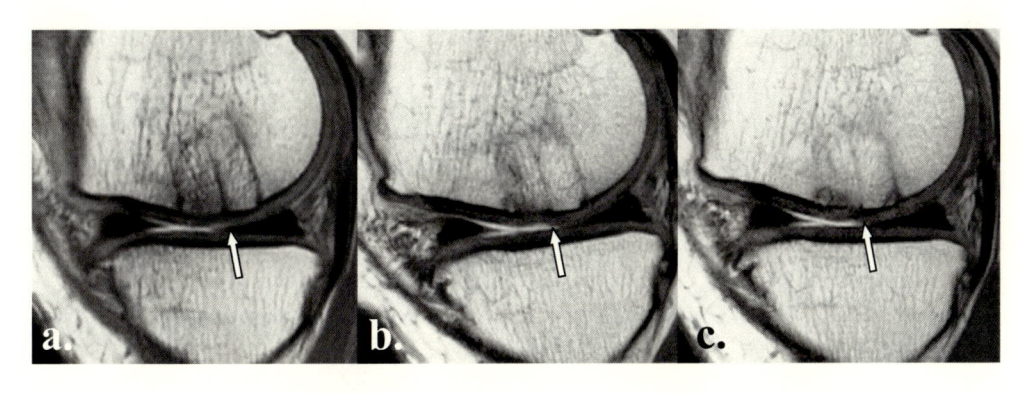

図 2　大腿骨内側顆の OATS 術後の矢状断 PD 強調像による評価
a. 術後 1 ヶ月，b. 術後 6 ヶ月，c. 術後 1 年。修復軟骨は移植後よりほぼ健常軟骨に近い信号強度を有し，また表面は滑らかに示されている（矢印）。また修復部の骨髄は骨癒合の進行を反映し，経時的に修復部と健常部との骨髄の境界は不明瞭となる。

を有し，また修復部の骨髄浮腫は消失し，修復部と健常部との骨髄の境界は不明瞭となる（図2c）。修復軟骨と健常軟骨の境界に強い表面の不整や，大きな間隙が残存する場合，又は移植部の骨髄浮腫の遷延や囊胞性の変化が出現する場合は，移植軟骨柱の生着が不良で不安定性を有する可能性があり，注意深い経過観察が必要である。軟骨の質的 MRI 評価では，修復軟骨は非荷重部の健常軟骨であるため，生来の軟骨としての特徴を有する。すなわち軟骨変性が生じた場合には，コラーゲン配列の不整化や水分含有量の増加，PG の減少を伴う変性像が T2 値，及び T1 ρ 値の延長として示される。また生来の軟骨としての緻密なコラーゲン配列を有することから，T2 マッピングではコラーゲン配列による層状構造が認められ，またコラーゲン配列方向が静磁場方向に対し 54.7 度（マジックアングル）に位置すると T2 値が延長して測定される，マジックアングル効果が認められる（図 4a，b）。

5.3　ACI 術後の MRI

　ACI は採取した自家軟骨細胞を培養増殖し，軟骨欠損部に移植して軟骨を修復する方法である。術後早期の MRI では，修復軟骨は健常軟骨と比較し高信号に示され，症例によっては移植の際に用いた骨膜が，修復軟骨よりやや低信号の線状組織として表層に描出される（図 3a）。修復部の骨髄は浮腫性変化を反映し，脂肪抑制像で高信号に示されるが，範囲や程度は移植時に行った操作によって異なる。術後 3 〜 6 ヶ月では，修復軟骨の信号強度は周囲健常軟骨に近い等信号に近づいていく（図 3b）。修復部の骨髄浮腫は縮小し，軟骨下骨下に限局して認められる。この時点で広範な骨髄浮腫を認める症例では，成績不良例となることがある。軟骨下骨の欠損していた症例でも軟骨下骨様の低信号に示される線状の構造物が形成されることが多い。術後 1 〜 2 年では，修復軟骨は周囲健常軟骨と比較し，やや高信号でほぼ同等の厚さを持つ組織として描

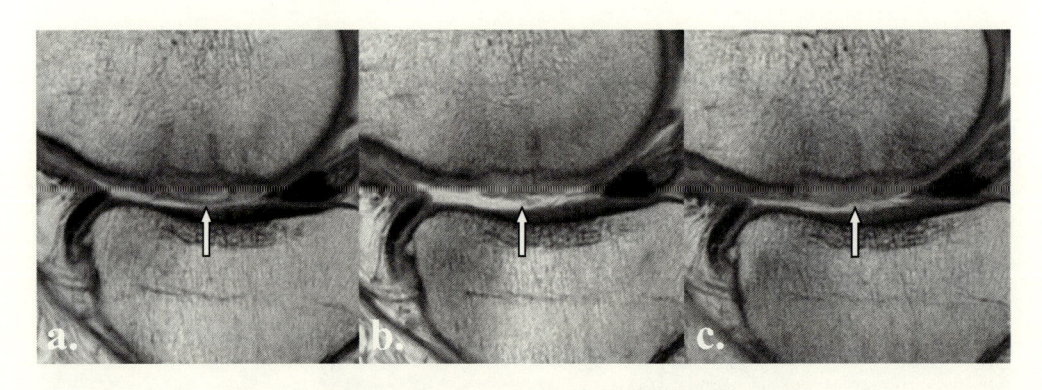

図 3　大腿骨内側顆の ACI 術後の矢状断 PD 強調像による評価

a. 術後 1 ヶ月，b. 術後 6 ヶ月，c. 術後 1 年。修復軟骨は移植後経時的に信号強度が低下し，術後 1 年では健常軟骨よりやや高い信号強度で示されている（矢印）。術後 1 ヶ月では，移植の際に用いた骨膜が，修復軟骨よりやや低信号の線状組織として描出される。術後 6 ヶ月では，修復軟骨表層に骨膜の剥離が認められるが，術後 1 年では修復軟骨は表面円滑で周囲健常軟骨と同等の厚みを有している。

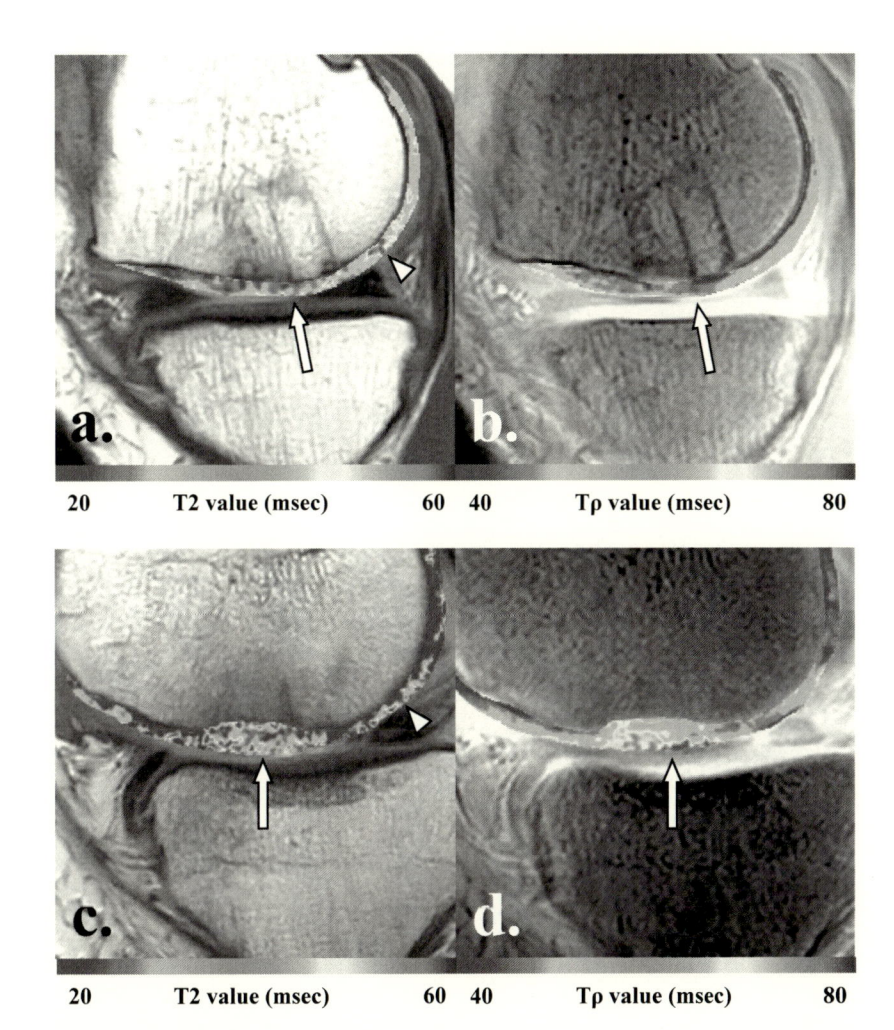

図 4　図 2 の症例の術後 1 年での a. T2 マッピング，b. T1ρ マッピングによる評価と，
図 3 の症例の術後 1 年での c. T2 マッピング，d. T1ρ マッピングによる評価
a. では修復軟骨は周囲健常軟骨とほぼ同等の T2 値で示され，明らかな変性は認めない。
一方 c. では，修復軟骨は周囲健常軟骨より長い均一な T2 値で示され，緻密なコラーゲ
ン配列を有さない硝子様軟骨で修復されている。また a., c. ともに矢頭の部位にマジッ
クアングル効果による T2 値の延長が認められる。b. では修復軟骨は周囲健常軟骨とほ
ぼ同等の T1ρ 値で示され，明らかな変性は認めない。一方 d. では，修復軟骨表層は長
い T1ρ 値で示され，表層を中心に PG 濃度が低く，水分含有量の増加した硝子様軟骨
で修復されている。
弊社 Web サイト内の本書籍紹介ページから，カラー版の図がご覧いただけます。
(https://www.cmcbooks.co.jp/user_data/colordata/T1135_colordata.pdf)

出される（図 3c）。修復軟骨と周囲健常軟骨との境界部分は滑らかに連続する。修復部の骨髄浮
腫は消失し，修復部全体に軟骨下骨様組織の形成が認められる。修復軟骨と周囲健常軟骨との境

界に関節液の進入を示す線状の高信号域が認められることがあるが，これが修復軟骨と軟骨下骨の間にまで連続する場合は，修復軟骨の剥離が生じている可能性があるため注意が必要である。術後一定期間を過ぎても修復軟骨の一部又は全体が高信号に描出される場合には，線維軟骨又は線維組織による不良な修復が示唆される。また骨髄内に骨髄浮腫が長く残存したり，その部に骨嚢腫を形成する症例，または軟骨下骨様組織の形成が不十分であったり，逆に厚く硬化した症例では，修復軟骨の不十分な被覆や，軟骨下骨との不安定な生着など，何らかの異常が示唆される。修復軟骨は周囲健常軟骨より厚く過形成となるとなることがあり，移植時に被覆した骨膜がこの原因の一つとされる。我が国で用いられるアテロコラーゲンを足場素材とする ACI では，従来自家骨膜の利用が必須であったが，2019 年度より人工コラーゲン膜を骨膜の代替として利用可能となり，修復軟骨過形成の抑制効果が期待されている。軟骨の質的 MRI 評価では，修復軟骨は，生来の軟骨が有するような緻密なコラーゲン配列は有さず，PG 濃度が低く水分含有量が高いことから，T2 値，及び $T1\rho$ 値ともに常に周囲健常軟骨より長く示される。また修復軟骨は一般に層状構造を認めず，またマジックアングル効果を認めることはない。(図 4c，d)

6 おわりに

修復軟骨及び周囲組織の MRI 評価法について解説した。MRI は修復軟骨の詳細な評価が可能な非侵襲的評価法であり，再生医療の進歩に伴いさらに重要性が高まると考えられる。また昨今の MRI 撮像技術の進歩は著しく，今後画像診断能は飛躍的に向上するものと期待され，再生医療による軟骨修復の治療効果の判定などに大きく貢献するものと思われる。

文　　献

1) Rodrigo JJ. *et al. Am J Knee Surg.* **7**, 109-116 (1994)
2) Hangody L. *et al. Oper Tech Orthop* **7**, 312-322 (1997)
3) Brittberg M. *et al. N Engl J Med* **331**, 889-95 (1994)
4) Tohyama H. *et al. J Orthop Sci.* **14**, 579-88 (2009)
5) Goldberg A. *et al. J Orthop Surg Res.* **12**, 39 (2017)
6) Tsumaki N. *et al. Bone.* **70**, 48-54. (2015)
7) Marlovits S. *et al. Eur J Radiol.* **57**, 16-23 (2006)
8) Welsch GH. *et al. Invest Radiol.* **44**, 603-12 (2009)
9) Burstein D. *et al. Magn Reson Med*, **45**, 36-41 (2001)
10) Nieminen MT. *et al. Magn Reson Med*, **46**, 487-493 (2001)
11) Wheaton AJ. *et al. J Magn Reson Imaging.* **20**, 519-25 (2004)

12)　Watanabe A. *et al. Radiology.* **239**, 201-8（2006）

13)　Kurkijärvi JE. *et al. Osteoarthritis Cartilage.* **15**, 372-8（2007）

14)　Watanabe A. *et al. Osteoarthritis Cartilage.* **17**, 1341-9（2009）

15)　Mlynarik S. *et al. J Magn Reson Imaging.* **10**, 497-502（1999）

16)　Jungmann PM. *et al. Biomed Res Int.* **2014**, 840170（2014）

第9章　軟骨細胞シートのための有効性評価手法

1　再生医療等製品の有効性評価とは

　日本で再生医療を患者さんに届けるには大きく分けて2つの方法がある。すなわち，①「医薬品，医療機器等の品質，有効性及び安全性の確保等に関する法律」（薬機法）の下で「製品」として承認を取得するという方法と，②「再生医療等の安全性の確保等に関する法律」（安全性確保法）で定められたルールの下で医師の責任のもと治療を提供するという方法である。薬機法の下で製品としての承認を得るためには，この法律の正式名称が示すとおり「製品」の品質，有効性，安全性を証明するデータをもって申請し，承認を得なければならない。再生医療等製品は従来の化学物質の医薬品，あるいはタンパク質を医薬品としたいわゆるバイオ医薬品とは異なり生きた細胞を「医薬品」として評価するので，おのずとその品質，有効性，安全性に関する評価基準は従来のものとは異なる。生きた細胞特有の特性を考慮した新たな評価基準をたてて，再生医療等製品の評価をする必要があると考える。

　本稿では我々が東海大学医学部の佐藤正人教授と共同開発を進めている軟骨細胞シートを用いた変形性膝関節症の根治を目指す再生医療等製品を例に，特に有効性評価方法の開発に焦点を絞って解説する。

2　細胞シート工学

　再生医療の「原材料」となる細胞を培養したのち回収するには，細胞をタンパク質分解酵素で培養皿表面の基材－細胞間の接触を担うタンパク質を破壊して培養皿から回収する方法，あるいはラバーポリスマンを用い基材－細胞間のタンパク質を物理的に破壊させる方法が一般的であった。しかしながら，この方法では「原材料」である細胞を傷つけてしまう。これを解決するために東京女子医科大学の岡野光夫名誉教授は，ティッシュエンジニアリング技術である「細胞シート工学」というコンセプトを世界に先駆けて提案した[1]。温度によって性状が変化する温度応答性ポリマーをナノスケールの厚さで均一に固定化した温度応答性細胞培養皿を開発した。この培養皿を用いて37℃で細胞がコンフルエントになるまで培養した後，温度を20℃に下げると細胞をシート状に剥離させることができる（図1）。

＊1　Setsuko Hashimoto　㈱セルシード　代表取締役社長

＊2　Chikako Sato　㈱セルシード　開発部門　細胞シートCMC開発部　マネージャー

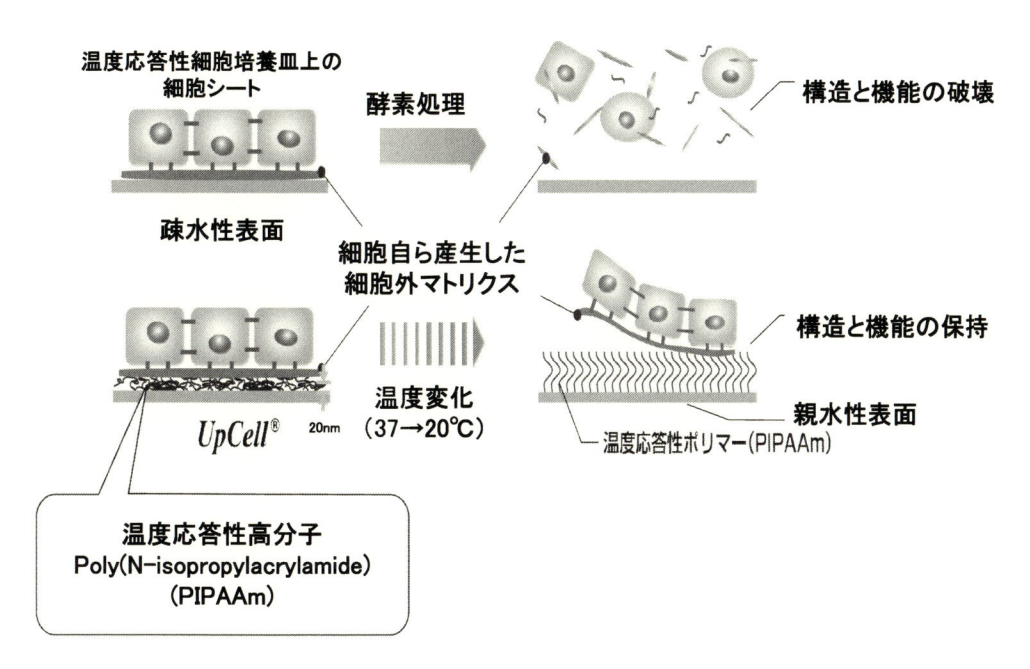

図1　細胞シート工学の基本概念

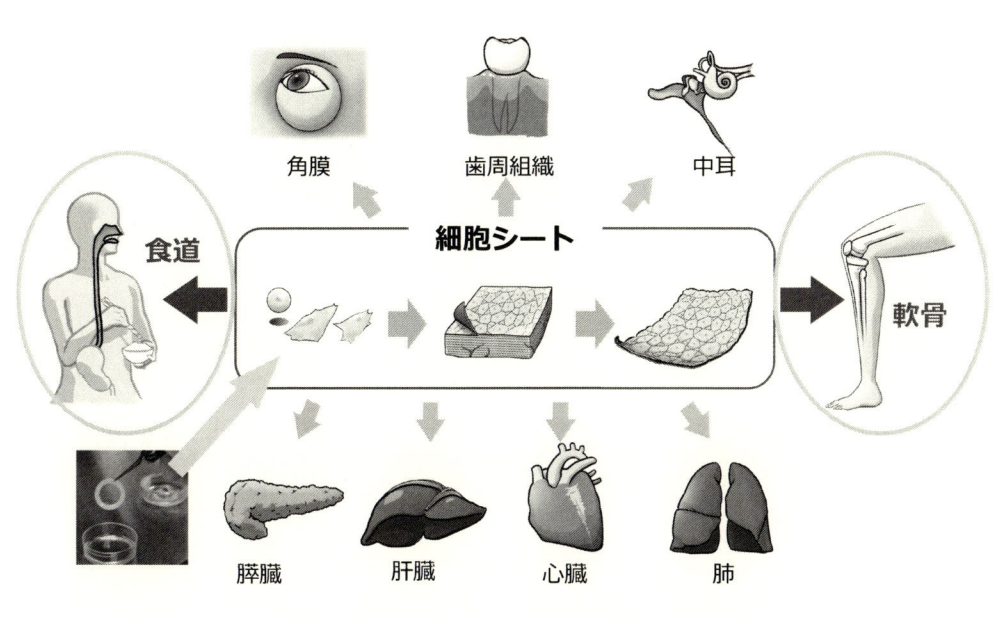

図2　「細胞シート工学」を用いた治療法の開発

　この手法を用いると温度を変えるだけで培養した細胞を剥がせるようになるので，回収した細胞シートは化学的，物理的にも損傷を受けておらず，細胞自身が分泌した接着性タンパク質，細胞外マトリックスをそのまま保持している。そのため，生体組織に速やかに付着することができ

るという特徴を持っており，再生医療への応用に適している。さらに，細胞シート同士を積層化すれば組織化することもでき，今後の再生医療技術の展開のための基盤技術と位置付けられる[2~4]。当社株式会社セルシード（セルシード）はこの温度応答性培養器材の開発，製造，販売を行っている。

この細胞シート工学を駆使し，臨床ニーズに応えるために世界各国の様々な医療分野で細胞シートを用いた研究開発が進められている（図2）。

3 細胞シートを用いた軟骨再生

肥満，加齢，遺伝，職業，スポーツ，外傷などにより膝関節軟骨がすり減り，痛みを伴う変形性膝関節症は，社会の高齢化とともに近年増加の一途をたどっている。変形性膝関節症の国内潜在患者数は 2,500 万人以上，そのうち有症病者は 800 万人と推定されており（東京大学医学部附属病院 22 世紀医療センター調査より），国民の健康寿命・介護費・医療費を考える上で喫緊に対処すべき非常に重要な疾患である。このように多くの患者がいながら，変形性関節症の根本的な治療法は未だ確立されていない。軟骨は一度損傷すると自己修復が困難で元の状態に戻すことはできないため，治療としては痛みを消炎鎮痛剤で抑え，関節内に直接ヒアルロン酸注射をして軟骨表面の滑りを改善する対症療法に留まっている。さらに症状が進行すると，高位脛骨骨切り術，最終的には人工関節置換術を受けることになる。

東海大学 佐藤正人教授は変形性膝関節症の根本治療を目指す中で，細胞シート工学に着目し，細胞シートを用いた軟骨再生の研究を始めた。接着因子や軟骨分化並びに形質維持に重要な遺伝子の発現を評価したところ，従来の培養方法で培養した軟骨細胞と比較して積層化した軟骨細胞シートにおいて有意な発現増加がみられた[5]。軟骨細胞シートから産生される液性因子を測定したところ，軟骨分化に重要とされる液性因子の産生はシート化することで増加することが確認された[6]。また，軟骨細胞シートは滑膜細胞と共培養を行うことにより増殖能が上昇し，迅速な軟骨細胞シートの作製が可能となった[7]。

in vivo の研究に関しては，従来修復困難と考えられてきた膝関節軟骨部分欠損（軟骨内に留まる損傷）に対して，温度応答性培養器材で作製した積層化軟骨細胞シートによる膝関節軟骨の修復・再生効果を世界で初めて報告した[8,9]。また，全層欠損（軟骨下骨まで達する損傷）モデルにおいてもウサギ[10]，ラット[11]，ミニブタ[12]において軟骨修復効果を確認し，積層化細胞シートは関節軟骨部分損傷と全層欠損の双方に効果があることを確認した。

3.1 自己軟骨細胞シートによる治療

東海大学ではこの積層化軟骨細胞シートによる再生医療を早期に実現すべく，2011 年からヒト幹細胞指針に基づく臨床研究「細胞シートによる関節治療を目指した臨床研究」を実施した。この臨床研究では患者の膝の健常部から軟骨と滑膜組織を採取し，温度応答性培養器材を用い軟

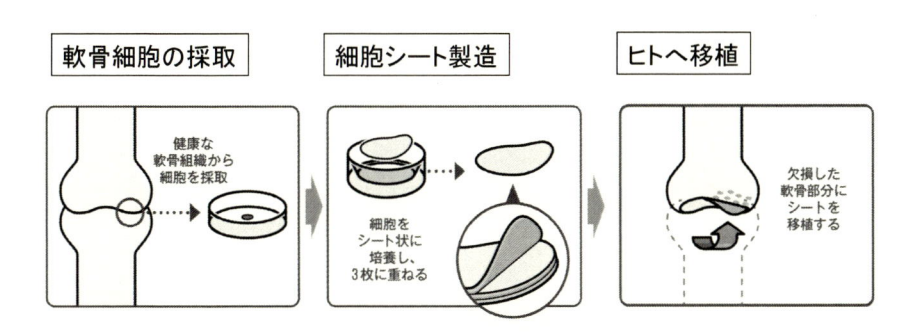

図 3　自己軟骨細胞シートによる治療

骨細胞を滑膜細胞と共培養することで，単層の軟骨細胞シートを作製する。これを 3 枚重ねて積層化したのち，高位脛骨骨切り術を施行した患者の膝軟骨損傷部に細胞シートを移植するという治療法である（図 3）。8 人の患者に自己軟骨細胞シートを移植し，全例で良好な治療効果と安全性を確認した[13]。移植 1 年後に行った関節鏡による観察ではすべての患者で軟骨の再生が確認され，採取した軟骨組織の組織学的観察により硬度のある硝子軟骨の再生が確認された。自己軟骨細胞シートは優れた組織修復・再生能，組織接着能を有していることが確認され，2019 年 1 月に厚生労働省により先進医療 B として承認された。今後，変形性膝関節症の根治治療法として軟骨細胞シートが大いに期待される。

3.2　同種軟骨細胞シートによる治療

　東海大学ではさらにより多くの患者の治療を目指して，同種細胞（患者以外の他人由来の細胞）を用いた治療法の研究を始めた[14]。細胞ソースとして多指症患者の組織を用いる。手あるいは足の指が 6 本以上ある多指症の患者は 1 歳前後で余剰指を切除する手術を受ける。東海大学では，この手術の廃棄組織から軟骨細胞を分離して細胞ストックを作製し，凍結保存する方法を開発した。凍結保存した細胞ストックを用いて軟骨細胞シートを作製することに成功した。これまでに複数のドナーの組織から細胞ストックを作製している。

　東海大学は 2016 年に第一種再生医療等提供計画に基づいた「同種細胞シートによる関節治療を目指した臨床研究」の承認を得，2017 年 2 月に多指症組織から作製した軟骨細胞シートの最初の患者への移植を行った。3 年かけて 10 名の患者に移植する計画である（図 4）。

　自己軟骨細胞シートでは高位脛骨骨切り術の手術工程に従い，①関節鏡による損傷部位の確認及び組織採取，②高位脛骨骨切り術及び細胞シート移植，③高位脛骨骨切り術で用いた固定具の抜去，と 3 回の手術が必要であったが，同種軟骨細胞シートが実現すると患者自身の組織を採取する必要がなく，患者の負担を軽減することができる。さらに自己軟骨細胞シートで課題となっていた「適応可能な損傷面積の制限」や「安定的な軟骨細胞シートの供給」という課題を解決することもできると考えられ，将来多くの患者の治療が可能となる。セルシードは東海大学の臨床

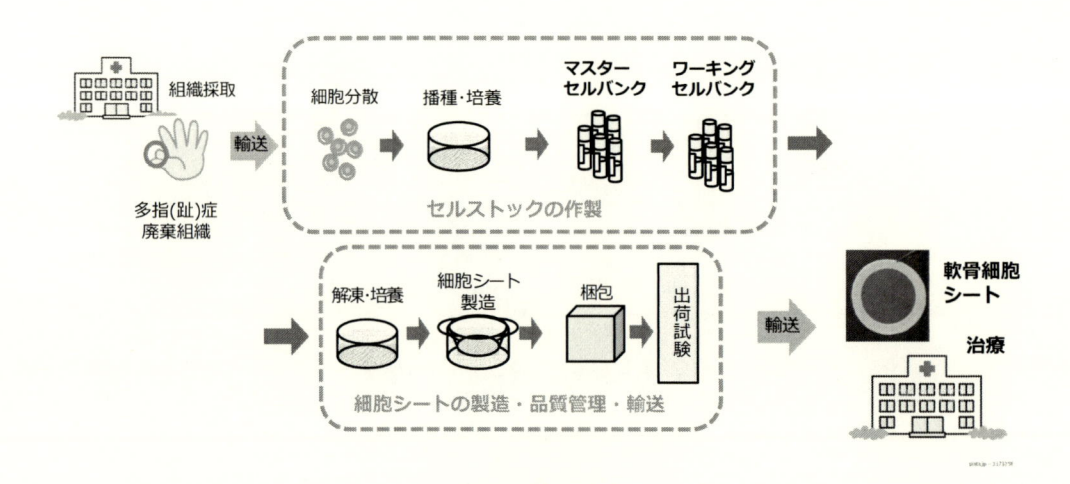

図 4　同種軟骨細胞シート

研究の成果を基に同種軟骨細胞シートの治験実施を目指して細胞ストックの構築，製造方法の最適化，治験プロトコールの検討などを行っている。

4　自己軟骨細胞シートの有効性評価

　軟骨細胞シートが軟骨の再生を促すメカニズムに関しては軟骨細胞シートから分泌される成長因子により，骨髄内の幹細胞が刺激を受けて軟骨細胞に分化するという仮説が提唱されている（図5）。我々はこの仮説を検証するために，軟骨細胞シートの有効性をもたらす因子を探索する研究を行っている。

　具体的には臨床研究の際に作製した自己軟骨細胞シートの同一サンプルを用いて遺伝子発現を解析した。軟骨の形成に重要と考えられる遺伝子からなるカスタム遺伝子パネルを作成し，RT-PCR法を用いて遺伝子発現データを取得し解析を行った。また，細胞シートの性状評価として細胞数，厚みの測定，表面マーカーの発現解析などのデータを取得した。さらに，臨床研究における移植後の臨床有効性については，患者立脚型の臨床評価スコアとして KOOS および LKS スコア，修復軟骨の質を示す指標としては組織像の OARSI スコアを取得した。こうして得られたデータからデータベースを構築し，機能予測を行った。予測には実験データに各種臨床データを用いて多変量解析を行い，独自アルゴリズムを用いた解析を行なうことで予測精度を向上させた（図6）。この探索研究から自己軟骨細胞シートの臨床有効性と相関を示す5つの遺伝子が同定された。

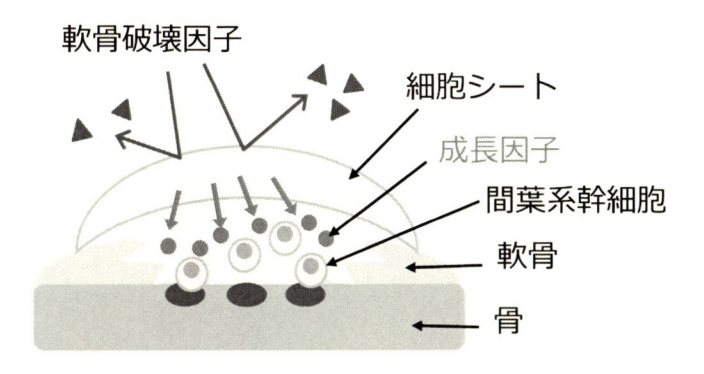

図 5　軟骨細胞シートの作用メカニズム

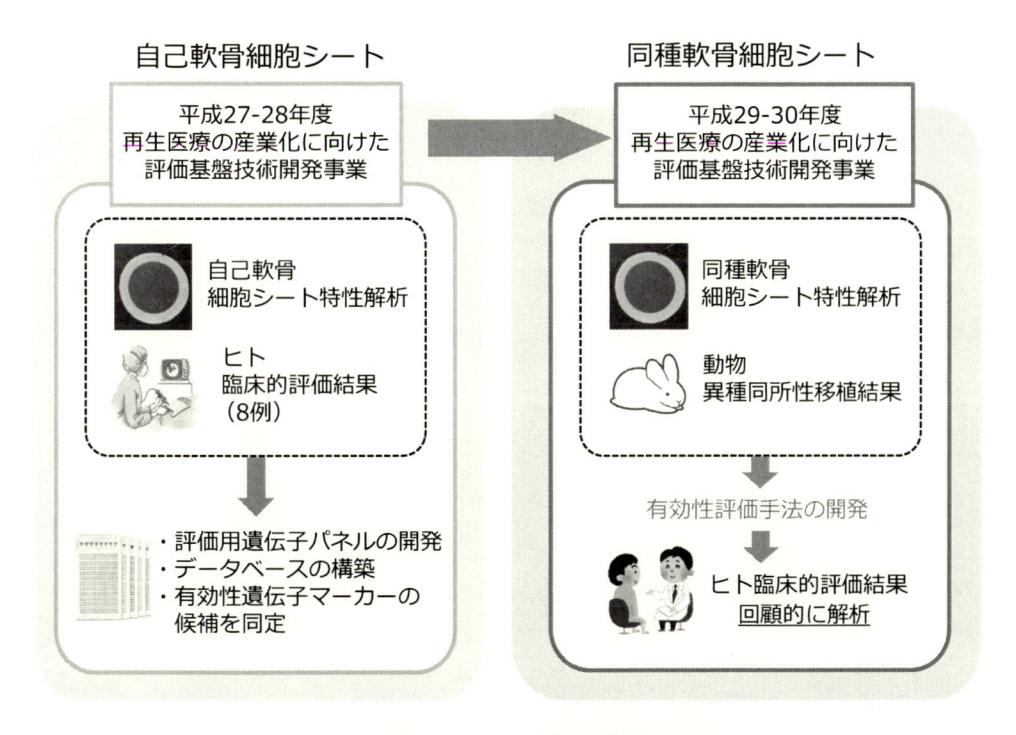

図 6　軟骨細胞シートの有効性評価手法の開発

5　同種軟骨細胞シートの有効性評価法の開発

　自己軟骨細胞シートは患者自身の細胞で治療できる利点があるが，産業化にむけた安定した細胞の供給のためには同種軟骨細胞シートの開発が望まれる。しかし同種の場合，ドナーの違いによる品質，有効性の差が大きいことが予想される。細胞ストックを作製し，選択するにあたっては in vitro で移植後の臨床での有効性を予測する方法を開発する必要がある。

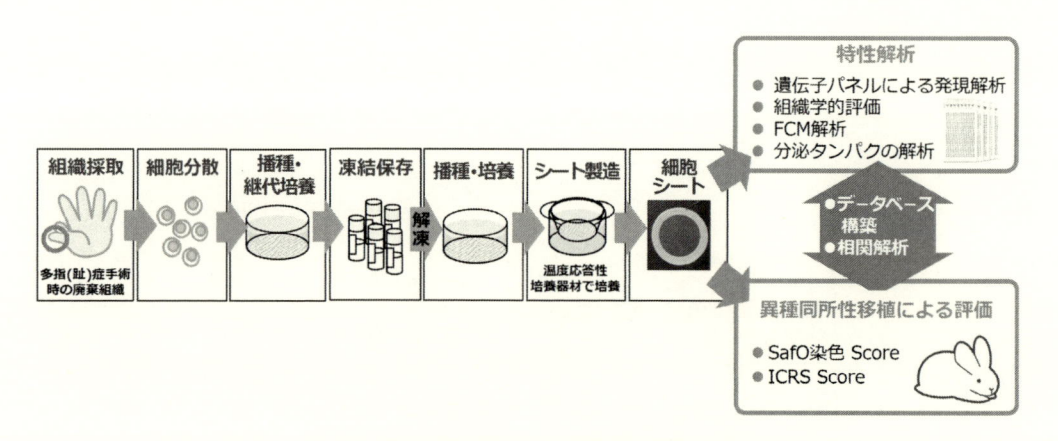

図7　同種軟骨細胞シートの有効性評価手順

　我々は前述の自己軟骨細胞シートの有効性因子探索で開発した遺伝子パネルやデータベースを応用し，同種軟骨細胞シートの特性解析結果から有効性を予測する評価手法の開発を行った。凍結保存している多指症由来軟骨細胞ストックから軟骨細胞を解凍し，温度応答性培養器材を用いて同種軟骨細胞シートを作製する。作製した細胞シートの遺伝子，タンパク質の発現を解析し，同一細胞シートを用いて東海大学で開発した膝関節軟骨全層欠損動物モデル[15]に移植（異種同所性移植）して，その有効性を判定し，組織学的解析により軟骨の修復度合いを評価した（図7）。以下にその解析手順の詳細を記す。

5.1　同種軟骨細胞シートの作製と特性解析

　東海大学で実施されている第一種再生医療等提供計画「同種細胞シートによる関節治療を目指した臨床研究」における製造方法をもとに，複数の多指症由来軟骨細胞ストックから，培養条件などを変えて同種軟骨細胞シートを15Lot分作製した。

　作製した同種軟骨細胞シートは異種同所性移植による軟骨再生評価に使用するとともに，細胞シート自体の特性解析データ取得に用いた。特性解析では前述の自己軟骨細胞シートの品質評価のために作成した遺伝子パネルを活用して遺伝子発現を解析した。さらに同種軟骨細胞シートの細胞外マトリックス生成，分泌タンパク質を網羅的に解析したデータや表面抗原発現データも取得した。

5.2　同種軟骨細胞シートの異種同所性移植と臨床評価

　この15Lot分の同種軟骨細胞シートについて，日本白色家兎軟骨全層欠損モデルでの評価を行った。各Lotの細胞シートについて，1群5〜6羽の免疫抑制剤投与下のウサギを用いて異種同所性移植を行い，移植後28日目に関節組織を採取して組織染色および免疫染色を行い軟骨修復・再生の評価を行った[15]。

5.3　有効性マーカーの開発およびデータベースの構築

　「自己軟骨細胞シートのための統合的評価手法の開発」において作成したデータベースを元に，さらに多変量解析ツールを追加し，オミックス情報，外部データベースの取り込み，サンプル及び臨床情報，測定項目絞込みを可能とした統計解析用ツールの充実を図った。さらに15Lot分のシートの特性解析結果を追加してデータベースの構築を行った。上述の各種特性解析結果はデータベース構築に使用し，動物モデルにおける移植実験の評価結果との相関から有効性マーカーの探索を行った（図8）。これまで得られたデータから候補の絞込みを行い，4つの有効性マーカー候補遺伝子を同定した。今後，さらにLot数を増やして解析精度を向上させるとともに，最適化を行う予定である。

　動物モデルを用いた有効性の評価には免疫抑制剤を大量に使用するために多大なコストと6ケ月という長い時間がかかる。今回示した手法により *in vitro* で臨床効果を予測できる有効性因子が同定できれば，ドナー細胞のスクリーニング，セルストックの品質評価，品質管理を効率よく行うことが期待される。同種軟骨細胞シートに関しては，現在東海大学で臨床研究が進んでおり，将来的にはその臨床結果もデータベースに取り込み，さらに有効性因子を絞り込んでいく予定である。

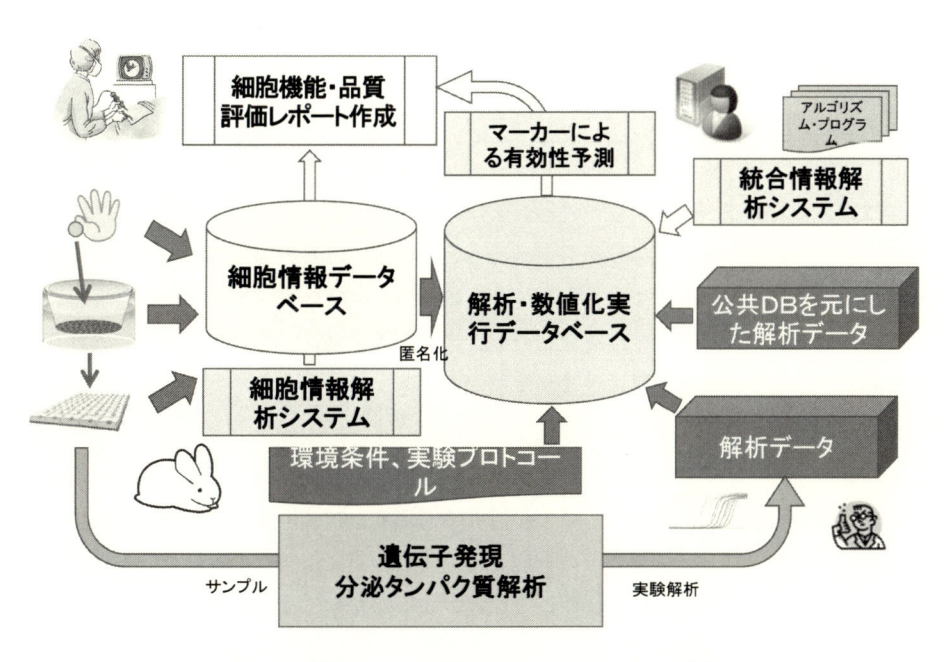

図8　有効性マーカー探索のためのデータベース構築

6 おわりに

再生医療を実現するにあたり，薬機法に基づいて製品としての承認を取得するためには，製品の安全性，有効性の証明が求められる。さらに事業化に向けては，常に一定の品質を保持した製品を製造することが必要である。

しかしながら，生きた細胞を「製品」化するにあたっては，これまでの医薬品の評価指標をそのままは当てはめることができないいくつかの課題に直面している。

医薬品の有効性を証明するには，その医薬品の作用機序の仮説を立て，それを証明する試験データを積み上げていく。例えば，ある1つのサイトカインとそのレセプターの結合による作用が知られていて，その結合から引き起こされる反応のパスウェイを阻害する医薬品を投与することによって疾病のオンセットを防ぐという作用機序が提唱されているとする。その医薬品の有効性を証明するためにはその仮説に基づき，サイトカインとレセプターの結合から引き起こされる反応（例えばあるタンパク質のリン酸化など）が対象医薬品によって阻害されることを示す非臨床あるいは臨床データを提示することになる。しかしながら，細胞を用いた再生医療製品の有効性は，単純な一つのパスウェイで説明できるものではなく，複数の因子の発現が促進あるいは阻害されることによって引き起こされる多数のパスウェイが細胞内で起こり，さらに時間の経過，細胞外環境の変化とともにそのパスウェイの相対的な比率が変化するという複雑なカスケード反応の結果として，「有効性」が発揮されると考えられる。これは従来の医薬品では不可能であり，そうであるからこそ生きた細胞を投与して治療しようとしている訳である。したがって，従来の医薬品と同様に細胞の「有効性」を単純な機序に帰納して説明することには無理があると考える。

そこで我々は軟骨細胞シートの有効性評価手法の開発にあたっては，採取組織，同種の場合には細胞ストック，細胞シート，移植後の組織などいくつかの試料を用いて遺伝子，タンパク質の発現レベルを解析し，動物モデルでの有効性の評価結果さらにはヒトでの臨床成績との相関を調べる必要があると考えた。こうして得られた大量のデータを解析することにより，軟骨細胞の段階で軟骨細胞シートを移植した臨床効果を予測することができれば，将来，有効性が期待できるドナー細胞を効率よく選択することが可能となる。

しかし，それはあくまでも臨床効果との相関を示す因子であり，因果関係を説明するものではないことは認識する必要がある。これまでの研究で同定した候補因子と有効性との因果関係を説明するためには，今後さらに候補因子の機能，因子間の相互作用，その生理学的意義など軟骨細胞の分化に関わる基礎的な研究の進展が望まれる。我々はさらに症例数とデータ取得を重ね，生きた細胞を用いた再生医療等製品の有効性を予測できる評価手法の確立を目指していきたい。

謝辞

　これらの研究は国立研究開発法人日本医療研究開発機構（AMED）の再生医療の産業化に向けた評価基盤技術開発事業として「自己軟骨細胞シートのための統合的評価手法の開発」課題番号 JP16be0104001，「同種軟骨細胞シートのための有効性品質評価手法の開発」課題番号 JP18be0104013 の支援を受け，東海大学，株式会社 DNA チップ研究所，株式会社セルシードとの共同研究として実施した。共同研究者の東海大学 佐藤正人教授，豊田恵理子研究員，株式会社 DNA チップ研究所 的場亮社長に感謝する。

文　　献

1) Okano T., Yamada N., Okuhara M., Sakai H., Sakurai Y., *Biomaterials*, **16**, 297-303 (1995)

2) Yamato M., Utsumi M., Kushida A., Konno C., Kikuchi A., Okano T., *Tissue Engineering*, **7**, 473-480 (2001)

3) Kushida A., Yamato M., Konno C., Kikuchi A., Okano T., *J. Biomed. Mater. Res.*, **51**, 16-223 (2000)

4) Harimoto M., Yamato M., Hirose M., Takahashi C., Isoi Y., Kikuchi A., Okano T., *J. Biomedical Materials Research*, **62**, 464 (2002)

5) Mitani G., Sato M., Lee J. I., Kaneshiro N., Ishihara M., Ota N., Kokubo M., Sakai H., Kikuchi T., Mochida J., *BMC Biotechnology*, **9** (17), (2009) doi:10.1186/1472-6750-9-17

6) Hamahashi K., Sato M., Yamato M., Kokubo M., Mitani G., Ito S., Nagai T., Ebihara G., Kutsuna T., Okano T., Mochida J., *J. Tissue Eng. Regen. Med.*, **9** (1), 24-30 (2015)

7) Kokubo M., Sato M., Yamato M., Mitani G., Kutsuna T., Ebihara G., Okano T., Mochida J., *J. Tissue Eng. Regen. Med.*, Published online 2013, **10** (6), 486-95 (2016)

8) Kaneshiro N., Sato M., Ishihara M., Mitani G., Sakai H., Mochida J., *Biochemical and Biophysical Research Communications*, **349**, 723-731 (2006)

9) Kaneshiro N., Sato M., Ishihara M., Mitani G., Sakai H., Kikuchi T., Mochida J., *Eur. Cell Mater.*, **13**, 87-92 (2007)

10) Ito S., Sato M., Yamato M., Mitani G., Kutsuna T., Nagai T., Ukai T., Kobayashi M., Kokubo M., Okano T., Mochida J., *Biomaterials*, **33** (21), 5278-86 (2012)

11) Takaku Y., Murai K., Ukai T., Ito S., Kokubo M., Satoh M., Kobayashi E., Yamato M., Okano T., Takeuchi M., Mochida J., Sato M., *Biomaterials*, **35** (7), 2199-2206 (2014)

12) Ebihara G., Sato M., Yamato M., Mitani G., Kutsuna T., Nagai T., Ito S., Ukai T., Kobayashi M., Kokubo M., Okano T., Mochida J., *Biomaterials*, **33** (15), 3846-3851 (2012)

13) Sato M., Yamato M., Mitani G., Takagaki T., Hamahashi K., Nakamura Y., Ishihara M., Matoba R., Kobayashi H., Okano T., Mochida J., Watanabe M., *NPJ Regen. Med.*, **4** (4), (2019) doi:10.1038/s41536-019-0069-4

14) Maehara M., Sato M., Toyoda E., Takahashi T., Okada E., Kotoku T., Watanabe M., *Inflamm. Regen.*, **37**, 22 (2017)

15) Takahashi T., Sato M., Toyoda E., Maehara M., Takizawa D., Maruki H., Tominaga A., Okada E., Okazaki K., Watanabe M., *J. Tissue Eng. Regen. Med.*, **12** (10), 2067-2076 (2018)

第 10 章　自家培養軟骨ジャックの開発と普及への道のり

菅原　桂*¹, 畠　賢一郎*²

1　はじめに（超高齢社会と運動器疾患）

日本は 2007 年に，65 歳以上の人口が総人口の 21％を超える「超高齢社会」へと突入した。総務省が発表した 2019 年 4 月 1 日時点の人口推計によると，65 歳以上の日本人人口は 3,560 万人となり，日本人全体に占める割合は 28.7％となっている[1]。少子高齢化の要因としては，出生率の減少と平均寿命の延びが挙げられる。平均寿命は平成 30 年において男性 81.25 歳，女性 87.32 歳であるが[2]，一方で日常的・継続的な医療・介護に依存せずに自立した生活ができる健康寿命は，平成 28 年において男性 72.14 歳，女性は 74.79 歳であり，平均寿命とは約 10 年の乖離がある[3]。このことは，人生最期の約 10 年は何らかの日常的・継続的な医療や介護を必要としていることを示唆している。平成 30 年の高齢社会白書によると，65 歳以上の要介護の原因として，認知症，脳血管疾患，高齢による衰弱についで，骨折・転倒，関節疾患が挙げられている[4]。運動器疾患によって歩行困難や寝たきりの状態になれば，患者本人の医療費の問題や就業機会の喪失のみにとどまらず，介護・支援にかかる家族の負担など社会的な損失も大きくなる。自立した生活のためには，自らの足で立って歩くことが非常に重要であり，そのためには，寿命の延伸とともに増加すると考えられる運動器疾患を予防し，治療することが喫緊の課題となっている。株式会社ジャパン・ティッシュ・エンジニアリング（J-TEC）は 1999 年 2 月の創立時から，再生医療による関節軟骨治療の確立を目指して自家培養軟骨を開発し，その普及に努めてきた。本稿では，その背景から自家培養軟骨ジャックの開発の経緯を概説し，さらに製造販売承認取得から今日に至るまでの活動についても紹介したい。

2　再生医療の黎明と自家培養軟骨の研究開発

近年，テレビや新聞などでも頻繁に取り上げられるようになった再生医療は，1993 年に Langer と Vacanti が Science 誌において Tissue Engineering という技術概念を提唱したことに

＊1　Katsura Sugawara　㈱ジャパン・ティッシュ・エンジニアリング
　　　　　　　　　　　再生医療事業（軟骨領域）　首席

＊2　Ken-ichiro Hata　㈱ジャパン・ティッシュ・エンジニアリング
　　　　　　　　　　　代表取締役　会長執行役員

始まる[5]。Tissue Engineering は体の構成要素である細胞，スキャホールド（担体），増殖因子の 3 要素を適切に組み合わせて培養することで組織や臓器を体外で作製する技術であり，その培養物を移植することによって，失った構造や機能を取り戻す医療が再生医療であるといえる。1990 年代後半には「21 世紀は再生医療の時代」と言われ，体のあらゆる組織・臓器を人工的に作り出して治療に使えるものと期待されたが，複雑な三次元組織を作製しそれを維持することは容易ではなく，現実には血管の構築を必要としない表皮と軟骨の再生医療が先行することになった。

　軟骨には組織学的な分類として硝子軟骨，線維軟骨，弾性軟骨があるが，膝関節に存在して体重を支えている軟骨は硝子軟骨である。非常に硬い組織であり，なおかつ潤滑性の高いことが特徴である。軟骨組織には血管や神経は存在せず，ケガなどでいったん欠損を生じると修復機転が働かないため自然に治癒することは難しく，時間の経過とともに欠損や変性が広がって変形性膝関節症に至ることも多い[6]。進行した変形性膝関節症に対しては人工関節置換術があり，近年では材料やデザインの工夫によって耐用年数も改善されているが，その適応はおよそ 60 歳以上であり，50 歳代以下の軟骨損傷については根本的な治療法が存在しなかった。

　1994 年，スウェーデンの整形外科医である Brittberg と Peterson らは細胞培養を利用した軟骨欠損の治療法を発表した[7]。この方法は，軟骨欠損患者の膝軟骨の非荷重部から軟骨組織を少量採取し，酵素処理で軟骨細胞を分離したのち単層培養を行い，約 3 週後に細胞を回収して細胞懸濁液の状態で軟骨欠損部に注入するものである。注入した細胞を軟骨欠損部に留めおくため，あらかじめ患者の脛骨から採取した骨膜で欠損部をパッチしてフィブリン糊でシールしたのちに細胞懸濁液を注入する。この方法は自家培養軟骨細胞移植術（Autologous Chondrocyte Implantation, ACI）と呼ばれ，軟骨欠損治療に再生医療を応用した点で非常に画期的であり，米国の Genzyme Biosurgery 社が Carticel® という商品名で製品化したほか，韓国やベルギーでも相次いで製品化されたが，以下の点を改良する必要があると考えられた。

- 細胞を懸濁液の状態で注入するため，術後に漏出するリスク
- 術後に重力で細胞が沈降し，修復組織が不均一になるリスク
- 単層培養で軟骨細胞が脱分化し，Ⅱ型コラーゲンやアグリカンなど軟骨特異的な基質を産生する能力を失うリスク

これらの課題を解決すべく，島根医科大学（当時）整形外科学教室の越智らはアテロコラーゲンを用いた軟骨細胞の三次元培養を考案した（図 1）。アテロコラーゲンはウシ真皮から抽出したⅠ型コラーゲンをペプシンで処理して末端のテロペプチド部分を除去したものである。テロペプチドは種間でアミノ酸配列が異なるため抗原性を有するが，テロペプチドを除去したアテロコラーゲンは種間でアミノ酸配列が保存されており抗原性は低い。このため，アテロコラーゲンは「外科的手術等によって誘発された，皮膚の凹凸など軟組織の欠陥部の皮内に注入しこれらの修復に役立てる」という適応で医療機器として承認されていた[8]。越智は，臨床での使用実績が

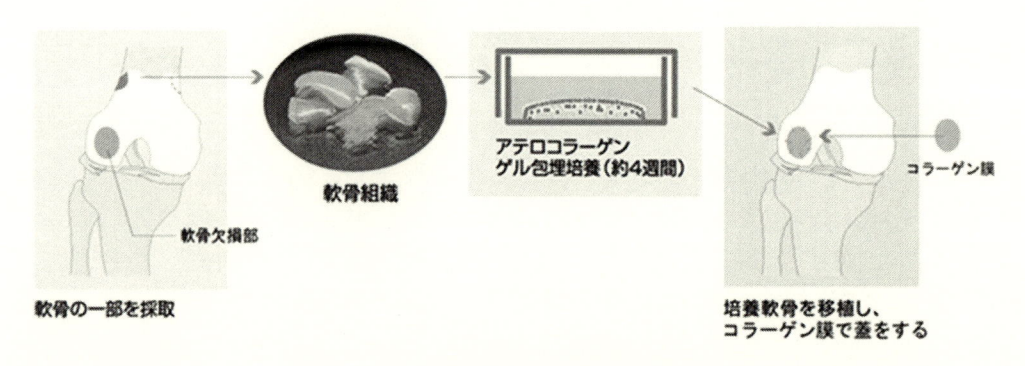

アテロコラーゲン
ゲル包埋培養（約4週間）

軟骨組織

軟骨欠損部

軟骨の一部を採取

培養軟骨を移植し、
コラーゲン膜で蓋をする

コラーゲン膜

図1　三次元培養による自家培養軟骨移植術

あって安全性が確認されていることや，細胞と混合したあと 37℃でゾルからゲルになる性質に着目して，これを軟骨細胞培養の担体に用いることを発想し，三次元培養による自家培養軟骨の開発に着手した。人工関節置換術の際に廃棄されるヒト軟骨組織などを使って培養実験を繰り返し，ウサギを用いた移植実験などを行ったのちに 1996 年には倫理委員会の承認を得て臨床研究を開始した[9]。Brittberg らが自家培養軟骨細胞移植術を発表してわずか 2 年後のことである。その後，この医療技術は 1999 年に再生医療の実用化・産業化を目指して設立された J-TEC へ技術移転され，製造販売承認を目指して開発が行われた。J-TEC が設立された時点で，自家細胞を培養し移植することに対する法規制は存在しなかったが，1999 年 7 月 30 日に「組織・細胞を利用した医療用具又は医薬品の品質及び安全性の確保について」（医薬発第 906 号）が発出され，再生医療製品（当時は再生医療等製品というカテゴリーはなく，その特性や適応によって医薬品または医療用具に分類されていた）の治験を実施するには，治験前確認申請を行って，被験者保護の観点から必要な製品の品質・安全性が確認されたうえでなければ治験を実施できないことになった。さらに 2000 年 12 月 26 日に「ヒト又は動物由来成分を原料として製造される医薬品等の品質及び安全性確保について」（医薬発第 1314 号）が発出されて，再生医療における製品の品質および安全性の要件が定められた。このような規制環境の変化によって自家培養軟骨の開発は予定より大幅に遅れたが，2004 年 4 月に日本で初めてとなる自家培養軟骨の治験計画届書を提出し受理された。治験では膝および肘の外傷性軟骨欠損症，離断性骨軟骨炎および変形性関節症を対象に非ランダム化非対照試験を実施した。治験成績は術前スコアに対し術後 1 年でのスコアが有意に改善し良好な結果が得られたが[10, 11]，製造販売承認申請後の審査においては対照群をおかない治験デザインが医薬品医療機器総合機構（PMDA）との間で大きな議論となり，最終的には膝関節の外傷性軟骨欠損症および離断性骨軟骨炎を適応とし，既存治療法が存在しない 4 cm^2 以上の軟骨欠損に制限されたうえで 2012 年 7 月 27 日に「自家培養軟骨ジャック」として製造販売承認を取得した。開発着手からおよそ 12 年を経ての承認であった。図 2 にジャックの概要を示す。

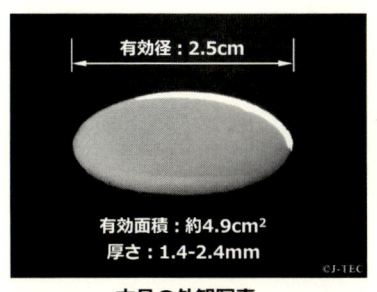

本品の外観写真

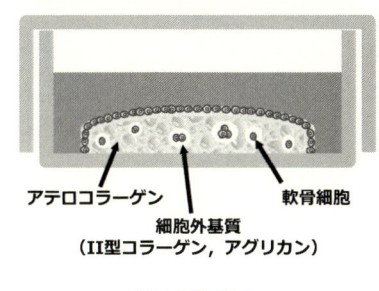

アテロコラーゲン　　　　　　　　　軟骨細胞
細胞外基質
（II型コラーゲン，アグリカン）

本品の模式図

[概要]
　本品は、患者から採取した軟骨組織より分離した軟骨細胞を、アテロコラーゲンゲルに包埋して培養し、患者自身に適用する自家培養軟骨である。

[使用目的、効能又は効果]
　膝関節における外傷性軟骨欠損症又は離断性骨軟骨炎（変形性膝関節症を除く）の臨床症状の緩和。ただし、他に治療法がなく、かつ軟骨欠損面積が4cm²以上の軟骨欠損部位に適用する場合に限る。

[承認条件]
1. 本品の有効性及び安全性を十分に理解し、膝関節の外傷性軟骨欠損症及び離断性骨軟骨炎の治療に関する十分な知識・経験を有する医師及び施設において、適切な症例を選択して用いられるよう必要な措置を講じること。
2. 製造販売後の一定期間は、本品の使用症例の全例を対象に使用成績調査を実施し、本品の有効性及び安全性に関するデータを収集し、必要により適切な措置を講じること。

[製造期間]　　約4週間（組織採取から納品まで）
[使用期限]　　80時間（出荷検査から移植まで）
[輸送条件]　　8〜25℃

図2　自家培養軟骨ジャックの製品概要

3　ジャックの製造販売承認取得から保険収載まで

　製造販売承認の取得と併行して特定保険医療材料のC2区分（新機能・新技術）での保険収載の準備を進め，原価計算方式によって1回の使用につき 2,928,581 円（個数によらない）で申請し，2013 年 3 月 13 日に開催された中央社会保険医療協議会において保険償還価格 2,080,000 円と決定された。保険収載は 2013 年 4 月 1 日で，わが国において整形外科領域で初めてとなる再生医療製品（当時は医療機器に分類）が上市したことになる。ジャックの保険収載にあたっては，その有効性と安全性を十分に理解し，膝関節の外傷性軟骨欠損症および離断性骨軟骨炎の治療に対する十分な知識・経験を有する医師および施設において，適切な症例を選択して用いられるように必要な措置を講じる必要があることから，厚生労働省が「新医療機器使用要件等基準策定事業（自家培養軟骨）」として日本整形外科学会自家培養軟骨使用要件等基準策定ワーキンググループに医師および実施施設の使用要件案の策定を委託した。ワーキンググループからの原案をもとに『「診療報酬の算定方法の一部改正に伴う実施上の留意事項について」等の一部改正について』（2013 年 3 月 29 日，保医発 0329 第 4 号）として発出されたのち，同年 4 月 30 日付で訂正が行われて確定となった。最終的な要件を以下に示す。

イ　自家培養軟骨

a　膝関節における外傷性軟骨欠損症又は離断性骨軟骨炎（変形性膝関節症を除く。）で，他に治療法がなく，かつ，軟骨欠損面積が$4\,\mathrm{cm}^2$以上の軟骨欠損部位に使用する場合にのみ算定できる。

b　使用した個数，大きさに係わらず，所定の価格を算定する。

c　当該材料は，以下のいずれにも該当する医師が使用した場合に限り算定する。

　i　整形外科の経験を5年以上有しており，関節軟骨修復術10症例以上を含む膝関節手術を術者として100症例以上実施した経験を有する常勤の医師であること。

　ii　所定の研修を修了していること。なお，当該研修は，次の内容を含むものであること。

　　①　当該材料の適応に関する事項

　　②　変形性膝関節症との鑑別点に関する事項

　　③　軟骨採取法に関する事項

　　④　周術期管理に関する事項

　　⑤　合併症への対策に関する事項

　　⑥　リハビリテーションに関する事項

　　⑦　全例調査方法に関する事項

　　⑧　手術方法に関する事項（当該材料に類似した人工物を用いた手技を含む。）

d　以下のいずれにも該当する保険医療機関において実施すること。なお，届出は「特掲診療料の施設基準等及びその届出に関する手続きの取扱いについて」（平成24年3月5日保医発0305第3号）別添2の様式52及び本通知別添様式により提出すること。

　i　CT撮影及びMRI撮影の施設基準に適合しているものとして地方厚生局長等に届け出ていること。

　ii　運動器リハビリテーション料(I)又は運動器リハビリテーション料(II)の施設基準に適合しているものとして地方厚生局長等に届け出ていること。

　iii　関節軟骨修復術を含む骨切り術，関節鏡下靭帯再建術，半月板手術，人工膝関節置換術等の膝関節手術を年間100症例以上実施していること若しくは大学病院本院であること。

e　ヒト自家移植組織（自家培養軟骨）を使用した患者については，診療報酬請求に当たって，診療報酬明細書に使用する医療上の必要性及び軟骨欠損面積等を含めた症状詳記を添付すること。

4　ジャックの使用成績調査

ジャックの承認条件として製造販売後の一定期間は，使用症例の全例を対象に使用成績調査を実施し，有効性及び安全性に関するデータを収集し，必要により適切な措置を講じることになっている。その法的根拠となる「医薬品，医療機器等の品質，有効性及び安全性の確保等に関する法律施行規則」137 条の 43 には，再生医療等製品について以下の事項を一年ごとに PMDA へ報告するよう定められている。

一　当該再生医療等製品の名称
二　承認番号及び承認年月日
三　調査期間及び調査症例数
四　当該再生医療等製品の出荷数量
五　調査結果の概要及び解析結果
六　不具合等の種類別発現状況
七　不具合等の発現症例一覧

この定期報告のほかに日常的な活動として不具合報告・感染症報告（15 日報告および 30 日報告），不具合報告（年次報告）が課せられている。また，日本整形外科学会が作成した『自家培養軟骨「ジャック」の使用要件等の基準について』のなかで，「株式会社ジャパン・ティッシュ・エンジニアリングは，実施医及び実施施設と，安全管理と有効性の調査協力体制をもち，全例調査を実施し，随時回収する調査記録を解析し，6 カ月毎に日本整形外科学会へ報告することとする。日本整形外科学会は，当該報告に協力し全例調査の解析結果をもとに実施医・実施施設基準を随時見直す。」とされていることから，一年ごとの PMDA への報告とは別に日本整形外科学会・移植再生医療委員会へ半年ごとに使用成績調査の結果を取りまとめて提出している。さらに当社独自の取り組みとして，膝関節治療の専門家からなる第三者委員会を組織し，使用成績調査の結果を詳細に解析し学会で報告していただくことで，ジャックの安全性と有効性に関する情報を提供するよう努めている。このように関連学会や製品を使用する医師へ使用成績調査の結果を定期的に報告することは，リアルワールドにおける製品の使用状況や，安全性・有効性に関する最新情報を共有できるため，再生医療製品の適正使用と普及において非常に有意義なことであると考えている。一方で，ジャックは薬事法にもとづく正式承認を受けた製品であるが，その承認後の 2014 年 11 月 25 日から施行された「医薬品，医療機器等の品質，有効性及び安全性の確保等に関する法律」（薬機法）において，再生医療等製品の「条件及び期限付き承認」が認められたことで，一部ではジャックの使用成績調査が「条件及び期限付き承認」の市販後臨床試験と誤解された経緯もあり，複雑な法規制をステークホルダーに正しく理解していただきながら再生医療製品を広めていくことの難しさも感じている。

5　上市後の課題と解決への取り組み

5.1　再生医療製品の特異性を踏まえた保険償還の仕組み

　ジャックの上市に先立って，当社は自家培養表皮ジェイスの承認を 2007 年 10 月に取得し，2009 年 1 月に保険収載されていたが，ジェイスの適応が重症熱傷であることから，その製造中に患者が死亡する事例が一定の割合で生じていた。当時の保険制度ではそのようなケースが想定されておらず，組織採取と培養を行ったものの製品として納品することができないため製造初期のコストを回収できずにいることを，関係方面に働きかけて改善を要望した結果，2016 年 4 月 1 日にはその保険償還価格が「採取・培養キット」と「調製・移植キット」に細分化され，培養途中の製造中止においても初期費用は保険で賄われるようになった。これはジェイスのみならず，その後に承認された自家再生医療製品についても適用されている。ジャックについては採取・培養キットが 879,000 円，調製・移植キットが 1,250,000 円と細分化された（表 1）。

5.2　製造方法の合理化とコスト削減の取り組み

　医薬品とは異なり再生医療製品のシーズはアカデミアや医療機関に由来することがほとんどであり，その製造方法は実験室での培養方法を踏襲することが多い（図 3）。ジャックの場合も同様であり，それによって技術導入前後での製造方法の同一性は保たれるものの，製造数の拡大に伴って製造作業員を増員する際には技術面での教育・育成が大きな壁となる。当社は，平成 30 年度に国立研究開発法人日本医療研究開発機構（AMED）の「再生医療の産業化に向けた評価基盤技術開発事業（再生医療等の産業化に向けた評価手法等の開発）」の支援を受けて「自家培養軟骨製品の製造法合理化のための基盤技術開発」を行った。この事業においては，ジャックの製造工程のうち，軟骨組織処理工程の自動化と，培養中の細胞観察および増殖度スコアリングの自動化を検討した。

　軟骨組織処理工程は，医療機関から受け入れた軟骨組織を消毒・洗浄したのち，酵素溶液を添加してインキュベーションし，最終的に細胞懸濁液を得る工程であるが，ピペットを用いて薬液の添加と除去を繰り返す単純作業であるにも関わらず，作業者がおよそ半日，製造エリア内で拘束されるというものであった。そこで，最初の取り組みとして，これまで 50 mL プラスチックチューブに軟骨組織を入れたあと，消毒液や薬液の交換のたびにキャップの開閉を繰り返してい

表 1　自家培養表皮ジェイス，自家培養軟骨ジャックの細分化後保険償還価格

新機能区分		細分化後償還価格
(1)自家培養表皮	①採取・培養キット	4,380,000 円
	②調製・移植キット	151,000 円／枚
(2)自家培養軟骨	①採取・培養キット	879,000 円
	②調製・移植キット	1,250,000 円

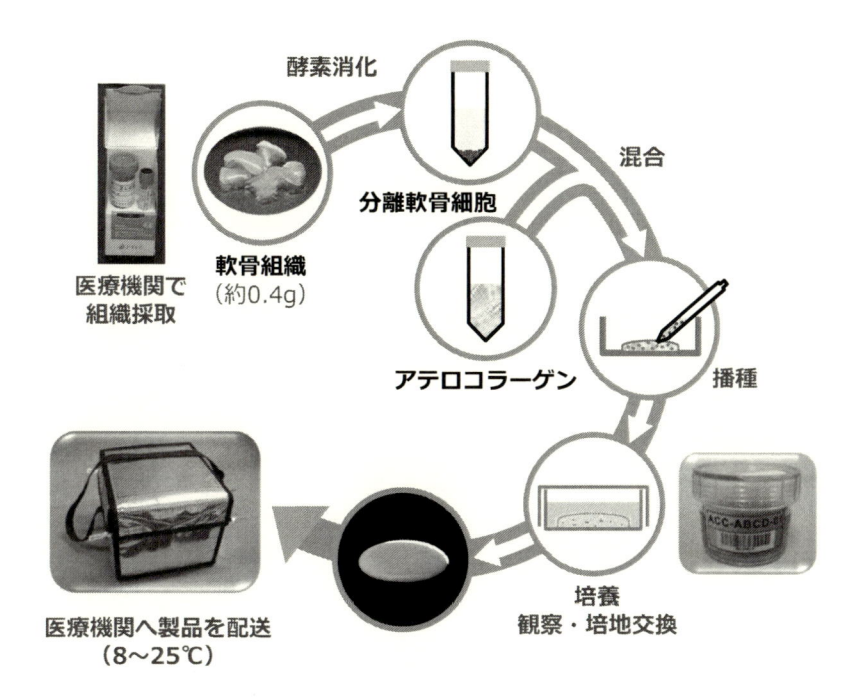

酵素消化

混合

分離軟骨細胞

軟骨組織
（約0.4g）

医療機関で
組織採取

アテロコラーゲン

播種

医療機関へ製品を配送
（8〜25℃）

培養
観察・培地交換

図3　自家培養軟骨ジャック製造工程

たものを，キャップの開閉をせずに作業ができるマルチチューブを開発した（図4）。マルチチューブは50mLのプラスチック遠沈管と，独自に開発したセルストレイナー，キャップ，パッキンで構成され，これによって送液を自動化することが可能となった。次に，このマルチチューブを37℃にて振盪し，数種の薬液を順に送液する細胞単離自動機を開発した。この装置は薬液をセットする部分と，マルチチューブをセットして37℃で振盪する反応装置と，廃液を貯める部分からなり，送液の状態を確認するセンサー，動作を記録する機能，異常が起きた場合に動作を停止し手作業に切り替えられるフェイルセーフ機能を搭載している。自家再生医療製品は患者自身の組織・細胞から製造されるものであり，工程上のトラブルで細胞を失ってしまうことは決して許されないため，このような機能は非常に重要である。開発にあたっては，まず試作機で研究用軟骨組織を用いて酵素処理条件を確定し，従来の方法との同等性を確認したうえでリスクマネジメントを行い，製造作業員の意見も積極的に取り入れて改良を重ね，確実かつ作業性の良い細胞単離自動機を完成させた（図5）。本装置の導入によって，一人の作業員が同時並行で組織処理を行うことができるようになり，作業合理化とコスト低減，さらには作業員の負担軽減にも寄与することになった。

　ジャックの製造には継代の工程がないため，製造途中に細胞数をカウントし増殖を確認することはできないが，経験的にはジャック内の軟骨細胞が周囲のディッシュ面に遊走する「アウトグロース」を観察しスコアリングすることで，出荷検査の結果を予測できることが分かっていた。

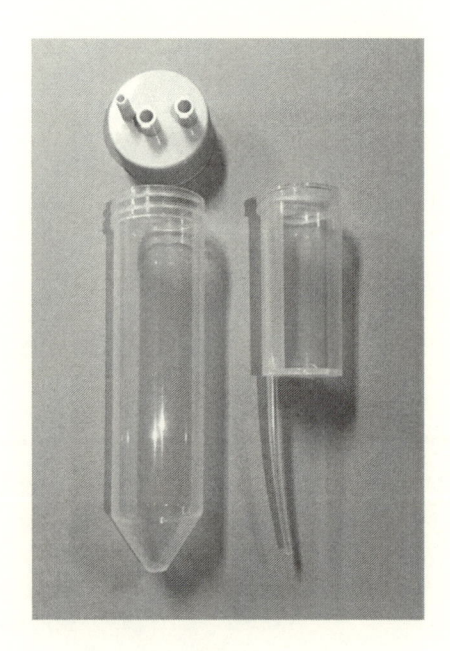

図4　細胞単離用マルチチューブ

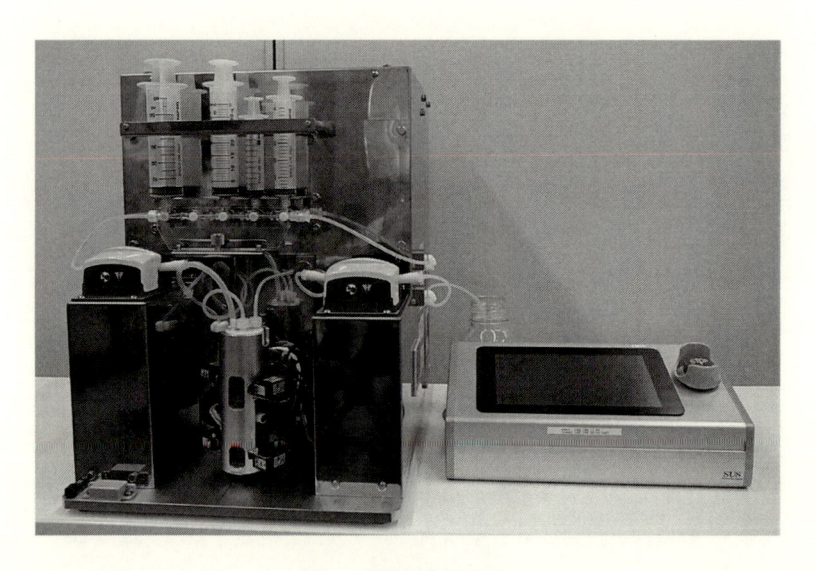

図5　細胞単離自動機

しかし，この観察とスコアリングには経験が必要であり，作業員育成のための時間と工数がかかることが大きな課題であった。そこで，この作業の自動化を目指し，まず顕微鏡画像を自動で取得するために，顕微鏡ステージを自動で動かしてジャック周囲の任意の部分を撮影するハード

《自動撮像システムの開発》

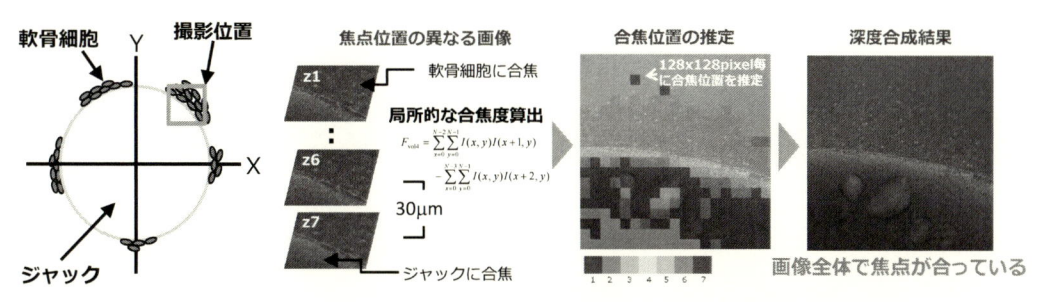

《全層畳込みネットワークによる軟骨細胞認識モデルの開発》

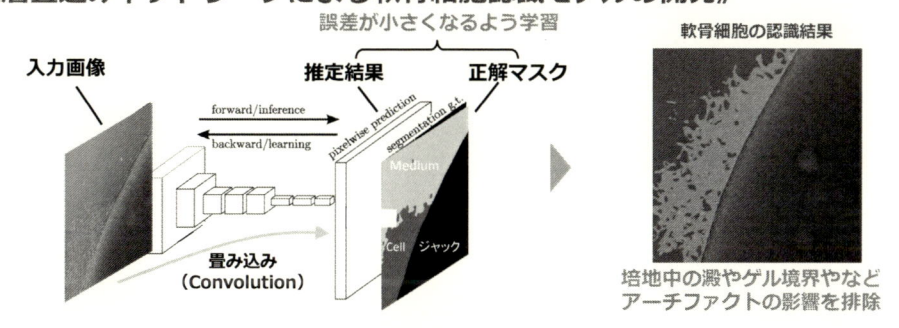

図 6　自動観察システム

ウェアを開発した。また，培養容器の底面にはわずかな歪みがあり，作業員が撮影する際には毎回焦点を調節して撮像していたが，自動化にあたっては 1 か所につき焦点深度を変えた数枚の画像を取得し，焦点が合った部位の画像を合成することで，すべての観察点で焦点が合った画像を得ることができるようになった。次に，視野内にあるジャックと軟骨細胞，また培地に含まれるごく微量の澱などを鑑別するために，全層畳み込みネットワークによる軟骨細胞認識モデルを開発し，軟骨細胞の面積を自動的に定量できるシステムを開発した（図 6）。これによって，作業員の経験やスキルに頼らずに観察や記録を行うことができるようになり，さらには取得した画像データを社内ネットワークを介して共有フォルダに格納するシステムも開発したことで，撮像データをオフィスですぐに解析できるようになった。ジャックの製造工程の中で，まだ自動化を必要とする工程も残っているが，デバイスの工夫や AI（Artificial Intelligence，人工知能）の活用で製造合理化，コスト削減，製品品質の予測精度向上につなげていきたいと考えている。

5.3　コラーゲン膜の導入による手術侵襲の低減と移植手技の簡便化

　培養方法と同様に，ジャックの移植方法は島根医科大学での方法を踏襲してきたが，ジャックを軟骨欠損部に固定するために患者脛骨から骨膜を採取することが，患者への侵襲の面でも，手術手技の煩雑さの点でも，改善すべき大きな課題であった。そこで，骨膜の代わりにジャックを

固定できる物理的強度と関節内での安全性を担保できる材料として，Brittberg らの第一世代の自家培養軟骨細胞移植で骨膜代替品として用いられていた人工コラーゲン膜（Chondro-Gide®，Geistlich Pharma 社）に着目し，これをジャックの骨膜代替品として導入することを目指した。Gsistlich Pharma 社から製品品質や臨床使用実績に関する情報を入手し，PMDA との相談を踏まえてミニブタを用いた非臨床試験等を実施し，2018 年 4 月に一部変更申請を行って 9 か月後の 2019 年 1 月末に一部変更承認を取得した。人工コラーゲン膜の導入によって，脛骨からの骨膜採取やトリミング等にかかる時間を短縮できるようになったことに加え，骨膜に起因すると考えられる移植部の肥厚などの有害事象も減らすことができるものと期待している。

5.4 変形性膝関節症への適応拡大

　2004 年から 2007 年にかけて実施した治験では，変形性膝関節症も適応と考えていたものの，審査の過程において，外傷性軟骨欠損症や離断性骨軟骨炎と病態やメカニズムが異なることから一つの治験で評価することはできないと判断され，適応から除外された。しかし，島根医科大学および広島大学での自家培養軟骨移植の臨床研究では変形性膝関節症も適応として良好な成績を収めていたことと，ジャックの治験においても有効性が示唆されていたことから，変形性膝関節症への適応拡大を目指して 2018 年 7 月に治験計画届書を提出し治験を開始した。変形性膝関節症には，加齢変化や肥満など様々な要因が膝への負担となり，膝の関節軟骨がすり減って炎症を起こして発症する一次性の変形性膝関節症と，外傷や半月板損傷，靱帯断裂などに起因する二次性の変形性膝関節症に分けられるが，ジャックの適応は軟骨欠損に起因する二次性の変形性膝関節症である。治験における主な選択基準としては，Kellegren Lawrence 分類のグレード 2 または3 で，保存療法を直近 3 か月間実施したものの膝に疼痛を有する患者を対象とし，一方では，軟骨欠損が関節全面にわたり，ジャックを固定するためのコラーゲン膜あるいは骨膜を縫着できない患者は除外としている。

　この適応拡大治験では，当該患者集団における既存治療法との比較試験を行うことを前提に，PMDA との面談を踏まえてヒアルロン酸との非盲検ランダム化並行群間比較試験としたが，移植を伴う自家培養軟骨移植と関節内注射で投与するヒアルロン酸を比較することには違和感を禁じ得ないことと，ランダム化でヒアルロン酸群に割り当てられた被検者が治験への参加を撤回するリスクが少なからずあることなど，再生医療製品における比較試験の難しさは前回の治験の時と本質的には変わっていない。しかし，二次性の変形性膝関節症に対するジャックの有用性を明らかにし，適応拡大することが，軟骨欠損が進行して変形性膝関節症と診断され，保存療法やヒアルロン酸関節内注射でも痛みが改善せず，なおかつ人工関節の適応とはならない患者に対して新しい治療法を提供することになり，ひいては QOL の改善や，介護・支援を必要としない自立した生活につながっていくものと期待している。

6　今後の展望

　膝関節疾患の治療には靭帯再建術や半月板縫合術などがあり，近年はこれらに加えて高位脛骨骨切術など膝周囲の骨切術によってアライメントの矯正を行うことで，膝をトータルで治療するという考えが広まりつつある。培養軟骨による軟骨治療も，単に軟骨欠損のみを治すのではなく，これらの治療と適切に組み合わせて膝を最善の状態にすることが理想的と考える。また，治療法だけでなく MRI による術前診断や術後の評価の進歩なども，より適切な治療法の提供につながるであろう。さらには，AI や IoT（Internet of Things）を活用することで，患者背景が多岐にわたる関節疾患において情報を効率的に集約し，再生医療のような新しい治療法の安全性や有効性を評価できる時代が来ることを願っている。

　（本稿掲載の図及び写真の著作権は株式会社ジャパン・ティッシュ・エンジニアリングに帰属します）

文　　　献

1)　総務省統計局，人口推計，令和元年 9 月報
2)　厚生労働省，平成 30 年 簡易生命表
3)　厚生労働省，平成 28 年 国民生活基礎調査
4)　内閣府，平成 30 年版 高齢社会白書
5)　R. Langer and J. P. Vacanti, *Science*, **260**, 920 (1993)
6)　H. Kwon *et al.*, *Nat. Rev. Rheumatol.*, **15**, 550 (2019)
7)　M. Brittberg *et al.*, *N Engl J Med.*, **331**, 889 (1994)
8)　コーケンアテロコラーゲンインプラント（シリンジタイプ）添付文書
9)　M. Ochi *et al.*, *J Bone Joint Surg.*, **84-B**, 571 (2002)
10)　H. Tohyama *et al.*, *J. Orthop. Sci.*, **14**, 579 (2009)
11)　K. Takazawa *et al.*, *J. Orthop. Sci.*, **17**, 413 (2012)

第11章 関節・軟骨再生医療等製品の品質及び安全性評価の指標

澤田留美*

1 はじめに

　現在，我が国の再生医療分野における技術開発の進展は目覚ましいものがあり，再生医療等製品の実用化を加速するために国家レベルでの取り組みが進められている。その中で，近年の再生医療等関連の法規制の整備が，再生医療の実用化に大きく寄与していると考えられる。平成25年，我が国における再生医療の実用化を促進する制度的枠組みとして3つの新しい法律が成立した。「再生医療を国民が迅速かつ安全に受けられるようにするための施策の総合的な推進に関する法律」（再生医療推進法），「再生医療等の安全性の確保等に関する法律」（再生医療等安全性確保法），「医薬品，医療機器等の品質，有効性及び安全性の確保等に関する法律」（薬機法，改正薬事法）である。この薬機法では，「医薬品」「医療機器」に加えて「再生医療等製品」が新たに定義され，再生医療の実用化に対応できるように再生医療等製品の特性を踏まえた承認・許認可制度が新設された。再生医療等製品の特性に応じた早期承認制度の導入により迅速性を高めることで多くの製品をより早く市場へと導くことが期待されている。この早期承認制度では有効性の推定及び安全性の確認が証明できれば条件・期限を付して承認されうることから治験に費やす期間が短縮され，再生医療等製品の早期の実用化に対応したものとなった。平成27年9月には「条件及び期限付承認制度」が適用された初めての製品として心不全治療用の再生医療等製品「ハートシート」（テルモ）が条件・期限を付して承認され，ヒト間葉系幹細胞を利用した再生医療等製品「テムセル®HS注」（JCRファーマ）も造血幹細胞移植後の急性移植片対宿主病（急性GVHD）を適応症として製造販売承認を取得した。さらに，平成30年12月には脊髄損傷に対するヒト（自己）骨髄由来間葉系幹細胞「ステミラック®注」（ニプロ）が条件・期限を付して承認された。一方，関節軟骨再生に関しては，新法成立に先駆けて平成24年7月に「自家培養軟骨ジャック®」（J-TEC）が製造販売承認されており，現在も数多くの治験が進められている。本章では，関節軟骨再生を対象とした再生医療等製品の承認審査における品質及び安全性を確保するための基本的な技術要件と留意すべき事項について，これまでに発出されている指針及び評価指標に示されている考え方や評価法を中心に解説していく。

＊　Rumi Sawada　国立医薬品食品衛生研究所　再生・細胞医療製品部　室長

2　関節軟骨再生医療等製品の原料等となる細胞について

　関節軟骨再生医療等製品の原料等となる細胞としては，軟骨細胞，体性幹細胞，iPS 細胞，ES 細胞などが考えられる。それぞれの細胞を用いた再生医療等製品の品質及び安全性の確保に関する指針が存在し，ヒト由来細胞・組織のうち，自己又は同種由来細胞・組織を加工した製品の品質及び安全性の確保のための基本的な技術要件について定めた 2 指針と，ヒト由来幹細胞（体性幹細胞，iPS 細胞，ES 細胞）のうち，自己又は同種由来幹細胞を加工した製品の品質及び安全性の確保のための基本的な技術要件について定めた 5 指針の計 7 指針が示されている（表 1）。これらは，再生・細胞医療に用いられる細胞加工製品の原料等となる細胞の種類（体細胞・組織か幹細胞か，自己か同種か）によって分類され，それぞれの留意点をまとめた指針である。さらに，対象疾患及び最終製品をある程度定め，それぞれの対象製品に特化した留意点を示したものが「次世代医療機器・再生医療等製品評価指標」であり，関節軟骨再生に関する評価指標も発出されている（表 2）。これらの評価指標では，それぞれ原料等として用いる細胞組織の種類により，上記のいずれかの指針がベースとなることが明記されている。これらの指針及び評価指標は，再生医療等製品の承認審査の際にも利用される。

表 1　細胞・組織加工製品の品質及び安全性の確保に関する指針

	指針	通知
細胞・組織	ヒト（自己）由来細胞・組織加工医薬品等の品質及び安全性の確保に関する指針	H20.2.8 薬食発第 0208003 号
	ヒト（同種）由来細胞・組織加工医薬品等の品質及び安全性の確保に関する指針	H20.9.12 薬食発第 0912006 号
幹細胞	ヒト（自己）体性幹細胞加工医薬品等の品質及び安全性の確保に関する指針	H24.9.7 薬食発第 0907 第 2 号
	ヒト（同種）体性幹細胞加工医薬品等の品質及び安全性の確保に関する指針	H24.9.7 薬食発第 0907 第 3 号
	ヒト（自己）iPS（様）細胞加工医薬品等の品質及び安全性の確保に関する指針	H24.9.7 薬食発第 0907 第 4 号
	ヒト（同種）iPS（様）細胞加工医薬品等の品質及び安全性の確保に関する指針	H24.9.7 薬食発第 0907 第 5 号
	ヒト ES 細胞加工医薬品等の品質及び安全性の確保に関する指針	H24.9.7 薬食発第 0907 第 6 号

表 2　関節軟骨再生に関する評価指標

評価指標	通知
関節軟骨再生に関する評価指標	H22.12.15 薬食機発 1215 第 1 号別添 1[※]
ヒト軟骨細胞又は体性幹加工製品を用いた関節軟骨再生に関する評価指標	H28.6.30 薬生機審発 0630 第 1 号別紙 1
ヒト（同種）iPS（様）細胞加工製品を用いた関節軟骨再生に関する評価指標	H28.6.30 薬生機審発 0630 第 1 号別紙 2

[※] H28.6.30 薬生機審発 0630 第 1 号発出に伴い，廃止

3 関節軟骨再生医療等製品の品質，有効性及び安全性に関する評価指標について

関節軟骨損傷の治療を目的として適用される再生医療等製品の品質及び安全性の評価にあたっての留意すべき事項は，原料等の細胞により区別された①「ヒト軟骨細胞又は体性幹細胞加工製品を用いた関節軟骨再生に関する評価指標（H28.6.30付薬生機審発0630第1号別紙1)」と②「ヒト（同種）iPS（様）細胞加工製品を用いた関節軟骨再生に関する評価指標（H28.6.30付薬生機審発0630第1号別紙2)」に示されている。ちなみに，関節軟骨再生に関する評価指標は「自家培養軟骨ジャック®」の製造販売承認（平成24年7月）前の平成22年に「関節軟骨再生に関する評価指標（H22.12.15付薬食機発1215第1号別添1)」が発出されていたが，その後の細胞ソースの選択肢の広がりや評価技術の進歩を反映する形で見直され，上記2つの評価指標が新たに作成されたため，それに伴い廃止となった（表2)。両評価指標とも，「原料等となる細胞」の違いだけでなく，それぞれの「最終製品の形態」や「原材料と適用との関係性」により場合分け（表3)を行って示されている。実際に製品を開発する際にどのようなポイントについて留意すべきかについて，製品の品質管理及び安全性の評価を中心にそれぞれの評価指標の内容について解説する。

3.1 ヒト軟骨細胞又は体性幹細胞加工製品を用いた関節軟骨再生に関する評価指標

言うまでもなく，原料等として「軟骨細胞」または「体性幹細胞」を用いる場合には，本評価指標を参考にして品質及び安全性の評価を行うことになる。どのような内容が記されているのか，表4にその目次を示す。最も大きな特徴としては，最終製品に「軟骨細胞を含む場合」と「軟骨細胞を含まない場合」とで場合分けをして，それぞれの品質管理について示しているところである（表4の5., 6.)。最終製品に「軟骨細胞を含む場合」としては，①原材料としてヒト軟骨細胞を用いて適用する場合と②原材料としてヒト体性幹細胞を用いて軟骨細胞に分化誘導して適用する場合が含まれる。一方，「軟骨細胞を含まない場合」としては，ヒト体性幹細胞を軟骨細胞に分化誘導せずに適用する場合となる。さらに，原材料と適用との関係性として，「原材料」として採取される細胞組織が「適用」部位の細胞組織と同様の基本機能をもつ1) 相同使用（軟

表3 関節軟骨再生に関する評価指標における場合分け

評価指標	原材料となる細胞	最終製品	原材料と適用との関係性
H28.6.30付 薬生機審発0630第1号 （別紙1）	軟骨細胞 体性幹細胞	①軟骨細胞を含む	相同使用（軟骨細胞加工製品） 非相同使用（体性幹細胞加工製品）
		②軟骨細胞を含まない	非相同使用（体性幹細胞加工製品）
H28.6.30付 薬生機審発0630第1号 （別紙2）	iPS（様）細胞	①軟骨組織 ②軟骨細胞シート	

表 4　ヒト軟骨細胞又は体性幹細胞加工製品を用いた関節軟骨再生に関する評価指標

1. はじめに
2. 本評価指標の対象
3. 本評価指標の位置づけ
4. 用語の定義
5. 最終製品に軟骨細胞を含む場合の品質管理
　⑴細胞数及び生存率
　⑵確認試験
　　①形態学的特徴
　　②生化学的指標
　　③遺伝子発現
　⑶細胞の純度試験
　⑷力学的適合試験
　⑸効能を裏付ける品質試験
　⑹細胞の培養期間の妥当性
　⑺製品の安定性試験
　⑻非細胞材料及び最終製品の生体適合性
　⑼細胞の造腫瘍性・過形成
6. 最終製品に軟骨細胞を含まない場合の品質管理
　⑴細胞数及び生存率
　⑵確認試験
　　①形態学的特徴
　　②免疫学的指標
　⑶細胞の純度試験
　⑷効能を裏付ける品質試験
　⑸細胞の培養期間の妥当性
　⑹製品の安定性試験
　⑺非細胞材料及び最終製品の生体適合性
　⑻細胞の造腫瘍性・過形成
7. 効力又は性能を裏付ける試験について
8. 体内動態について
9. 臨床試験（治験）
　⑴臨床試験における評価技術に関する基本的考え方
　⑵対象疾患
　⑶臨床有効性評価
　⑷構造学的評価
　　①画像診断評価
　　②関節鏡評価
　　③バイオプシー

骨細胞加工製品）と，そうでない2）非相同使用（体性幹細胞加工製品）とに分けて考えている（表3）。1）と2）の安全性・有効性上の大きな差異としては，1）は適用部位における細胞組織の既知の生理学的機能から，その有効性の機序を理解することが比較的容易なのに対して，2）では①移植段階で軟骨細胞様の表現型を呈さない，②有効を裏付ける機序が複数である可能性が

ある，③それらの確認が困難である可能性が考えられる。このため，1）と2）では，①有効性の評価，②その機序の理解，③製品中の細胞の適用部位における機能に基づくリスクの評価について留意点が異なる可能性があることに注意が必要である。以下に，最終製品に軟骨細胞を含む場合と含まない場合とに分け，品質管理についてそれぞれの特徴を中心に示す。

3.1.1 最終製品に軟骨細胞を含む場合の品質管理

⑴細胞数及び生存率については，まず軟骨細胞は体外培養すると脱分化する傾向がある点と体外での増殖にも限度がある点に留意する。また，①出発原料，②中間製品，③最終製品それぞれにおける細胞数及び生存率の判定基準を設定しておく必要がある。さらに，足場材料を用いた場合についても言及してあり，それぞれの測定方法として血球計算板やセルカウンターで測定する方法，トリパンブルーを用いた色素排除法細胞のDNA量を測定する方法やMTTアッセイによりミトコンドリアの酵素活性を指標に生細胞数を算出する方法などが例示されている。

⑵確認試験については，①目的とする体内での有効性（軟骨形成能，軟骨機能等）を達成し，②安全上の問題（意図しない分化，異常増殖等）を可能な限り回避するとともに，③最終製品中の細胞が目的の細胞であることを確認するために，一定の品質及び安定性を保持するために必要な最終製品中の細胞の「重要細胞特性指標」を定める。確認試験には目的細胞に対する特異性が求められるため，細胞特性指標は混入する可能性のある他の細胞では発現していない分子であることが望ましい。さらに，足場材料を用いた場合における確認試験についても示されている。また，具体的な評価指標の例として，①形態学的特徴，②生化学的指標，③遺伝子発現について示されている。尚，最終製品において細胞の特性を必要十分に評価できない場合には，中間製品（又は出発原料）で評価するという選択肢もあるが，これらの特性が最終製品の品質に関する適正な道標となるという合理性を示すことが必要である。

⑶細胞の純度試験については，①出発原料，②中間製品，③最終製品の各段階における目的細胞は確認試験で定めた重要細胞特性指標に基づいて定義し，「混入細胞」と「目的以外の細胞」の検出及びその混入率の定量法とその安全性を確認する試験方法及び判断基準を設定する。ちなみに，「混入細胞」とは，骨芽細胞，血管内皮細胞，線維芽細胞，その他の採取時に混入する可能性のある細胞等で，「目的以外の細胞」とは，体細胞（様）細胞，未分化細胞，脱分化細胞，異常増殖細胞，形質転換細胞等が考えられる。また，造腫瘍性細胞の混入量も検討する。

⑷力学的適合試験は，「最終製品に軟骨細胞を含む場合」のみに記されている事項である。最終製品に求められる特性は何かを考えて，各製品の適用方法を考慮した上で必要に応じて力学的適合性を確認するための規格を設定する。

⑸効能を裏付ける品質試験は，製品の有効性を担保するために最終製品に対する適切な効能試験を設定することが望ましい。また，組織工学的手法によらず軟骨組織とは類似しない力学特性を持つ製品については，体内における有効性の代替指標（Surrogate Marker）を同定し効能試験に応用することが考えられる。ただし，代替指標の使用に際しては，患者における有効性と代替指標との相関性を予め明らかにする。また，適用後に体内での増殖，分化等を期待する場合に

は，設定された基準による継代数又は分裂回数で期待された機能を発揮することを明らかにする必要がある。

⑹細胞の培養期間の妥当性については，予定の培養期間を超えて培養した細胞において脱分化，増殖速度の異常変動等の「目的外の変化がないこと」を「適切な細胞指標」を用いて示すことで，培養期間の妥当性及び細胞の安定性を評価する。

⑺製品の安定性試験は，最終製品または重要な中間製品について「実保存条件での安定性試験」を実施し，貯法及び有効期限を設定し，その妥当性を明らかにする。凍結保管及び解凍を行う場合は，それらの操作が製品の解凍後の培養可能期間や品質に与える影響を確認する。また，出発原料，中間製品，最終製品を運搬する場合は，条件と手順（例えば，容器，輸送液，温度管理等）等を定めてその妥当性を明らかにする。また，細胞を凍結状態で輸送するのか，非凍結状態なのかによって保存液等を適切に選択する必要がある。そして，製品の安定性を保つために，適切な①保存状態，②温度条件，③輸送液などを製品毎に適切に組み合わせる必要がある。

⑻非細胞材料及び最終製品の生体適合性については，まず「非細胞材料」としては①製造工程中で細胞と接触する材料，②細胞とともに最終製品の一部を構成する「副成分」，③副構成体等として適用時に併用されるもの（局所注入用の膜，フィブリン糊等）が考えられ，材料自体の品質・安全性に関する知見と生体適合性等，患者及び製品中の細胞との相互作用に関する知見について明らかにする。②については，製造工程中（培地中）及び体内での「分解特性」，体内での「再吸収特性」，「分解物の安全性」に関して適切な情報を収集する。また，「最終製品総体」についても患者の細胞・組織，特に適用部位周辺組織との相互作用について評価する。非細胞材料の生体適合性については，ISO10993-1，JIS T 0993-1 又は ASTM F748-04，H24.3.1. 付薬食機発0301 第 20 号等を参考にできる。

⑼細胞の造腫瘍性・過形成については，関節軟骨再生医療等製品に特異的な観点からの留意点が多く示されている。腫瘍形成については悪性腫瘍のみならず良性腫瘍を含む腫瘍形成，さらに過形成の可能性を検討する。なぜならば，適用部位における物理的障害となる恐れがあることと，患者の正常な生理機能に対し悪影響を及ぼす可能性があるからである。良性腫瘍や過形成に関しては，他の疾患を対象とした製品の場合には特に指摘されず，関節軟骨再生再生医療等製品に特化した留意点となっている。また，評価方法の例として，①核型分析，②軟寒天コロニー形成試験，③免疫不全動物における腫瘍形成能試験等が挙げられる。③において，移植した細胞が体内で軟骨を形成した場合も腫瘍のように見えることがあるため，組織病理学的特徴による評価も検討するという点も軟骨に特有な留意点である。また，既定の培養期間を超えて培養した細胞が目的外の形質転換や増殖速度の異常亢進がないことを明らかにする。そして，軟骨細胞へと分化しうる細胞又は分化した軟骨細胞を含んだ再生医療等製品（体性幹細胞加工製品）の造腫瘍性については，複数の試験法による評価を検討する。それぞれの試験法の妥当性は，製品の特性やその時点での技術レベル等に応じて検討する。また，使用する材料や製造方法によっては「がん原性」の検討が必要な場合もある。

　なお，令和元年 6 月 27 日に「ヒト細胞加工製品の未分化多能性幹細胞・形質転換細胞検出試験，造腫瘍性試験及び遺伝的安定性評価に関するガイドライン（R1.6.27 付薬生機審発 0627 第 1 号）」が発出され，ヒト細胞加工製品中に混在する未分化多能性幹細胞及び形質転換細胞について代表的検出試験例及び特定のヒト細胞加工製品の品質・安全性評価のために実施する試験を選択する際に留意すべき事項が示されているので，こちらも参考にされたい。

3.1.2　最終製品に軟骨細胞を含まない場合の品質管理

　軟骨細胞を含まない最終製品としては，「原材料としてヒト体性幹細胞を用いて軟骨細胞へ分化誘導せずに適用」する場合が考えられ，軟骨細胞としての特性を製品性能の指標とすることが「できない」ため，非臨床試験において効力又は性能を裏付けるデータを示す必要がある。

　本項では，最終製品に軟骨細胞を含む場合の品質管理（3.1.1）と異なる点について列挙する。

　(1)細胞数と生存率については，軟骨細胞は体外培養すると脱分化する傾向があるが，体性幹細胞は体外培養によりその表現型を変化させる傾向がある点が異なることに注意が必要である。また，軟骨細胞を含まない場合には，最終製品における「細胞の数」の基準設定は求められていない点も異なる。

　(2)確認試験については，細胞の確認試験のための具体的な評価指標の例示が異なっている。①形態学的特徴は，軟骨細胞ではなく体性幹細胞に関する特徴が示されている。②免疫学的指標は，製品の特性を示すのに適切な表面抗原を選択する重要性が示され，また原材料となる細胞，中間製品，最終製品等，製造工程を通じて管理するのに適切な表面抗原を選択することが望まれる。

　(3)細胞の純度試験では，脱分化細胞の検出及び造腫瘍性細胞の混入量の検討は求められていない。一方，「力学的適合試験」は，体性幹細胞を原材料として軟骨細胞を含まない最終製品には求められないため，項目として挙げられていない。

　(4)効能を裏付ける品質試験については，最終製品に軟骨細胞を含む場合（3.1.1）とほぼ同様であるが，力学特性を持つ製品に関する言及はない。

　(5)細胞の培養期間の妥当性では，予定の培養期間を超えて培養した細胞において適切な細胞指標を用いて示すものの例の一つとして，「脱分化」ではなく「多分化能の減弱」が挙げられている。

　(6)製品の安定性試験，(7)非細胞材料及び最終製品の生体適合性，(8)細胞の造腫瘍性・過形成については，最終製品に軟骨細胞を含む場合（3.1.1）とほとんどその内容に異なる点は見られない。

3.2　ヒト（同種）iPS（様）細胞加工製品を用いた関節軟骨再生に関する評価指標

　原料等として「同種由来 iPS 細胞又は iPS 様細胞」を用いる場合には，本評価指標を参考にして品質及び安全性の評価を行う。どのような内容が記されているのか，表 5 にその目次を示す。

表5　ヒト（同種）iPS（様）細胞加工製品を用いた関節軟骨再生に関する評価指標

---

1. はじめに
2. 本評価指標の対象
3. 本評価指標の位置づけ
4. 用語の定義
5. 評価に当たって留意すべき事項
　(1)原料
　(2)製造工程において特に注意が必要な事項
　　①ロット構成の有無とロットの規定
　　②製造方法
　　　a）受入検査
　　　b）細胞のバンク化
　　　c）最終製品の構成要素となる細胞の作製
　　　d）製造工程中の取り違え及びクロスコンタミネーション防止対策
　(3)製品の品質管理
　　①軟骨組織としての品質規格設定のための特性解析項目
　　　a）外観の確認
　　　b）細胞数及び生存率
　　　c）軟骨組織としての特異性の確認
　　　d）未分化細胞が混在していないことの確認
　　　e）機能評価
　　②軟骨細胞シートとしての品質規格設定のための特性解析項目
　　　a）外観の確認
　　　b）細胞数及び生存率
　　　c）未分化細胞が混在していないことの確認
　　　d）機能評価
　(4)製品の安定性試験
　(5)非細胞材料及び最終製品の生体適合性
　(6)非臨床試験
　　①最終製品の品質管理又は非臨床安全性評価のための造腫瘍性試験
　　②最終製品の効力又は性能を裏付ける試験
　(7)臨床試験（治験）
　　①対象疾患
　　②臨床有効性評価
　　③構造学的評価
　　　a）画像診断評価
　　　b）関節鏡評価
　　　c）バイオプシー
　　④全身モニタリング項目
　　⑤免疫抑制剤を投与しない場合に必要な評価項目
　　⑥免疫抑制剤を投与する場合に必要な評価項目
6. 参考資料

以下に，「5.　評価に当たって留意すべき事項」について品質管理を中心に解説する。「ヒト軟骨細胞又は体性幹細胞加工製品を用いた関節軟骨再生に関する評価指標」（3. 1）との相違点についても示す。

　本評価指標は，既に再生医療等製品の原材料として株化されている「ヒト（同種）iPS（様）細胞（細胞株）」を主たる原材料として製造所に受け入れ，これを製造所においてセル・バンク・システムを構築し，加工して製造された「ヒト（同種）iPS（様）細胞加工製品としての軟骨組織又は軟骨細胞」の評価に適用することを想定している。製造所内でヒト（同種）iPS（様）細胞を新たに樹立し，これを原材料とした製品を製造する場合には，本評価指標とともに「ヒト（同種）iPS（様）細胞加工医薬品等の品質及び安全性の確保について（H24.9.7 付薬食発 0907 第 5 号）」も参考にすること。

　(1)原料については，原料となる iPS（様）細胞とは「再生医療等製品の原材料として株化され，セル・バンク・システムを構築したヒト（同種）iPS（様）細胞」であり，さらに「一定の製造工程を経ることにより軟骨細胞へ分化し軟骨組織を形成することが確認されている，又は合理的に予測される」ものである。また，ゲノムシークエンスにより軟骨組織又は軟骨細胞の機能に関わる遺伝子変異を持たないことを確認しておくことが望ましい。上記の遺伝子としては，①軟骨細胞外マトリックスタンパク質をコードする遺伝子，②変形性関節症と相関がある遺伝子，③軟骨形成異常症の原因遺伝子等が挙げられている。iPS（様）細胞樹立のために導入された初期化遺伝子の残存が否定されていることが望ましいが，残存が否定できない場合は，最終製品の品質及び安全性に悪影響を与えないことを確認する必要がある。

　(2)製造工程において特に注意が必要な事項は，目次（表5）に示されている事項について留意点が示されている。

　(3)製品の品質管理については，品質規格の設定はそれまでに得られた試験検体での実測値を提示し，これらを踏まえた暫定値を示すこととされている。また，最終製品の移植方法を明らかにすることとし，いくつかの移植方法が例示されている。ここでは，品質規格に関して，iPS（様）細胞から作られた①軟骨組織と②軟骨細胞シートに分けて（表3），それぞれの品質規格設定のための特性解析項目を比較して解説する。

　まず，②軟骨細胞シートとしての特性を解析する場合は，形状確認や機能特性について評価を行い，シート作製方法としての製造工程の妥当性についても明らかにしておく。

　a）外観の確認については，①軟骨組織と②軟骨細胞シートでは大きく異なるため，それぞれの特性解析の留意点が示されている。

　b）細胞数及び生存率については，①と②では組織と細胞の違いによって，①では軟骨組織から軟骨細胞を効率よく回収する方法が確立されていないことから代替指標を用いてもよい（その指標の妥当性については明らかにする）とされる一方で，②では最終製品から細胞懸濁液にすることが可能なため，それぞれの測定法が例示され，さらに足場材料等を用いた場合についても言及されている。

c）軟骨組織としての特異性の確認については，①軟骨組織のみの特性解析項目（②軟骨細胞シートにはない）となり，mRNA 発現解析やグリコサミノグリカンの定量等について挙げられ，さらに組織切片を用いた免疫染色による検討についても示されている。

d）未分化細胞が混在していないことの確認については，①，②とも定量 PCR によるマーカー遺伝子の定量が示されており，さらに②細胞シートでは細胞を単離してからの免疫染色についても挙げられている。なお，未分化の iPS（様）細胞の混在と造腫瘍性については，必ずしも一致しないものであり，造腫瘍性試験に関しては非臨床試験の項目を参照にすることとされている。

e）機能評価については，①と②で期待される機能が異なるため特性解析項目も大きく異なる。①軟骨組織は「再生された軟骨組織としての機能特性」が求められるのに対して，②軟骨細胞シートはその作用機序として「細胞シートから産生される成長因子等」がホストの軟骨組織再生を促すことが考えられる。そのため，①では力学的特性についての評価等についても言及があり，②では産生される成長因子等の有効性との相関性を予め確認する必要性にも触れている。

　(4)製品の安定性試験，(5)非細胞材料及び最終製品の生体適合性については，ヒト軟骨細胞又は体性幹細胞加工製品を用いた関節軟骨再生に関する評価指標（3.1）と同じ内容である。

　(6)非臨床試験については，①最終製品の品質管理又は非臨床安全性評価のための造腫瘍性試験と②最終製品の効力又は性能を裏付ける試験，③その他について示されている。

　①では，まず注意点として「原料となる iPS（様）細胞の造腫瘍性と最終製品の造腫瘍性との相関・因果関係は未解明である」との認識が必要である。すなわち，臨床適用に際しては，原料となる「iPS（様）細胞」ではなくあくまで「最終製品」の造腫瘍性評価が最も重要であることを常に留意すべきである。したがって，有用な造腫瘍性試験は，最終製品を用い，免疫不全動物を利用した検出限界が既知の試験系を用いた評価である。

　最終製品の造腫瘍性の評価には目的別に大きく 2 種類あり，明確に区別すべきである。その目的とは，A「品質管理」のためと B「非臨床安全性評価」のためである。A のための造腫瘍性試験は，主に奇形腫形成が想定される未分化細胞，目的細胞以外の細胞等の造腫瘍性細胞の存在量の確認であり，B のための造腫瘍性試験は，最終製品の細胞がヒトでの移植部位に相当する微小環境で造腫瘍性を示すかどうかの確認である。両者の試験法の具体例（利用する動物種など）が示され，B については in vitro の評価法なども示されている。いずれにしても，試験系の検出限界を確認しておくことが結果の解釈において重要である。関節内（臨床投与経路）移植については，利用する動物種や移植細胞数の設定方法等が示されている。原則的には各セル・バンクから製造された最終製品について，ヒトでの移植部位に相当する微小環境で造腫瘍性を示すかどうか評価する必要がある。代表的な方法として，最終製品の造腫瘍性としては免疫不全動物の関節内への移植が挙げられる。

　②最終製品の効力又は性能を裏付ける試験については，ヒト軟骨細胞又は体性幹細胞加工製品

を用いた関節軟骨再生に関する評価指標（3. 1）の内容とほぼ同様である。複数のiPS（様）細胞のセル・バンクから同等の品質特性を持つ最終製品を製造する場合，「代表的な株」から製造された最終製品についてPOC（Proof-of-Concept）を示すことで良い。

③その他については，臨床応用において必要かつ科学的に妥当と考えられる項目（例えば，移植時の手技的な安全性の確認，その手技を用いての移植後の局所における短期間での反応等）について，目的に応じて中型又は大型動物を利用することにより確認することが望ましい。

(7)臨床試験（治験）については，ヒト軟骨細胞又は体性幹細胞加工製品を用いた関節軟骨再生に関する評価指標（3. 1）の内容とほぼ同様であるが，本評価指標のヒト（同種）iPS（様）細胞加工製品ならではの項目として，④全身モニタリング項目（表5）が挙げられる。iPS（様）細胞を原材料として用いているため，造腫瘍性の懸念から腫瘍発生等に注意する。また，⑤免疫抑制剤を投与しない場合に必要な評価項目と⑥免疫抑制剤を投与する場合に必要な評価項目（表5）についても本評価指標のみに記されている項目になるが，ヒト軟骨細胞又は体性幹細胞を原材料とした製品においても同種由来の場合には，これらの項目の内容を参考にした方が良いであろう。

4　おわりに

本章では，関節・軟骨再生医療等製品の品質及び安全性評価について，原料等となる細胞は何か，最終製品のどのような形態か，さらに原材料と適用との関係性等によって何に留意すべきなのか，関節軟骨損傷の治療を目的として適用される再生医療等製品に関連する2つの評価指標を中心に解説した。特に，それぞれの場合の相違点に焦点を当てて述べたつもりである。現在は，本書でも紹介されている通り，原材料としてiPS細胞，軟骨細胞や様々な組織由来の幹細胞を用いて，軟骨組織や細胞シート等としての適用，細胞と足場材料を組み合わせた製品，さらに細胞を使用しない技術など，実に数多くのパターンの関節・軟骨の再生医療に向けた最終製品が想定され，研究開発が進められている。本章で紹介した関節軟骨再生に関する2つの評価指標は，関節・軟骨再生医療等製品の実用化（製造販売承認）に向けた製品開発の際に参考となると思われる。これらの評価指標を読み解く上で，本稿がその一助となれば幸いである。

第 12 章　再生医療等製品の規制と開発の留意点

嶽北和宏*

1　はじめに

　再生医療は，機能不全となった細胞や組織を再生させ，これまで有効な治療法のなかった疾患が治療できるようになる等，医療の質を向上させるものと考えられており，患者・国民からの期待は非常に大きい。こうした中，我が国では，「再生医療を国民が迅速かつ安全に受けられるようにするための施策の総合的な推進に関する法律」（再生医療推進法）が議員立法により平成 25 年に成立，即日公布されている。本法律では，国の責務を明確にし，最先端の科学的知見を生かした再生医療を利用する機会を国民に提供すると明記しており，迅速かつ安全な研究開発等に関する政府の基本方針の策定や必要な法制上，財政上，税制上の措置などを義務付けている。

　我が国ではこれまでに，薬事承認に向けた開発については平成 11 年以降に確認申請制度（平成 23 年に廃止）として，ヒト幹細胞を用いる臨床研究については平成 18 年以降に行政指針に基づいて実施されてきた。再生医療等技術の安全性および倫理性を確保しつつ，国内での実用化やそれに向けた研究開発を推進していくためには，承認品目数，制度の国内外差，医療ツーリズムでの外国人患者に対する事故等のこれまでの現状を踏まえ，細胞の培養加工の安全かつ効率的な実施を可能としつつ，患者にいち早く再生医療等技術を届けるための法律に基づく実効性のある仕組みを構築することが社会的な要請として認識されることとなった。そこで，平成 25 年に，薬事法については主として企業が開発する細胞・組織加工製品等の特徴や特性を踏まえた規制を構築すること等を目的として「医薬品，医療機器等の品質，有効性及び安全性の確保等に関する法律」（薬機法）に改正，また，医師の責任の下で細胞の加工・提供される再生医療等技術については安全性等の確保を目的として「再生医療等の安全性等を確保するための法律」（再生医療法）が成立し，平成 26 年 11 月 25 日に同時施行された。本稿はこのうち，薬機法に関連する，再生医療等製品のうち，ヒト細胞加工製品の規制と開発について触れたい。

　再生医療等製品の規制の枠組みの中で特徴的な仕組みとしては，条件及び期限付承認制度の導入が挙げられる。再生医療等製品の特徴としてその不均質性や対象となる患者の少なさに起因した有効性の確認（または検証）の困難さにより開発に長い時間がかかることが想定されるため，有効性が推定され安全性が確認されれば，条件及び期限を付して早期に承認できる仕組みとして医薬品・医療機器に先立って導入されたものである。その承認を受けた場合，製造販売承認後に

＊　Kazuhiro Takekita　大阪大学大学院　医学系研究科　重症下肢虚血治療学共同研究講座
　　特任准教授

有効性・安全性を改めて確認することになる。また，条件及び期限については，販売先を専門的な医師や設備を有する医療機関等に限定する条件や，原則として７年を超えない範囲内の期限を設定することになる。なお，条件及び期限付承認を受けた者は，期限内に実施した製造販売後承認条件評価として使用成績調査結果や臨床試験成績に関する資料等を添付して，再度承認申請を行わなければならない（図1）。

　他にも再生医療等製品ならではの臨床上の取り組みとしては，次の４つの大きな特徴がある。

① 承認後には通常，再審査申請までに実臨床において開発中には得られないであろう，よりたくさんの患者での安全性及び有効性情報の集積を行うこととなる。それを網羅的に調査し，また，患者から得られる貴重な情報をいかに活用するか，そのための体制整備として再生医療等製品患者登録システム（NRMD）が構築され，運用が勧められている。承認審査の中で浮かび上がった安全性および有効性に関する論点を考慮し，品目毎の特性や医療実態を考慮しつつ，入力項目を検討し製造販売後調査等に役立てることとなる。

② 医師等は，承認後も製品の使用に当たって患者に対してリスク等について適切な説明を行い，使用の同意を得るよう努めること。

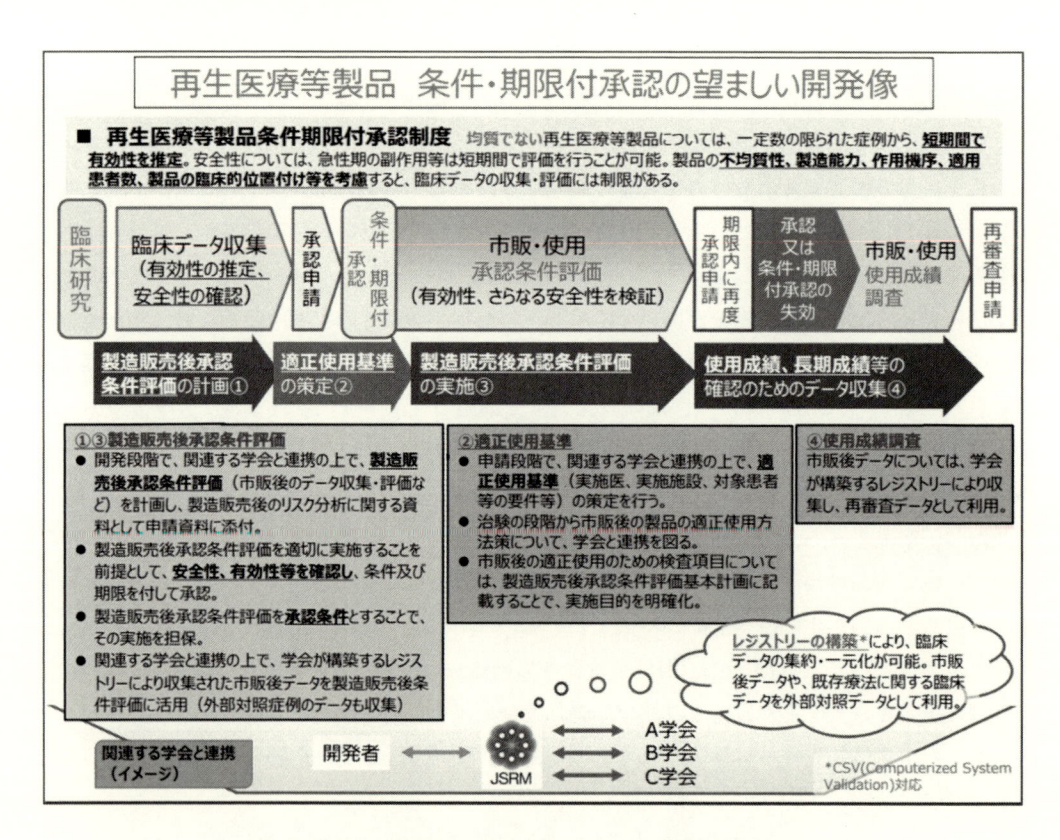

図1　条件及び期限付き承認とそれにつづく臨床開発の流れ
（厚生労働省医薬・生活衛生局 医療機器審査管理課長発表スライドより抜粋）

③　使用成績に関する調査，感染症定期報告や使用の対象者等に係る記録と保存など，市販後の安全対策を講じること。また，厚生労働大臣が指定した再生医療等製品（指定再生医療等製品）については，製造販売業者は長期に記録を保存するとともに，医療機関は使用の対象者等について記録・保存しなければならないこと。

④　再生医療等製品による健康被害について，医療機器とは異なり，副作用被害救済制度及び感染等被害救済制度の対象であること。

その他の整備事項として，医薬品 GMP や医療機器 QMS に替わり再生医療等製品の特性に合わせた製造所における製造管理または品質管理の基準（Good Gene, Cellular and Tissue-based Products Manufacturing Practice：GCTP）の設定やプロセスバリデーションが困難な製品についてはベリフィケーションによる品質管理の概念の導入，改正生物由来原料基準，さらに，再生医療等製品のその基となる細胞・組織の採取や，移植技術において機械器具等を使用することを想定し，セットで流通することを可能としたコンビネーション製品等の考え方も同時に整理されている。このように従来の医薬品・医療機器の規制を再生医療等製品にそのまま当てはめることによる不都合を解消し，再生医療等製品の特性に応じた規制の枠組みが整えられていることになる。

2　ヒト細胞加工製品の品質確保

2.1　一般的な品質確保の考え方について

品質確保の目的は，最終製品の有効性・安全性を物質面から恒常的に確保することである。したがって，確保すべき品質の範囲は，一般的には非臨床試験及び臨床試験で有効性・安全性が確認された製品の品質特性に基づき製造販売承認時に定められることになる。ここでいう品質特性とは，製品の品質を表すのに相応しいものとして選択された細胞特性や製品特性である。安定性も特性の一要素である。

品質確保の流れとしては，一般的に，まず，目的とする細胞特性や製品特性の解析を行う。これを基に品質管理項目となる特性に着目し，規格及び試験方法として設定することを検討する。また，製造工程が恒常的に一定の品質を有する製品を生産することを確認するためにプロセス評価／検証などを実施する。プロセス評価／検証を基に，それが品質確保上必要又は合理的と考えられる場合には，適切な項目を選択し，製造工程の恒常性を日常的に確認できるように製造管理や工程内管理試験を設定する。最終的な規格試験項目及び規格値の設定にあたっては，製品の品質特性の解析結果や品質管理項目に係る分析法の適切性はもとより，プロセス評価／検証，工程内管理試験との相互補完関係，製品の品質データ，安定性試験及び非臨床試験並びに治験の結果も踏まえて決定することになる。実際には，予備的な検討を含め試行錯誤を経て最適な品質管理の方策が確立されていくことになる。ただ，再生医療等製品の場合，製品開発において様々な制約から製品特性の十分な経験や知識の蓄積に至らないことから，市販後にも継続して臨床現場か

らの有害事象の情報や製造実績を品質確保に反映させることもある。

　一方，治験開始前においては，その製品が品質特性，安全性面からみて治験開始することが妥当であるか，少なくとも治験実施に足りる品質の治験製品が製造可能であるかについて説明ができるようにしておく必要である。ここで確認された規格及び試験方法を含む品質確保のあり方は非臨床試験までのデータに基づいた暫定的なもので，その後の治験を通じ得られた治験製品での経験の蓄積や治験成績等を受けてさらに適正なものに見直されることになる。

2.2　ヒト細胞加工製品の特徴

　品質確保の検討を行う上でのヒト細胞加工製品の特徴として，①作用機序が不明で有効性・安全性を担保する重要品質特性を設定し難い場合がある，②技術的な限界から最終製品で適切な重要品質特性を確認できない場合がある，③原料（細胞・組織等）や製造工程の変動が製品の品質に影響が大きい。特に個体差がある場合，患者（自己）由来製品の場合は特に品質の変動が大きい，④不純物を効果的に除去する工程の設定が困難，⑤感染性物質の不活化／除去工程の導入が困難な場合が多い，という点が挙げられる。

　また，ヒト細胞加工製品の特徴として，医師が再生医療安全性確保法に従い，自らの判断と責任の下で目前の患者の治療や研究のために提供する医療技術を，薬事開発シーズとして切り替えする場合も少なからず考えられる。その場合，開発当初においては品質確保の方策は十分とは言えない場合が多い。しかし，再生医療等製品として薬事開発を目指す以上，臨床に使用される製品に最低限の品質特性の把握や管理，品質の恒常性の確保は前提となる条件であるため，審査においては製品の特徴を階まえた上で品質確保の方策について申請者の考え方を含め，必ず議論されることになる。

2.3　ヒト細胞加工製品の品質確保を適正かつ合理的に行うための留意事項

2.3.1　原料及び材料の管理

　ヒト細胞加工製品は，原料となる細胞や組織はもとより，材料についても血清や酵素等，生物由来成分を使用するものが多い。それらのうち，ヒト・動物由来材料については生物由来原料基準（平成15年5月20日厚生労働省告示第210号）及び関係通知への対応を説明できるようにする必要がある。治験開始時においては厳密に生物由来原料基準への適合性を示すというものではないが，治験製品が公衆衛生上の危害の発生の観点から，少なくとも感染性物質の混入を防止するにあたり方策を講じるべきであり，一般的に，原料及び材料の管理，製造工程での不活化／除去，最終製品での試験の3段階で管理することが基本である。しかし，ヒト細胞加工製品で時製造工程での感染性物質の不活化／除去があまり見込めず，また，最終製品での各種のウイルス試験の実施は現実的ではない場合も多く，さらに無菌試験等については臨床で患者に使用したあとでないと試験結果が得られない安定性の製品も多いため，可能な限り原料及び材料で管理（無菌性保証に関しては製造環境管理も含む）することが非常に重要になる。

　原料の管理としては，供給時点での管理であるドナースクリーニングが最も重要であり，その考え方は生物由来原料基準のベースとなった平成 12 年 12 月 26 日医薬発第 1314 号医薬安全局長通知「ヒト又は動物由来成分を原料として製造される医薬品等の品質及び安全性確保について」の別添 1 では「細胞・組織利用医薬品等の取扱い及び使用に関する基本的考え方（以下，基本的考え方）」に詳細に示されている。この「基本的考え方」は，“ヒト由来”か“動物由来”かに拘わらず，また“加工する”，“加工しない”に拘わらず，細胞・組織を取り扱う際の基本的要件を示すとともに，細胞・組織を“利用”した製品の品質及び安全性，並びに細胞・組織の取り扱いに関する科学的及び倫理的安当性を確保することを目的として作成されたものである。その背景には，①細胞・組織利用製品については，細胞・組織に由来する感染症の伝播の危険性が懸念されるため，細菌，真菌，ウイルス等に汚染されていない原料の使用や製造工程中における汚染の防止等を図ることが不可欠であること，②また，不適切な製造等による不良製品の製造や不適切な製品の取り扱いや使用による問題の発生を防止する必要があること，③このような観点に立ち，細胞・組織の採取から，製造，使用まで一貫した方策が必要であること，との考え方に基づいている。内容は，大項目として，1）目的，基本原則及び定義，2）細胞・組織採取について，3）製造段階における安全性確保対策，4）職員及び組織並びに管理体制等，5）使用段階における安全性確保対策，6）個人情報の保護，7）見直し，から構成されている。科学的な関心事とともに倫理面で細胞・組織採取段階や使用投階で配慮すべきことを網羅しているのも，この「基本的考え方」の特徴である。さらに，必要な記録・資料や細胞試料等に関する保管，職員及び組織並びに管理体制や個人情報の保護等にも言及している。つまり，「基本的考え方」はいわゆる細胞・組織の管理に対する基準（Good Tissue Practice）に相当するものといえる。「基本的考え方」に示された方法以外の方法を採る場合には，品質及び安全性確保の観点からその必要性及び妥当性を説明し，その根拠を示すことが必要である。

　一方，材料の管理としては，ドナースクリーニングや起原からの取り扱いの履歴の把握に加えて，供給元が実施した感染性物質の否定試験結果の把握，ウイルスクリアランス試験の詳細の把握が重要であるが，材料に対するウイルス安全性確保の基本的な考え方は，日本薬局方の参考情報「日局生物薬品のウイルス安全性確保の基本要件」を参考にしつつも，あくまでヒト細胞加工製品の材料として使用されるものであることを念頭において，供給元から得られる情報を踏まえて品質管理すべき項目を，原料であるヒト細胞・組織の特性との関連を踏まえて考慮することが重要である。

　なお，バンキングした同種由来細胞を原料とする場合やフィーダー細胞を材料とする場合は，セル・バンク・システムに対して ICH 品質ガイドラインの Q5A，Q5D の考え方を参考に細胞株適格性試験を実施してウイルス安全性の確認及びセル・バンクの細胞特性の解析を実施して安全性にかかる情報を取得することが肝要である。特に，マスター・セル・バンクに対して実施する内在性及び非内在性ウイルス試験の充足性を説明するために，マスター・セル・バンク樹立までに使用してきた原材料の履歴の把握（とくに由来）が重要であるため，その履歴に関する情報を

幅広く収集することが重要である。

2.3.2 品質特性の解析

　品質特性の解析は目的産物の細胞特性及び製品特性を可能な限り明らかにし，定義することを目的としている。また，目的産物の特性を確認することはとりもなおさず製造工程の妥当性を確認することを意味している。解析結果は後に規格及び試験方法や工程内管理試験に設定すべき品質管理項目の選択のための重要な基礎データを提供する。また，有効性・安全性と品質特性の関連性について検討するための基礎データともなる。ヒト細胞加工製品の品質特性の解析の対象となる項目としては，例えば，細胞の数，生存率，目的細胞の確認・純度（細胞特異的マーカー等の検出），目的とする機能（細胞機能特性，生理活性物質産生能等），細胞の増殖特性，腫瘍化する可能性のある細胞，形態学的解析，目的細胞以外の混在する細胞の種類・量，ウシ血清等の培地添加物やトリプシン等の工程において使用する材料によって生じる不純物（工程由来不純物）の種類・量などが挙げられる。加えて，遺伝子改変細胞では，染色体に挿入された遺伝子の塩基配列，コピー数，クローナリティー等についても検討すべきであろう。例として挙げた項目は，通常，可能な限り検討すべきだと考えられるものであり，検討しない場合はその妥当性を説明できるようにしておくことが必要だろう。

　ただし，ヒト細胞加工製品は多様であることから製品ごとに実施するべき試験は一様ではない。非臨床段階で作用機序が明確になっておらず有効性・安全性に関連した重要品質特性を定義しにくい製品の場合には，上記の項目に限らず品質特性の解析を幅広く行い，治験の進行と共に治験製品を用いてより有効性・安性に関連する可能性のある品質特性を継続的に探索するとともに，製造販売承認後にも品質管理項目と並んでモニタリング項目に品質特性の解析を盛り込むことも考慮すべきである。また，品質特性の解析の具体的な試験方法，特異性及び検出感度，結果に対する考察，工程内試験や規格及び試験方法に用いるための品質管理項目の選択の妥当性について明らかにしておくべきである。

2.3.3 最終製品の規格及び試験方法の設定

　最終製品の規格及び試験方法は，出荷に際してルーティンに製品の品質を確認するための方策である。品質特性の解析結果に基づき，製造工程におけるプロセス評価／検証や工程内管理試験の設定，さらには原料及び材料の管理との相互補完関係も考慮して，最終製品レベルで有効性・安全性確保に関連すると考えられる品質特性から品質管理項目を設定する。項目としては，細胞の純度，細胞の数・生存率，目的細胞の確認，純度，目的とする機能（細胞機能特性，生理活性物質産生能等），不純物の種類・量等の設定の必要性及び可能性を検討する。無菌試験（場合によっては微生物限度試験），マイコプラズマ否定試験及びエンドトキシン試験は基本的に設定する必要がある。検討の結果，最終製品における規格設定が不可能な場合又は合理的でない場合には，例えば，細胞特性に関しては加工し終えたバルクの細胞を利用する，無菌試験及びマイコプラズマ否定試験については出荷判定として可能な限り製造工程の下流の培養液や洗浄液を利用する，といった工程内管理試験等の製造工程中の管理によって品質の適格性を確認することを検討

する。

　やはりヒト細胞加工製品の場合には，ヒト検体の入手の困難性により，治験開始時までに十分な品質特性の解析を行うこと，そこから有効性・安全性確保に関連する適切な規格及び試験方法を設定することが困難なケースが想定されるので，その場合は，関連する可能性のある品質特性の項目に着目してデータを収集し，臨床試験の結果を踏まえた将来的な規格試験の設定に備えることが大事であろう。治験開始前の段階では，有効性より安全性の面に重きをおいて議論していることから，治験実施に際しては，可能な範囲で期待される有効性と関係があると予測される細胞機能特性に着目した暫定的な規格設定を治験製品に対して行うことで，製造販売承認申請の際には有効性に関する品質特性と臨床データの関係をより明確にした形で規格及び試験方法を設定することも考慮されるべきだろう。一方，治験開始前においては，開発者がそれまで実施してきたプロトタイプの製品から治験製品までの品質特性の解析及びプロセス評価／検証の結果や論文報告等の知見の蓄積にあたり，実施可能な試験，試験方法の限界，代替試験方法等を検討した過程に関する情報も活用して，妥当性を説明できるように準備しておくことが重要だ。

　規格値又は判定基準は，原則として安定した製造の結果得られた製品のデータを基に決定する。必要に応じて非臨床試験時の検体や治験製品製造，安定性試験の結果を踏まえて見直すこともある。

2.3.4　製造工程のプロセス評価／検証及び工程内管理試験の設定

　プロセス評価／検証は，選択された製造工程が恒常的に一定の品質の製品を製造できるか否か，その能力及び頑健性という観点から，製造工程を評価／検証するために行われる。プロセス評価／検証では，分化マーカーなどの目的細胞の生物学的特性，不純物，感染性物質等の有効性・安全性に関連すると考えられる指標について，当該工程が当初の目的に適うプロセシング能力や不活化／除去（クリアランス）能力をどの程度有するか，またその頑健性はどうかなどについて評価／検証する。例えば，細胞を分化させる工程や細胞純度を高める工程では，その工程の前後それぞれの検体のデータを取得し，細胞生存率が維持されたまま目的細胞の純度（細胞の種類の構成の比率のバランス等を確認）に達するかについて評価することも考えられるプロセス評価／検証になる。不純物の除去工程が設定されている場合は，対象不純物がどの程度不活化／除去されるか，最終製品の安全性からみて総合的に許容できるレベルになるためにその工程が妥当か否かを確認する。ウイルスや未分化細胞といった目的外細胞の不活化／除去工程が設定されている場合は，クリアランス試験を行う。

　評価／検証された製造工程の恒常性を製造時にルーティンに確認する方策の一つとして，工程内管理試験がある。工程内管理試験は，製造工程において，最終製品に重大な影響を及ぼす段階及びその他の製品の品質の恒常性を合理的に確認すべき（できる）段階で実施する。最終製品よりも中間細胞で実施した方が適切な試験（例えば，最終製品で希釈される不純物を希釈前に検出する場合，最終製品では妨害物質があって検出できない場合等が考えられる）は工程内管理試験として設定する。工程内管理試験として設定される試験は品目によって異なるが，例えば，細胞

数，細胞生存率，細胞の純度，目的細胞への重要中間細胞の特性，不純物の種類・量，感染性物質に対する試験が考えられる。

　製造工程の目的遂行能力や頑健性の確認は，複数回の製造の評価／検証により行うことが望ましいが，マスター・セル・バンクからワーキング・セル・バンクへの培養，遺伝子の安定性，ウイルスクリアランスのように一度の試験で工程が評価／検証されることもある。一方，不純物の除去等で試験結果がばらつく場合などでは評価／検証する回数を増やすことが望ましい場合もある。プロセス評価／検証で当該工程の目的遂行能力や頑健性が確認されれば，それ以降，同一の製造工程を維持する限り，工程内管理試験や最終製品での規格試験といったルーティンの品質管理の対象とするまでは必要がない場合もある。

　治験開始前において，プロセス評価／検証の観点からは，不純物の残存量，細胞の種類の構成及びその変化等の検討についてその詳細データ等の説明を規制当局から求めることは多くはないだろうが，例えば不純物の残存量が許容できるとする安全性の観点からの根拠など，残存量に関して得られた結果や推定量に対する解釈は議論になるだろう。製造販売承認申請に向けて，プロセス評価／検証を行っていく際には，実施すべき試験を事前によく検討し，得られた結果の妥当性について十分に考察を行う必要がある。

　なお，例えば，再生医療法下の特定細胞加工物等からの薬事開発の切り替えのように，外部の研究者の製造技術を導入して自社で独自に製造する場合，その情報の利用可能性や充足性によっては，プロセス評価／検証及び工程内管理試験の設定や品質特性の解析はあらためて自社で実施する必要が出てくる場合もある。その結果に対する考察は，治験開始時や製造販売承認申請で製品の品質や製造工程の妥当性を裏付ける資料として求められることになるかもしれない。

2.3.5　規格及び試験方法設定にあたり注意すべき点

①　品質の変動（ばらつき）

　ヒト細胞加工製品は，最終製品の規格や工程内管理の試験結果がばらつく場合がある。このような場合であっても，目的細胞の種類，純度，細胞生存率や本質的な特性が損なわれないことが基本であり，製造販売承認申請時には治験の結果及び製造実績からばらつきの許容範囲を見極めたうえで規格値を設定する必要がある。治験開始前の段階でも，一定の品質を有する製品を治験に供するという意味では，その時点で得られているデータの蓄積に基づく規格値の設定は必要であるが，厳密な規格値の設定が難しい場合は，暫定規格値を設定することになる。暫定規格値はばらつきを見込んで比較的広い幅で設定されるが，治験後に臨床使用実績に基づいて設定した新しい規格値から外れた製品を用いた各種データを製造販売承認申請時の根拠資料として使用することは説明が困難になる場合があることに注意する必要がある。

②　不純物

　最終製品に含まれる可能性のある不純物としては，工程由来不純物（血清，培地添加物等の生理活性物質，重金属等の毒・劇物といった安全性上懸念のあるもの），目的外細胞（原料となる組織中に混入する細胞，ES/iPS 細胞由来製品における未分化細胞，目的細胞以外に分化した細

胞，フィーダー細胞等），感染性物質がある。不純物問題への基本的な対応策としては，不純物となりうるものを想定した上で，次のような方策が考えられる。①原料及び材料の管理により製造工程に持ち込む可能性の排除，②プロセス評価／検証として不活化／除去能の評価，③製品特性の解析で最終製品に残存する量の評価を行うことにより，残存量が安全性上問題ないレベルであることの考察，④プロセス評価／検証の結果，頑健性に懸念がある場合は必要に応じて規格及び試験方法を設定する。一般的に，工程内由来不純物及び目的外珊胞については，②，③（及び④）により対応することになり，感染性物質についてはヒト細胞加工製品の場合だと②が困難であり，①，③（及び④）で対応することになる。

③　被験試料

　原則として，品質特性の解析，プロセス評価／検証及び規格設定のデータ（申請用データ）を取得するための被験試料は，臨床使用される（予定の）製品と同じ原料及び材料や，製造方法で製造されたものを使用する。通常，患者の細胞・組織を利用する自家移植の場合は，基礎検討の段階においては健常人由来細胞・組織を使用した基礎研究データを参考にせざるを得ない場合が多いが，製品によっては実情を反映したデータが確保できず，対象患者と同じ疾患を有する患者由来の組織を使用する必要がある場合も考えられる。しかし，実情を反映した細胞・組織の入手が不可能で，やむを得ず細胞・組織バンク等からの代替のものを使用する場合には，細胞特性への影響を考察しつつ製品特性として大きな影響を与えるものではなく，データを外挿可能であることを説明できるようにしておくことが重要だろう。

④　製造方法変更について

　治験実施後に製造方法を変更する場合，変更の影響を評価するためには，品質特性の解析により変更前後の最終製品の品質特性の比較を行うことが基本であるが，必要に応じて工程内管理試験，プロセス評価／検証を再度行う。その結果から，変更前後の品質の類似性が高いこと，又は品質特性が多少異なっても非臨床試験／治験，市販後の情報など既存の情報を基に最終製品の有効性・安全性についてから大きな影響がないことを示すことが重要である。したがって，影響が否定できなければ，製造方法変更後の製品を用いて非臨床試験又は治験を実施し，有効性・安全性を確認する必要がある。この考え方は ICH 品質ガイドラインの Q5E と相違ない。製造販売承認取得後は，承認申請書記載事項に関しては基本的に一部変更承認申請が必要となる。その際，プロセス評価／検証や新たな工程内管理試験の設定が必要になる場合もある。開発中に製造方法を変更し，変更前の製品で得た非臨床試験データを利用しようとする場合は，製法変更後の製品について再度品質特性の解析等を実施し，必要に応じてプロセス評価／検証も実施する。もちろん臨床データは製法変更後の製品について取得する。

2.4　品質確保のまとめ

　ヒト細胞加工製品の品質確保も一般的なバイオ医薬品等と基本的な考え方は同じであるが，各製品によって製造方法や品質特性が非常に多様なため，その製品に応じた品質確保の方策を考慮

すべきであろう。例えば，品質確保の基本となるのは出荷前の最終製品の規格及び試験方法の実施であるが，ヒト細胞加工製品では，製造後，臨床使用されるまでの期間が短く，臨床使用の前に試験結果を確認できない場合も多い。無菌試験やマイコプラズマ否定試験のように最終製品で確認する必要はあるが出荷に間に合わない場合には，とりあえず臨床使用に供しながら試験結果の確認ができ次第，適宜しかるべき措置をとれるよう医療全体で対応策を立てておくこともあり得る。最近では，迅速無菌試験法や第17改正日本薬局方で収載されたPCR技術を利用したマイコプラズマ否定試験もあることから，利用可能であれば検討することもよいかもしれない。しかし，必ずしも最終製品での試験に依るのではなく，むしろ原料及び材料の管理，製造工程の管理で対応するという方策がより重要である。原料及び材料の管理，製造工程の管理だけでは技術的に対応が困難な場合は，アイソレータ等を利用し，厳面に環境管理することも検討するべきであろう。また，臨床上の有効性・安全性に影響を及ぼすような品質変動を，最終製品の規格で必ずしも確認できないのであれば，製品を一貫した方法で製造するという観点から，製造工程を適切に理解・設定することによって品質を確保することが重要である。

3　再生医療の対象となる膝関節軟骨損傷にむけた製品開発

再生医療の対象となる膝関節軟骨損傷の診断基準や求められる治療アウトカムについては今なお議論されているところであると認識している。したがって，その定義についてはご専門の先生方の説明に任せたいところであるが，膝関節軟骨損傷を対象とした再生医療等製品といえども，よくある医薬品等の開発における共通するところについては臨床試験に関する基本的な考え方を当てはめることができるところもあるだろう。例えば，充分な患者数が存在し，姑息的であっても同程度の侵襲の他の治療法があり，期待されるアウトカムが同様のものである等の場合，倫理的には比較対照群の設定が許容される開発もあるだろう。そういった場合はエビデンスレベルを高めるためにも，次に比較対照群とのランダム化，さらには評価の客観性を高めるために盲検化が議論されうる。

一方，再生医療等製品のうち，特に自家細胞を加工した製品を利用する場合や既存治療に比して大きな手術侵襲を伴う移植による使用法での製品の場合においては，そもそもランダム化比較試験の設定や盲検化した評価の設定は臨床現場から倫理的に受け入れられにくいことは容易に想像される。再生医療の対象となる膝関節軟骨損傷においてもそういった場合があると考えられるが，その場合は実施可能な試験でザイン（例えば非盲検非対照試験など）から，製品の特徴に由来する臨床試験における評価の限界等を考慮した上で有効性の評価方法を検討する必要がある。一例として，非盲検非対照試験で有効性を評価する場合には，可能な限り客観的な評価項目を追加設定するべきだろう。再生医療の対象となる膝関節軟骨損傷の場合だと，真のエンドポイントを評価できるのがKOOSといった比較的主観が入る余地もある評価項目になると考えられる。そのような場合においても副次評価項目として客観的な評価項目を多角的に設定し評価すること

で，評価に主観が影響する可能性のある真のエンドポイントから被験製品の投与により有効性が得られたとの説明において盲検化とは違ったかたちでの客観性を高めることができると考えられる。このように，治療の最終目的に相当する真のエンドポイント及び有効性を補足的に説明できる変化に鋭敏なサロゲートエンドポイントを適切に定義することは臨床試験から得られる情報を最大化するために有用であろう。さらに，再生医療の対象となる膝関節軟骨損傷のように組織の修復が期待されるような疾患領域の製品においては，製品の有効性を補足するにあたって，製品が期待される性能や作用を発揮できていることが，画像評価やバイオマーカーにより確認できる場合には，これらの情報を活用することで評価することも有用であろう。ただし，真のエンドポイントもサロゲートエンドポイントも対象となる疾患の重篤度において，どの程度の変化量があれば臨床的に意義があるのか，専門家たちによるコンセンサスの醸成は必要であろう。さらに，自然歴等を参考に有効性を評価する場合には，真のエンドポイントに関連する医学的な情報が収集されていることが必要となる。ヒト細胞加工製品では作用機序が単一ではないことも考えられるため，被験者に生じた有効性又は安全性に関連する変化について，関連の特異性や他の解釈の可能性について検討できる情報は重要であり，またそれらの変化について再現性を検討するのみならず他の知見との一致についても最新の知見を参考に評価できるようにしておくことが重要である。通常，このような評価は有効性及び安全性の評価を極めて限られた例数で評価しなければならない場合において行われる手法ではあるが，個々の症例毎に医学的に総合的・多角的な評価から製品のベネフィット・リスクを検討する際の基本的考え方は，一般診療において専門家が日常的に行っていることであり，そういった手法に立脚した有効性の確認や推定があってもよいと個人的には考える。ただし，製品開発を考える際には，再生医療の対象となる膝関節軟骨損傷の治療のベネフィット・リスクの考え方も参考にしつつ，再生医療等製品の特徴や特有のベネフィット・リスクを加味した上で，製品の全体的なベネフィット・リスクバランスが受け入れ可能かを検討する必要がある。例えば，そういった様々なエンドポイントから多角的に評価することをもって客観性を高めて有効性の考察を行った事例として，すでに条件及び期限付承認が下りた事例として，別の疾患領域の製品であるが，「ハートシート」「ステミラック注」「コラテジェン筋注用4 mg」がある。

4　おわりに

　開発中の再生医療等製品を一刻も早く患者に届けるために様々な制度が作られ，国内ではこれまでに7品目9承認が下りたが，いずれも重篤で他に有効な治療法のない重症な疾患が対象である。再生医療の対象となる膝関節軟骨損傷と類似の背景や状況の疾患に対する再生医療等製品としての正規承認や早期承認の前例はまだないため規制当局がどのように判断するかは判らないが，仮に早期承認制度が適用されたとしても国民に対しては理解される可能性が十分にある疾患ではないかと著者は考えている。なぜなら，再生医療の対象となる膝関節軟骨損傷は患者の愁訴

や他に有効な根治療法がなく，将来的には重篤である変形性膝関節症になることが高く予測される予後不良の疾患であるためだ。ただ，その一方で，再生医療の対象となる膝関節軟骨損傷の治療介入が結果的には短期的な効果にとどまるのか，それとも変形性膝関節症の予防や発症を遅らせることが期待できるのかについて超長期的な予後は，再生医療が医療経済的に高額であることを踏まえるとコスト・ベネフィットの視点から確認することが必要かもしれない。ただし，それらを治験等の製品の臨床開発で評価することは現実的ではないため，だからこそ，現在さまざまな医薬品・医療機器で取り入れられつつある評価である実臨床でのリアルワールドデータで評価すべきであろう。再生医療等製品の分野でも疾患横断的にデータ環境整備が日本再生医療学会を中心としたナショナルコンソーシアム事業の患者レジストリ整備事業として進められ，利活用により上がり続ける開発コストや労力の低減が期待されている。再生医療の対象となる膝関節軟骨損傷においても早く患者に新たな治療を届けるために，リアルワールドデータを用いた新たな再生医療の対象となる膝関節軟骨損傷の有効性評価法を現実のものにするべきであり，そのためにも専門家たちによる再生医療の対象となる膝関節軟骨損傷の診断及び評価法の標準化，さらには前向きや後ろ向きの自然歴データの収集の整備に期待したい。

関節・軟骨の再生医療

2019 年 12 月 17 日　　第 1 刷発行

監　　修	佐藤正人	(T1135)
発 行 者	辻　賢司	
発 行 所	株式会社シーエムシー出版	
	東京都千代田区神田錦町 1－17－1	
	電話 03（3293）7066	
	大阪市中央区内平野町 1－3－12	
	電話 06（4794）8234	
	https://www.cmcbooks.co.jp/	
編集担当	深澤郁恵／仲田祐子	

〔印刷　倉敷印刷株式会社〕　　　　　　　　　　Ⓒ M. Sato, 2019

ISBN978-4-7813-1486-0 C3047 ¥66000E